Current
Principles and Clinical Practice of

Pathology

Current Principles and Clinical Practice of
Pathology

첫째판 1쇄 인쇄 | 2011년 3월 24일
첫째판 1쇄 발행 | 2011년 3월 31일

지 은 이 가톨릭대학교 의과대학 병원병리학교실
발 행 인 장주연
편집디자인 김나나
표지디자인 이지선
발 행 처 군자출판사
등 록 제 4-139호(1991. 6. 24)

본 사 (110-717) 서울특별시 종로구 인의동 112-1 동원회관 BD 6층
Tel. (02) 762-9194/5 Fax. (02) 764-0209
대 구 지 점 Tel. (053) 428-2748 Fax. (053) 428-2749
광 주 지 점 Tel. (062) 223-9492 Fax. (062) 223-9492
부 산 지 점 Tel. (051) 893-8989 Fax. (051) 893-8986

www.koonja.co.kr

* 파본은 교환하여 드립니다.
* 검인은 저자와의 합의 하에 생략합니다.

ISBN 978-89-6278-401-5

정가 25,000원

임상진료지침

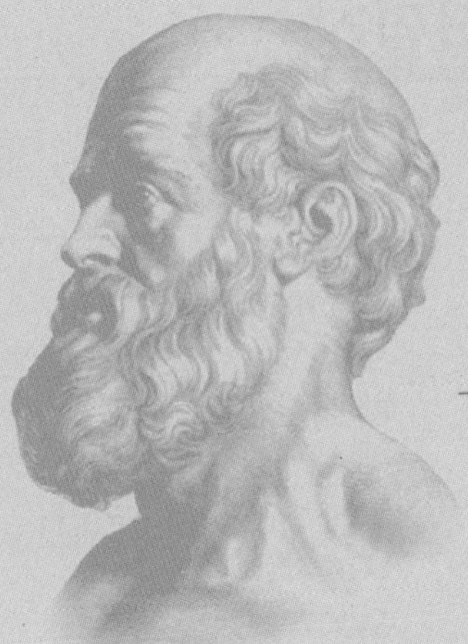

Current Principles and Clinical Practice of Pathology

가톨릭대학교 의과대학 병원병리학교실

군자출판사

집필진

편집위원장	교수	이연수	서울성모병원
편집부위원장	부교수	정은선	서울성모병원

유방병리	교수	이은정	여의도성모병원
폐병리	교수	이교영	서울성모병원
신경병리	교수	장은덕	의정부성모병원
신장병리	교수	최영진	서울성모병원
비뇨병리	부교수	신옥란	의정부성모병원
연부조직병리	교수	이안희	인천성모병원
	교수	유진영	성빈센트병원
골조직병리	부교수	김종옥	대전성모병원
위장관병리	교수	김병기	서울성모병원
	부교수	정은선	서울성모병원
간담도계병리	부교수	김진아	부천성모병원
림프망내계병리	교수	강창석	여의도성모병원
	부교수	박경신	서울성모병원
여성생식계병리	교수	서은주	성바오로병원
	부교수	이희정	부천성모병원
남성생식계병리	부교수	맹이소	인천성모병원
피부병리	교수	강석진	성빈센트병원
	조교수	정지한	성빈센트병원
두경부병리	조교수	정찬권	서울성모병원
내분비병리	부교수	민기옥	성바오로병원
세포병리	부교수	최현주	성빈센트병원
면역병리	조교수	유창영	성빈센트병원
분자병리	부교수	이아원	서울성모병원

발간사

먼저 병리과 임상진료지침서가 발간된 것을 기쁘게 생각합니다. 모든 질병을 이해하고 치료하고 연구하기 위해서는 질병의 분류가 가장 중요하다는 것은 누구나가 주지하고 있는 사실입니다. 현대 의학에서는 Evidence Based Medicine을 주축으로 원칙적인 치료를 요구하며, 진료와 연구에 필요한 모든 "증거"를 과학적으로 분류할 것을 요구하고 있습니다. 따라서 병리과 의사가 의학의 중심에서 정확한 진단분류 원칙에 따라 질병을 진단하는 것이 의학의 가장 중요한 근간이 되어있습니다. 가톨릭중앙의료원에서는 2010년 3월 10일에 임상진료지침서 편찬위원회를 개최하고, 1년간 각 임상과별 진료지침서를 발간토록 지원하여 왔습니다. 이 지침서의 장점으로 '첫째, 표준진료지침에 기반한 일관성 있는 치료가 가능하여야 한다. 둘째로, 임상 연구 데이터 수집이 용이해진다. 셋째로, EMR 시스템과의 접목을 통하여 CMC 위상이 높아진다.' 를 갖는다는 목표 하에 교수님들이 편집할 것을 요청하였습니다. 의료원의 임상지침서 발간 사업은 우리 병원병리학교실의 단기 업무 목표와 가장 부합하는 것으로 우리 대학에서 진료와 연구의 중심 업무를 수행하는 중심 교실로서는 반드시 수행해야 할 사업이었습니다. 이미 우리 교실에서는 인체에 발생하는 주요 암의 병리진단표준화 사업을 시행하여 진단보고서 양식을 발간한 바가 있습니다. 2006년 당시 이교영 주임교수가 발간한 병리진단표준화 양식은 8개 부속병원의 병리과 전문의 모두가 전문 분야별로 참여하여 표준화된 진단양식 하에 암의 진단이 이루어지고 이에 따른 치료와 연구가 수행되도록 하였습니다.

이번 임상진료지침서에서는 기존의 병리진단 표준화 양식을 바탕으로, 병리진단에 필요한 각 장기의 정상 구조와 기능, 질병 분류, 육안병리진단, 그리고 현미경 진단 등을 장기별, 질환별로 정리하였습니다. 이 병리과 임상진료지침서는 병리과 전공의 뿐 아니라 CMC 내의 모든 임상과 전공의, 전문의 및 연구자들이 다방면으로 폭 넓게 이용할 것입니다. 이제 우리 대학 모든 병원의 병리 진단은 이 지침서를 기반으로 하여 동일 양식으로 이루어지며, 병리 진단으로부터 얻어지는 연구 자료는 CMC nU를 통하여 모든 CMC 연구자들에게 제공될 것입니다. 이 자료는 우리 대학의 자산으로 전세계 어느 기관의 것과 비교를 해도 손색이 없을 것으로 확신합니다. 결론적으로 병리과 임상진료지침서는 우리 대학이 연구중심병원으로 도약하는데, 큰 기여를 할 것으로 생각합니다.

끝으로, 지침서 편집에 한 분도 빠짐없이 모두 참여하여 주신 병원병리학교실 교수님들께 진심으로 감사드립니다.

2011년 3월

가톨릭대학교 의과대학 병원병리학교실

주임교수 강창석

머리말

병리진단은 환자에게 최선의 진료를 하기위한 시작이며 최종 단계 진단을 담당하므로 병리의사의 mission에는 병리 분야를 임상에 접목하고 그 정보를 임상의에게 제공하기 위한 노력이 필요합니다. 최근 병리 분야는 환자의 검체에 대한 정확한 진단과 함께 환자의 "맞춤치료"를 위한 분야도 확장되고 있습니다.

병리의사는 원칙에 따라 검체를 다루고 표준화된 진단과정을 거쳐 각종 진단 기술을 포함하여 정확한 최종 진단을 내려야 하므로 전공의 수련을 위해서는 앞으로 병리의사로서 역할을 훌륭히 수행하는 필요한 이 원칙들을 기술한 지침서가 절대적으로 필요합니다.

전국에서 지원한 다양한 전공의들이 공통된 원칙으로 진단하기 위해서 표준화된 진료 지침서를 가지고 교육받고 진단 과정을 수행한다면 병원간의 차이나 병리의사간의 진단 양식의 차이가 없이 일관된 진료 체계가 이루어지리라 생각합니다.

이에 최근 병리영역에서 다루어지는 모든 분야를 망라하여 포함되었으며 병리 전공의 뿐 아니라 전임의, 교수를 포함하여 의과대학생에 이르기까지 필요한 지침서가 완성되었다고 생각합니다.

병리과 임상진료지침서를 위해 8개 병원의 모든 교수진이 원고 작성 및 편집에 참여하여 주셨으며 지난 1년간 총 4차례의 편집위원회와 3차례의 원고 수정, 3차례의 교정 작업을 거쳐 완성해 주셨습니다.

바쁜 진단업무와 연구 활동에도 불구하고 많은 시간과 노력을 기울여 최선을 다해 주신 편집위원 교수님들께 진심으로 감사의 말씀드립니다.

2011년 3월

가톨릭대학교 의과대학 병원병리학교실

편집위원장 이연수

차 례

Current Principles and Clinical practice of Pathology

Catholic University of Korea 임상진료지침

01 림프망내계 병리

Pathology

림프망내계(lymphoreticular system)는 림프절, 흉선, 편도, 비장 및 아데노이드(Peyer's patches) 등으로 구성되며, 이 중 전신적으로 가장 광범위하게 분포하고 있는 림프절은 림프망내계 질환 진단을 위하여 흔히 검사되는 장기이다.

1. 병리 표본 제작

림프절의 크기와 검사 목적에 따라 다음과 같이 제작함.

1) 문부를 지나는 중앙평면으로 썰어 단면을 관찰하고 블록 제작함 (그림 1-1. A).
2) 두께가 0.4 cm 이하인 경우 정중앙 보다는 한쪽으로 치우쳐서 절단함 (그림 1-1. B).
3) 림프절이 충분히 큰 경우 두개의 절편을 각각 블록 제작하는 것이 좋으며, 목적에 따라 한 쪽 절편을 동결시켜 보존해둘 수도 있음 (그림 1-1. C).
4) 목적에 따라서는 1/4 조각은 동결보존, 1/4조각은 세포 · 유전학 검사를 위하여 신선검체로 처리하여 보관함(그림 1-1. D).

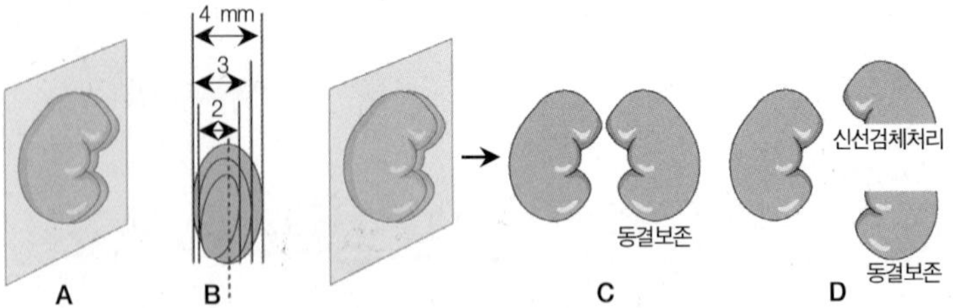

그림 1-1 림프절 병리표본 제작

2. 림프절의 정상 구조

림프절은 해부학적 위치와 기능적 구조물에 따라 피질(cortex), 부피질(paracortex), 수질(medulla)의 세 부분으로 나누어지며, 림프동(sinus)까지 포함하여 크게 네 개의 구획으로 구분됨.

1) 피질 : 림프소포(lymphoid follicle)로 구성되며 피막 근처에 위치함. 림프소포는 항원에 노출되지 않은 소림프구가 모여서 형성하는 일차소포와 항원 자극으로 활성화되어 증식하는 B림프구가 배중심(germinal center)을 형성하는 이차소포로 구분됨. 배중심은 H/E 염색에서 상대적으로 밝게 보이는 명대(light zone)와 어둡게 보이는 암대(dark zone)가 편재되어 극성(polarity)을 보임. 암대에는 크기가 큰 중심모세포(centroblast)가 주로 위치하며, 명대에는 다수의 크기가 작은 B 림프구인 중심세포(centrocytes)와 사멸된 림프구 부스러기를 잡아먹은 포식세포(tingible body macrophage), 여포수지상세포(follicular dentritic cell) 그리고 소수의 T 림프구가 위치함.
2) 수질 : 수질은 문(hilum) 주변 영역, 림프동, 동맥, 정맥으로 구성되며 형질세포와 소수의 림프구가 존재함.
3) 부피질 : 피질과 수질 사이 및 림프여포 사이 영역을 포함함. T 세포가 주로 존재하는 장소이며 세포매개 면역에 관여함. 모세관후세정맥(postcapillary venule)과 수지상세포(dentritic cell), 지상돌기

세망세포(interdigitating reticulum cell) 등이 존재함. B 림프구가 T 도움세포(T helper cell)와 수지상세포로부터 항원 정보를 받아 활성화되는 장소임.

3. 림프절 병리의 형태학적 접근

반응성 림프구 증식과 비정형 림프구 증식은 기본적으로 림프절의 정상 구조가 유지되느냐 와해되었느냐로 판단한다(그림 1-2). 양성 병변에서도 림프절 구조물 중에 어느 한 가지가 우세하게 증가하면서 국소적으로 또는 전격적으로 와해된 것처럼 보이거나 또는 실제적으로 파괴되는 경우가 있기 때문에 다음과 같은 순서로 접근하는 것이 도움이 된다.

1) 피막

(1) 피막이 피막하 림프동과 함께 잘 유지되었는가?

(2) 피막이 두꺼워지거나 끊겨 있다면

가. 섬유화 또는 염증세포 침윤에 의한 것인가?

다. 비정형 세포 침윤이 있는가?

2) 실질

(1) 피질, 부피질, 수질 및 림프동 구조가 유지되고 있는가?

(2) 와해되었다면,

가. 염증에 의한 것인가?

나. 비정형 림프구 증식에 의한 것인가?

다. 림프구 이외의 세포 침윤 여부?

3) 피질, 림프소포의 구조

(1) 림프소포의 크기와 모양이 다양하며, 림프소포간 간격이 적당한가?

(2) 배중심에서 명대와 암대를 인지할 수 있고, 구성세포의 크기가 다양하며, 포식세포가 관찰되는가?

(3) 외투층은 두께가 적당하며 비대칭적인가?

(4) 외투층 밖으로 변연부 형성이 관찰되는가?

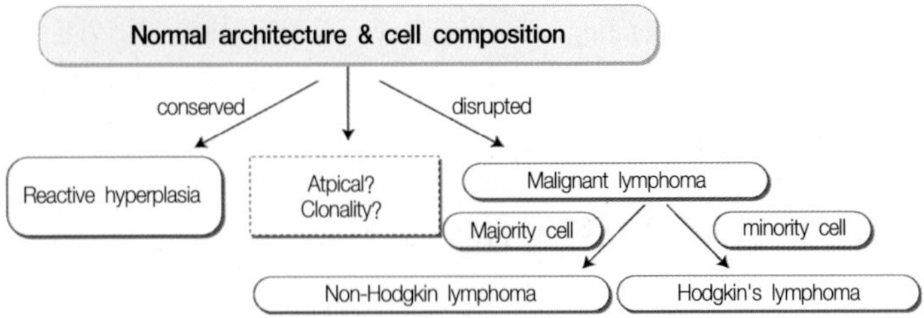

그림 1-2 림프절 병리의 형태학적 접근

4) 부피질

(1) 부피질을 구성하는 세포들이 정상적인 비율로 관찰되는가?

(2) 다수의 작은 림프구와 소수의 큰 림프구 외에 중간정도 크기의 림프구가 관찰되는가?

(3) 림프절을 구성하는 세포가 아닌 외부 기원의 세포가 관찰되는가?

5) 수질 및 림프동

(1) 구조가 잘 유지되고 있는가?

(2) 림프동 내부 또는 주변에서 관찰되는 세포성분은 어떠한가?

6) 괴사

(1) 괴사 중심과 주변부 소견의 특징은 어떠한가?

(2) 세포자멸에 의한 괴사이며 많은 수의 조직구 침윤을 동반하고 있는가?

(3) 허혈성 괴사인 경우 괴사 내부 및 주변부에 침윤하는 세포의 성상은 어떠한가?

4. 림프절염

1) 급성 비특이성 림프절염(acute nonspecific lymphadenitis)의 병리소견

(1) 충혈과 부종으로 림프절이 팽창됨.

(2) 기본적으로는 림프절 구조가 유지되어 있으나, 중성구 침윤 및 심

한 경우 액화괴사로 인하여 림프절의 정상구조가 부분적으로 혹은 전격적으로 파괴됨.

(3) 경미한 경우에는 림프절 구조가 유지된 체, 중성구가 소포 주변 및 림프동에만 침윤을 보이고 림프소포의 증식과 혈관내피세포의 증식이 관찰되기도 함.

2) 만성 비특이성 림프절염(chronic nonspecific lymphadenitis)의 병리소견

(1) 림프절의 구조가 유지됨 - 피질, 부피질, 수질, 림프동

(2) 소포의 크기와 모양이 다양하며, 배중심과 외투층에서 극성 편재가 관찰됨.

(3) 배중심에서 사멸세포부스러기포식세포가 관찰되며, 유사분열이 활발함.

(4) 주요 발달 성분에 따라 세가지 형태학적 유형으로 구분됨.

가. Follicular hyperplasia, B cell proliferation

관련질환 : rheumatoid arthritis, Toxoplasmosis, HIV infection 등

나. Paracortical hyperplasia, T zone hyperplasia

관련질환 : Drug(phenytoin), viral infection, infectious mononucleosis, vaccination 등

다. Sinus histiocytosis

관련질환 : LN draining cancer or cancer related hyperplasia

3) 만성 특이성 림프절염(chronic specific lymphadenitis)

(1) 아급성 괴사성 림프절염(subacute necrotizing lymphadenitis)

가. 30대 이전 여자에게 호발하나, 1세 이하의 영아에서 노년기까지 남자, 여자 어느 연령에서도 발생할 수 있음.

나. 열을 동반하는 경우가 많고, 심한 경우 전신적인 림프절 비대를 보이며 림프종으로 오인될 수 있음.

다. 병리소견 : 과도한 세포자멸사와 세포부스러기를 잡아먹은 포식세포의 침윤이 특징임.

(2) **캐슬만씨병(Castleman disease)**

가. 거대림프절증식(giant lymph node hyperplasia) 또는 림프절과오종(lymph node hamartoma) 등으로 불림.

나. 커진 림프절의 수와 분포에 따라 국소형(localized)와 다발성형(multicentric)으로 나눔.

다. 병리소견에 따라 유리질혈관형(hyaline vascular type), 형질세포형(plasma cell type), 혼합형으로 나눔. 유리질혈관형은 종격동 림프절에 호발하나 전신 어디에서도 발생할 수 있음. 저명한 혈관증식이 특징으로 두꺼워진 혈관벽의 유리질 변성이 관찰됨. 소포는 다양한 크기로 증식 또는 쇠퇴되고, 배중심 주변으로 외투층 림프구가 동심원을 그리며 배열함. 배중심을 관통하는 유리질혈관이 관찰됨. 형질세포형은 부피질에 과도한 형질세포의 침윤이 특징임.

(3) **피부병림프절염(Dermatopathic lymphadenitis)**

가. 피부염과 함께 동반되는 국소 림프절비대로 겨드랑 림프절과 서혜부 림프절에 호발하며, 전신에 나타날 수도 있음.

나. 균상식육종(mycosis fungoides) 또는 가려움증을 보이는 피부병변과 동반되어 나타나는 경우가 많으나, 드물게는 피부병변이 확인되지 않는 경우도 있음.

다. 병리소견 : 림프절 구조는 비교적 잘 유지되어 있음. 저배율에서 부피질 증식과 희끗희끗한 영역이 결절모양으로 관찰되며, 흑색소를 포함하고 있는 조직구나 랑게르한스세포, 지상돌기 세망세포가 관찰됨.

5. B 세포 림프종

1) B 림프구의 성숙과 분화

B 림프구는 골수의 조혈줄기세포에서 B 림프전구세포(progenitor B → pre B), 미성숙 B 세포(immature B) 단계를 거쳐 처녀 B 성숙세포(naive B cell)까지 성숙해지면 혈관을 통하여 말초 림프조직으로 이동

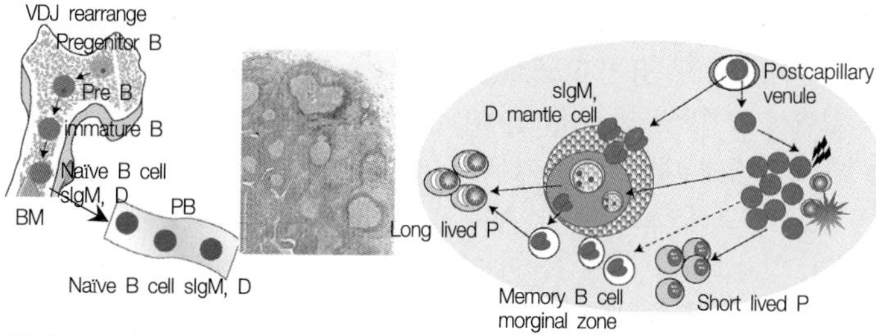

그림 1-3 정상 B 림프구의 성숙과 분화. h : T helper cell, DC : dendritic cell.

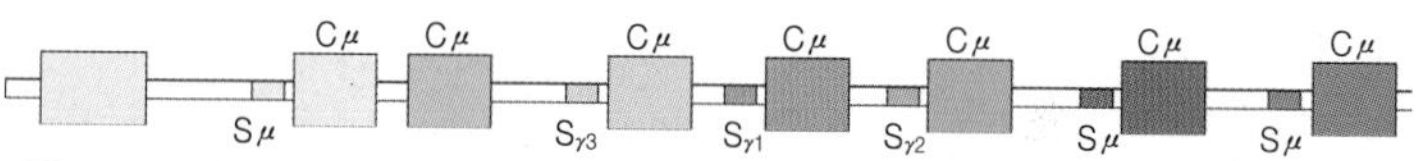

그림 1-4 면역글로블린 중쇄유전자의 부호화부위 구조

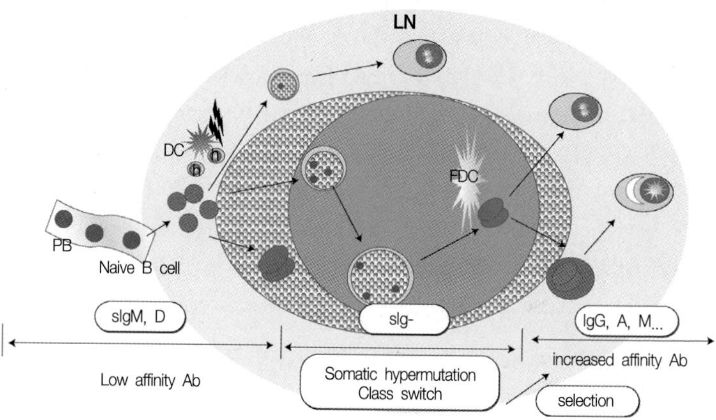

그림 1-5 배중심과정을 항체의 성숙

함. 성숙 B 세포는 면역글로블린 유전자 재배열이 완성되어 항체를 만들어낼 준비가 되었음을 의미하며, 아직 항원에 노출되기 전인 처녀 B 성숙세포 단계에서는 세포표면에 발현되는 sIgM과 sIgD를 생산할 수 있음(그림 1-3). sIgM과 sIgD이 동시에 발현되는 이유는 면역글로블린 중쇄 유전자에서 두 유전자(coding DNA) 사이에 전환부위(switch region)가 없어서 한 번에 전사가 일어난 후, 교차잘라이음(alternative splicing)에 의해 각각에 대한 mRNA가 만들어지기 때문임(그림 1-4).

말초림프조직으로 이동한 처녀 B 성숙세포는 모세혈관후정맥에서 빠져나와 일차소포를 형성함. 이 중 일부는 T 도움세포와 수지상세포에 의해 활성화되어 증식하기 시작하여 배중심을 형성함. 또 일부는 활성화되지 않고 배중심의 주변에 위치하는 외투층을 구성함. 활성화된 B 림프구의 일부는 바로 형질세포(short lived plasma cell)로 전환되어 초기 항체인 IgM을 생산함. 또 일부는 기억세포(memory B cell)가 되어 변연부에 위치함. 활성화된 후 증식을 하는 세포들은 배중심 과정을 거치면서 성숙한 항체를 생산할 준비가 된 세포들만 선택적으로 살아남아 형질세포로 분화하여 본격적인 항체 생산체계를 갖추게 되며, 일부의 세포는 기억세포가 되어 변연부에 위치하게 됨(그림 1-3과 1-5).

배중심과정에서 과돌연변이(somatic hypermutation)와 면역글로블린 중쇄의 클라스 전환(class switch)이 일어나는 동안 DNA의 잘린 끝(break end)이 필연적으로 노출 됨. 그러나 이는 정상적인 과정이므로 p53 단백에 의하여 방해받지 않도록 하기 위하여, Bcl-6 단백이 발현되어 p53 단백 발현을 억제시켜 줌. 또한 배중심에서 부적절한 림프구를 쉽게 제거하기 위하여 Bcl-2 단백은 발현이 억제됨.

2) B 림프종 진단 및 분류의 개념

(1) 정의상 B 림프종은 B 림프구 분화 과정 중 어느 단계에 해당하는 세포의 클론 증식 종양임.

(2) 또한 B 림프종은 정상 B 림프구의 분화단계를 재현한다고 생각함.

(3) 그러므로 종양세포의 형태학적 특성, 증식양상, 면역표현형 및 유전학적 소견을 바탕으로 정상 분화의 어느 단계에 해당되는지를 규명하는 것이 B 림프종 진단 분류의 기본 개념임(그림 1-6). 일부 예외적인 림프종도 있음.

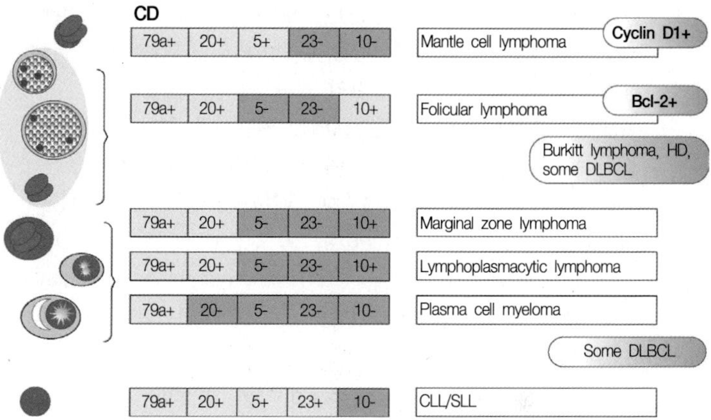

그림 1-6 B 림프구 분화 단계별 면역표현형과 해당 림프종

3) 만성림프구성 백혈병/소림프구성 림프종(Chronic lymphocytic leukemia(CLL)/Small lymphocytic lymphoma(SLL))

(1) 정의 및 형택학적 특징

가. 정의 : SLL/CLL은 대부분에 해당하는 naive B세포에서 유래하는 질환으로, 작고(정상 림프구보다 약간 큰) 둥근 림프구가 증식하여 말초혈, 골수, 림프절 등을 침범하며 prolymphocyte, para-immunoblast가 섞여서 나타난다. 백혈병처럼 나타나는 경우를 CLL, 말초혈이나 골수를 침범하지 않고 조직에 국한되어 종괴를 형성하는 경우를 SLL이라 한다.

나. 림프절과 비장 : 종양세포 침윤으로 정상구조가 소실되고, 작은 림프구가 미만성으로 침윤하는 어두운 배경에 불규칙하게 분포하는 창백한 구역, 소위 'pseudofollicle(growth center, Proliferation center)'을 형성하며 이 구역에서는 중간 크기의 prolymphocyte와 큰 세포에 해당하는 paraimmunoblast가 많이 관찰된다. 일반적으로 세포분열은 드물다. 비장 침범 시 주로 white pulp를 침범하지만 red pulp도 침범할 수 있다. 간혹 소림프구의 핵막이 불규칙해지는 경우 외투림프종(mantle cell lymphoma)과 감별을 요하며 pseudofollicle 존재 여부가 감별점이 된다.

다. 골수 및 말초 혈액 : 말초 혈액에는 핵소체가 없는 소림프구들이 출현하고 소수의 핵소체를 갖는 prolymphocyte가 관찰된다. Smudge cell 또는 basket세포가 관찰된다. 골수에는 소림프구들이 결절성, 간질성 또는 미만성으로 침윤한다. Prolymphocyte의 수가 증가하여 55% 이상을 차지하면 prolymphocytic leukemia로 진단 하고, 10% 이상 55% 미만이 CLL/PL로 진단한다.

(2) 호발부위 및 임상양상

가. 호발부위 : 말초혈액에서는 림프구의 수가 10×10^9/L 이상으로 증가하고 림프절, 간, 비장이 전형적으로 침범되지만 피부, 유방, 안구 주변 등도 침범할 수 있다.

나. 임상양상 : 비 호지킨 림프종(NHL, non-Hodgkin lymphoma)의 6~7%를 차지하며 임상적으로는 증상이 별로 없지만 간혹 피곤하고 용혈성 빈혈이나 감염, 비장, 간장 및 림프절 비대 등을 호소한다. 대부분 50세 이상에 발생하고 남 여 비는 2 : 1 이다. 서양인에 흔한 반면 우리나라에는 드물다.

다. 예후 : 비교적 indolent한 경과를 갖지만 완치되기는 어렵다. 임상병기에 따라 다르다. 3.5%정도에서 High grade lymphoma로 이행되기도 한다(Richter syndrome).

(3) 면역, 유전학적 특징

가. 면역표현형 : Weak sIgM (±sIgD), CD5+, CD23+, CD43+, CD79a+, CD19+, CD20(weak+), CD22(weak+), CD11c(weak+), CD10-, cyclin D1-, FMC7-

나. 유전학 : Ig heavy/light chain 재배열이 있고, 80% 이상에서 Trisomy 12, (20%), del13q14(50%), del11q22-23(20%) 등이 관찰된다.

4) 외투세포림프종(Mantle cell lymphoma(MCL))

(1) 정의 및 형태학적 특징

가. 정의 : Inner mantle zone에 위치하는 mantle cell에서 유래하는 질환으로, 핵막이 불규칙한 소-중 림프구(centrocyte/follicular center cell과 유사한 세포)가 균질하게 침윤 증식하는 림프종이다. Centroblasts, paraimmunoblasts 등 proliferation center는 관찰되지 않는다.

나. 형태학 : centrocyte를 닮은 핵막이 불규칙한 균질성의 종양세포들이 미만성으로 침윤하거나, 불분명한 결절 또는 mantle zone 형태를 취하기도 한다. 종양세포 핵의 핵질은 중등도로 흩어져 있고 핵소체는 관찰되는 않는다. 초자양 변화를 보이는 작은 혈관이 흔히 관찰되고, 특징적으로 상피양 조직구(epithelioid histiocyte)가 낱개로 흩어져서 관찰된다. 종양세포 사이에 소수의 FDC가 흩어져서 관찰되기도 하지만 Malignant transformed centroblast, immunoblasts, paraimmunoblast 및 이들로 구성된 proliferation center (pseudofollicle)은 관찰되지 않는다.

(2) 호발부위 및 임상양상

가. 호발부위 : 가장 호발하는 부위는 림프절이며, 비장과 골수를 침범하며, 위장관이나 Waldeyer' s ring 및 안검에서도 발생한다.

나. 임상양상 : NHL의 3~10%를 차지하며, 중장년 층에 발생하고(중간 연령 60세), 남녀 비는 2 : 1이다. 진단 당시 대부분 임상 병기 III-IV에 해당하여 25% 정도에서는 말초혈액을 침범하여 prolymphocytic leukemia와 유사하게 나타날 수 있다.

다. 예후 : 평균 생존 기간은 3~5년이며, 생존곡선에서 plateau를 보이지 않는다(대부분 완치 되지 않는다). 높은 세포분열, 말초혈액 침범, 유전자 이상 여부 등이 예후에 관여한다.

(3) 면역, 유전학적 특징

가. 면역표현형 : CD5+, cyclin D1+, CD43+, FMC7+, strong sIgM(±sIgD), CD10-, CD23-/weak+, bcl6-

나. 유전학 : Ig heavy/light chain 재배열이 있고, cyclin D1유전자(CCND1, PRAD1, BCL-1)과 Ig heavy chain 유전자 재배열 t(11;14)(q13;q32)이 70~75%에서 관찰된다. 또한 ATM유전자의 이상과 blastoid variant에서는 세포주기 조절 유전자의 이상도 관찰된다.

5) 여포림프종(Follicular lymphoma)

(1) 정의 및 형태학적 특징

가. 정의 : 여포림프종은 여포중심(Germinal center) B 림프구에 해당하는 세포에서 유래하는 질환으로, 종양세포는 다수의 centrocytes와 소수의 centroblast로 구성된다.

나. 형태학 : 여포형태 혹은 미만성 증식을 보일 수 있으나, 부분적일지라도 여포형태의 증식이 관찰된다. Mantle zone은 불명확해지거나 소실되고, 여포 내부에서 탐식세포 tingible body macrophage는 거의 관찰되지 않는다. 종양세포는 여포중심에서 관찰되는 세포인 centrocyte와 centroblast로 구성된다. 저배율 시야에서 인지할 수 있는 여포구조의 정도에 따라서 세가지 pattern으로 나눌 수 있다. Follicular pattern(〉75% follicular), follicular and diffuse(25~75% follicular), minimal follicular(〈25% follicular)으로 나누며 한 고배율 시야당 관찰되는 centroblast의 수에 따라 3등급(3-grade system)으로 나눌 수 있다.

Grade 1(0~5 centroblasts/HPF),

Grade 2(6~15 centroblasts/HPF),

Grade 3(〉 15 centroblasts/HPF).

(2) 호발부의 및 임상양상

가. 호발부위 : 가장 호발하는 부위는 림프절이며, 비장, 골수, 말초혈 및 Waldeyer's ring 침범하며, 위장관, 연부조직, 피부 등에서도 발생한다.

나. 임상 양상 : NHL의 22~35%로 빈도가 높으나, 아시아권에서는 빈도가 조금 낮은 편이다. 주로 성인에서 발생하고(중간연령 59세),

남녀 비는 1 : 1.7로 여성에 많은 편이나 20세 이전에 발생하는 경우는 남성에 더 호발한다. 진단 당시 전신 림프절 및 비장을 침범한 경우가 많고, 약 40%에서 골수 침범을 보인다. 보통 특별한 증상 없이 림프절 종대만 관찰되는 경우가 많다. 25~35%에서 DLBCL로 진행할 수 있다.

다. 예후 : 5년 생존율이 50~75%로 예후가 좋은 편이나 등급에 따라 다르며 Grade 3인 경우 DLBCL과 유사한 임상경과를 보인다. 조직학적 등급(Grade), 증식 pattern (follicular 〉 diffuse), stage, international prognostic index, 염색체 이상(chromosome 6, 17), 1차 치료 성적 등이 예후에 영향을 준다.

(3) 면역, 유전학적 특징

가. 면역표현형 : sIg+ (IgM±IgD, IgG, rarely IgA), CD10+, BCL2+, CD19+, CD20+, CD22+, CD79a+, CD5-, CD23, CD43-(CD43+IN Grade 3)

나. 유전학 : Ig heavy/light chain 재배열이 있고, variable region 유전자의 somatic mutation을 보여 follicular center cell에서 유래한 세포임을 알 수 있다. 대부분에서 Ig heavy chain 유전자와 BCL-2 유전자 재배열 t(14;18) (q32;q21)이 확인된다(70~95%). 이외에도 17번 염색체(P53 유전자) 변이가 25~30%에서 관찰되고, 6q23-36 변이가 10-40%, BCL6 rearrangement가 15-40%에서 관찰된다.

다. 발생기전 : 정상 여포중심세포에서는 발현되지 않는 BCL2 단백이 과발현되어 apoptosis를 억제하고 림프종을 일으키는데 중요한 역할을 한다.

6) 변연부 B 세포 림프종(Marginal zone B cell lymphoma)

- 점막 관련 림프조직의 변연부 B 세포 림프종 Extranodal marginal zone B cell lymphoma of mucosa-associated lymphoid tissue, MALT lymphoma
- 비장의 변연부 림프종 Splenic marginal zone lymphoma (SMZL)

- 림프절 변연부 림프종 Nodal marginal zone lymphoma, NMZL

(1) 점막 관련 림프조직의 변연부 B 세포 림프종

가. 정의 및 형태학적 특징

a. 정의 : MALT의 Post germinal center marginal zone centrocyte-like cell, monocyte-resembling cell, 소 림프구 및 소수의 immunoblast와 centroblast-like cell로 구성되어 증식하는 림프종이다. 형질세포 분화가 관찰됨. 'lymphoepithelial lesion'이 관찰됨.

b. 형태학 : 종양세포가 marginal zone에서 시작 interfollicular region으로 침윤하며, 궁극적으로는 전체를 침윤하게 된다. 종양세포는 centrocyte-like cell, 즉 작거나 중간 크기로 핵막이 약간 불규칙하고 핵질은 중등도로 흩어져 있으며 핵소체가 분명치 않은 세포와 세포질이 좀 더 풍부하고 창백해 보이는 monocyte와 유사한 세포(monocytoid cell)로 주로 구성되며, 소 림프구와 immunoblast 또는 centroblast를 닮은 큰 세포가 출현한다. 형질세포로의 분화가 관찰되는데 갑상선에서 더욱 현저하다. 상피세포를 파괴하면서 세 개 이상의 종양세포가 상피내 침윤하는 경우를 'lymphoepithelial lesion' 이라 한다. 상피세포가 호산성 변화를 한다. 종양세포가 림프여포로 침윤하는 경우를 'follicular colonization' 이라 하며 follicular lymphoma와 감별이 필요하다.

나. 호발 부위 및 임상양상

a. 호발부위 : 위장관에 호발함. 폐, 두경부, 눈 주위 조직, 피부, 갑상선 그리고 유방에도 발생함.

b. 임상양상 : B 세포 림프종의 7~8%를, 위에 발생한 림프종의 약 절반을 차지하며, 우리나라에서 비교적 흔하고 위장관에 호발한다. 병소가 국소적인 경우가 많고, 20% 정도에서 골수 침범을 보이며, 10% 정도에서는 동시에 여러 장기를 침범할 수 있다.

c. 예후 : 비교적 indolent한 경과를 보이며 서서히 진행하여 전신적으로 파급된다. 여러 장기를 동시에 침범하거나 골수를 침범하여도 예후가 나빠지지는 않는다. 위에서는 H. pylori에 대한 치료와 항생제 치료로 각각 림프종이 소실될 수도 있다. Diffuse large cell lymphoma로 전환될 수 있다.

다. 면역, 유전학적 특징

a. 면역표현형 : IgM(or IgA, IgG), CD20+, CD79a+, CD43±, CD11c±, CD5-, CD10-, CD23-(MALT lymphoma에 특이적인 marker는 없음)

b. 유전학 : Ig heavy/light chain 재배열이 있고, t(11;18) APL2/MLT, t(1;14) BCL10, t(14;18)Ig/MLT, trisomy 3이 보고되었다.

c. 발생기전 : Helicobacter pylori와 관련된 위염, Sjogren syndrome 또는 Hashimoto' s thyroiditis와 같은 자가 면역성 질환, 만성 장염이 원인인 immune-proliferative small intestinal disease (IPSID)와 같은 만성 염증성 질환에 이차적으로 발생한다.

(2) 비장의 변연부 림프종

가. 정의 및 형태학적 특징

작은 림프구들이 비장의 white pulp의 림프여포를 둘러싸고, white pulp를 중심으로 소 림프구로 구성되는 종양세포가 여포를 둘러싸거나 mandle zone을 침윤하며 증식한다. 주변부 marginal zone에서는 transformed blasts를 포함하는 좀 더 큰 세포들 침윤이 관찰된다. 작은 세포, 큰 세포 모두 주변 red pulp를 침윤하며, 비장 문맥 림프절과 골수, 말초혈을 침범한다. 종양세포는 작은 림프구와 transformed blast로 구성된다. 형질세포가 관찰될 수 있다. 골수에서는 nodular interstitial infiltration을 보이며 동양혈관내 종양세포가 관찰될 수 있다. 말초혈액에서는 short polar villi를 갖는 villous lymphocyte로 나타난다.

나. 임상양상

비교적 드문 질환으로 연령이 많은 사람에 주로 발생한다. 비장,

비장문맥 림프절, 골수를 주로 침범하는데 말초 혈액을 침범할 수 있고 간혹 간을 침범하지만 말초 림프절은 거의 침범하지 않는다. 임상 경과가 indolent 하고 비장제거로 오래 살 수 있다.

다. 면역, 유전학적 특징

a. 면역표현형 : sIgM+, sIgD+, CD20+, CD79a+, CD5-, CD10-, CD23-, cyclinD1-, CD43-

b. 유전학 : Ig heavy/light chain 재배열이 있고 del 7q21-32이 보고됨(40% 정도).

(3) 림프절 변연부 림프종

가. 정의 및 형태학적 특징

림프절 marginal B cell에서 유래하는 질환으로 중간 크기의 Monocytoid B cell, centrocyte-like cell, 그리고 큰 세포인 centroblast 또는 immunoblast가 다양한 정도로 섞여 증식하는 림프종이다(비균질성 세포구성). 형태학적으로는 림프절 외의 장기에 생기는 MZL나 비장에 생기는 SMZL이 림프절을 침범한 경우와 유사하다. Marginal zone과 interfollicular area가, monocytoid cell, 소 림프구와 같은 세포들에 의해 침윤된다. MALT 림프종처럼 보이는 경우와 SMZL 형태를 보이는 경우가 있다. 형질세포로의 분화, follicular colonization, large cell transformation 등이 있을 수 있다. 예후는 일반적으로 indolent한 경과를 보이며, 평균 수명이 5년 정도이다. 말초 림프절 종대를 특징으로 하고 골수나 말초혈을 침범할 수도 있다.

6. 림프구 세포의 크기

일반적으로 주변에 있는 조직구나 내피세포 핵의 크기를 중간 크기로 간주하고, 이에 대하여 상대적인 크기로 표현할 수 도 있지만, 주변에 침윤하고 있는 성숙 소림프구 핵의 크기를 기준으로 표현하는 것이 요긴한 경우가 많다. 반응성 림프구는 대부분 소림프구이며, 일부 면역모세포(immunoblast)나 중심모세포(centroblast) 등은 소림프구 크기의 2배 이상 되는 큰 세포(large cell)로 존재한다. 소림프구와 큰 세포 림프구 외에 중간크기 림프구세포들이 많이 관찰되는 경우는 림프종을 의심해야 한다. 활성화된 림프구(activated lymphoid cell)의 경우 크기가 커질 수 있으나 소림프구 크기의 2.5배 이상으로 커지는 경우는 매우 드물며, 그 이상으로 커져 있는 경우 악성을 의심해야 한다. 림프종 세포들은 림프종 유형에 따라 다양한 크기를 보이는데, 정상 소림프구의 1.5배 정도 크기(조직구 핵의 크기보다 작은 경우)에 해당되는 경우를 작은 크기 세포(small-sized cell) 림프종, 2배 이상의 크기를 보이는 경우(조직구 핵 보다 큰 경우)를 큰 세포 림프종, 이들 중간 정도의 크기를 보이는 경우(조직구와 유사한 크기)를 중간 크기 세포(medium-sized cell) 림프종으로 구분하여 표현할 수 있다.

1) 작은 크기 세포를 보이는 림프종

만성림프구성 백혈병/소림프구성 림프종 chronic lymphocytic leukemia(CLL)/small lymphocytic lymphoma(SLL)
외투림프종 Mantle cell lymphoma(MCL)
소포성림프종 Follicular lymphoma(FL)
변연부림프종 Marginal zone lymphoma(MZL)
림프구형질세포림프종 Lymphoplasmacytic lymphoma(LPL) 등

2) 중간 크기 세포를 보이는 림프종

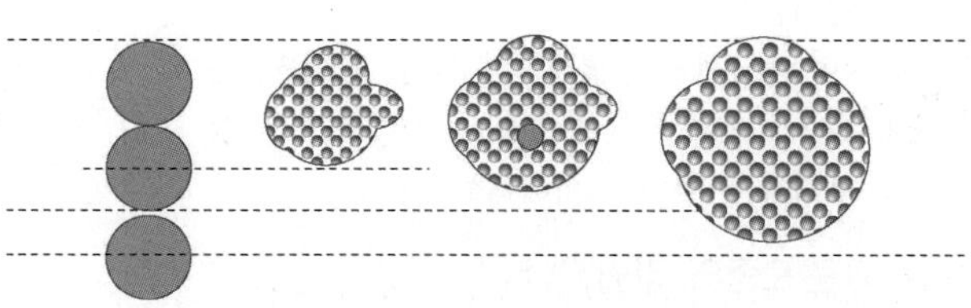

그림 1-7 소림프구를 기준으로한 핵의 크기

(1) 모세포(blastic cell)의 핵과 빈약한 세포질

림프모구성 림프종 lymphoblastic lymphoma

외투림프종의 모세포아형 Blastic variant of Mantle cell lymphoma

Blastic NK cell lymphoma

Blastic transformation of follicular lymphoma

(2) Burkitt 림프종과 그 아형

(3) 모세포(blastic cell)의 핵과 호산성 과립성 세포질

Myeloid sarcoma

Acute myelogenous leukemic infiltraion

(4) 투명하거나 양쪽성(amphophilic) 세포질

Marginal zone B cell lymphoma

Hairy cell leukemia

peripheral T cell lymphoma

Systemic mastocytosis

3) 큰 세포로 구성되는 림프종 - DLBCL, ALCL 등

7. T 세포 림프종

1) T 림프종 진단 및 분류의 개념

(1) B 림프종과는 달리 '분화 과정의 특정 단계' 의 개념으로 접근하기가 어려움.

(2) 그러므로 종양세포의 형태학적 특성, 면역표현형 및 유전학적 소견만으로는 정확히 진단/분류하기 어려우며, 발생 장기 및 임상 양상을 고려하여 질환을 이해해야 함.

2) 림프절 T 림프종의 감별진단

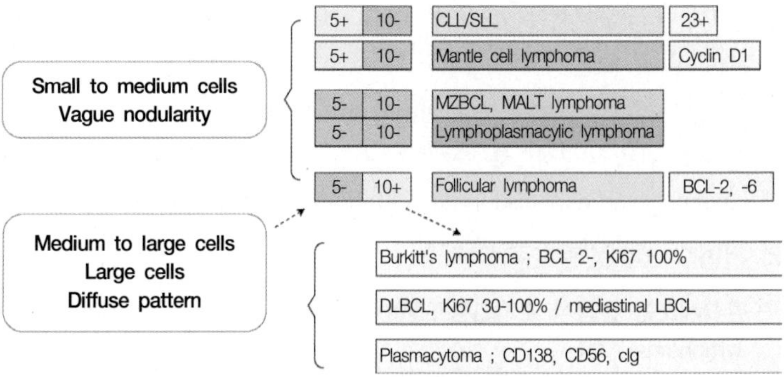

그림 1-8 크기와 면역표현형에 따른 B 림프종의 감별진단

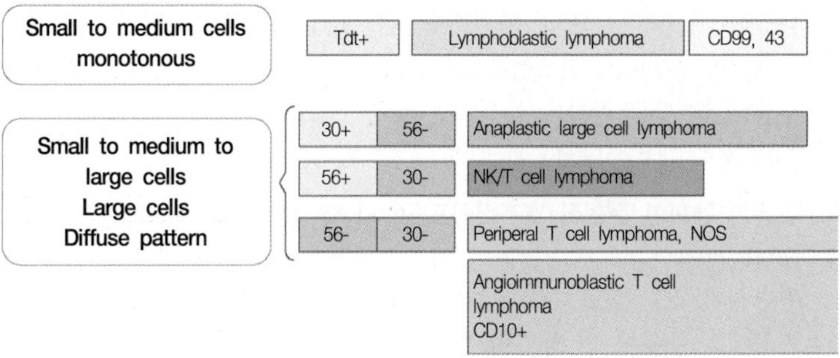

그림 1-9 크기와 면역표현형에 따른 T 림프종의 감별진단

8. 호지킨림프종

호지킨 림프종은 다수의 반응성 세포와 소수의 종양세포로 구성되는 것이 특징임.

L&H 세포가 주로 관찰되는 결절성 림프구풍부형 호지킨림프종(nodular lymphocyte predominant Hodgkin lymphoma NLPHL)과 RS세포와 그 변형 세포들이 관찰되는 전형적 호지킨림프종(classical Hodgkin lymphoma CHL)으로 구분됨. NLPHL와 CHL는 임상양상이나 구성세포가 다

르기 때문에 구분되어야 함. 또한 DLBCL, T cell rich large B cell lymphoma, ALCL 등과 감별이 필요함(표 1-1)

1) 결절성 림프구풍부형 호지킨림프종 NLPHL

주로 B 림프구 증식으로 형성회는 결절이 관찰되며, 결절 내부에 L&H 세포(lymphocytic and histiocytic cell) 또는 popcorn 세포가 관찰됨.

2) 전형적 호지킨림프종 CHL

(1) 혼합세포형 전형적 호지킨림프종(mixed cellularity classical Hodgkin lymphoma)

전형적인 RS 세포가 가장 흔하게 관찰되는 유형으로 호지킨 림프종의 20-25%를 차지함.

다양한 정도의 호산구, 형질세포, 큰 포식세포 등의 침윤이 동반됨.

신체 어느 부위의 림프절에서도 발생 가능하며, 중년 이후에 호발함.

후천면역결핍증 환자에서 생기는 호지킨림프종이 이 유형이다.

70% 정도에서 종양세포에 EBV 유전자가 확인 됨.

(2) 결절성 경화형 전형적 호지킨림프종(nodular sclerosis classical Hodgkin lymphoma)

편광성이 있는 섬유띠로 완전하게 둘러싸이는 결절이 관찰됨.

종양세포 주위에 빈 공간이 있는 열공세포가 관찰됨.

하위 경부 또는 쇄골 상부 림프절을 주로 침범하지만 종격동에도 흔

표 1-1 호지킨림프종의 면역표현형 감별진단

	NLPHL	CHL	TCRLBCL	DLBCL	ALCL
CD30	-	+	-	-/+	+
CD15	-	+/-	-	-	-
CD20	+	-	+	+	-
Pax5	+	+	+	+	-
CD3	-	-	-	-	-/+
Gran B, ALK1, CD43	-	-	-	-	+
EBV	-	++/-	-	-/+	-

히 발생함.
다른 유형과 달리 젊은 여성에 많은 편이나 남녀의 발생빈도는 비슷함.
임상경과는 양호한 편이나 재발하는 경우가 비교적 흔함.
EBV와의 연관성은 적다.

(3) **림프구 풍부형 전형적 호지킨림프종**(lymphocyte rich classical Hodgkin lymphoma)
드문 유형으로 결절형이나 미만형으로도 나타날 수 있음.
반응성 소림프구가 풍부하여 종양세포의 빈도는 다를 유형에 비하여 적게 관찰됨.
전형적인 R-S세포 형태 및 면역표현형을 보임.
소수의 호산구와 형질세포가 섞여 관찰됨.
70% 정도에서 종양세포에 EBV 유전자가 확인됨.

(4) **림프구 감소형 전형적 호지킨림프종**(lymphocyte depleted classical Hodgkin lymphoma)
가장 드물 유형으로 배경에 섬유화가 심하고, 반응성 소림프구 침윤이 다른 유형에 비하여 매우 적음.
종양 세포가 쉽게 관찰되며, 전형적인 RS 세포 보다는 변형된 종양세포 형태로 주로 관찰됨.
HIV 감염과 연관된 경우가 종종 있으며 이 경우 대부분 EBV 유전자도 확인됨.

9. 조직구 및 수지상세포 기원 종양

조직구 기원 종양과 수지상세포 기원 종양은 형태학적 소견과 면역표현형이 중복되는 경우가 많으므로 다음과 같이 여러 가지 검사를 통하여 감별 진단하는 것이 필요함.

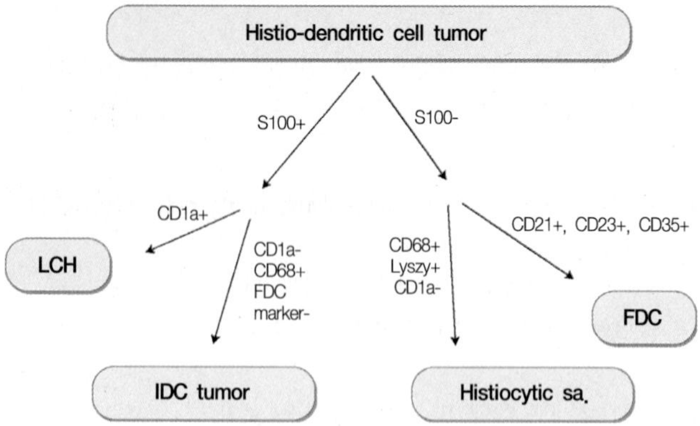

그림 1-10 면역표현형에 따른 조직구-수지상세포 종양의 감별진단

참고문헌

1) 대한병리학회. 병리학. 7판. 고문사, 2010.
2) Robbins and Cotran. Pathologic Basis of Disease, 8th ed. Saunders, 2008
3) Swerdlow SH, Campo E, Harris NE et al., WHO calssification of tumors of hematopoietic and lymphoid tissues. IARC. Lyon, 2008.
4) Ioachim HL, Medeiros LJ. IOACHIM'S Lymph Node Pathology. 4th ed., LWW, 2009.
5) Janeway, Travers, Walport, Shlomchik. Immunobiology. 6고 ed., Garland Science Publishing, 2005.
6) Schüler F, Dölken L, Hirt C, Kiefer T, Berg T, Fusch G, Weitmann K, Hoffmann W, Fusch C, Janz S, Rabkin CS, Dölken G. Prevalence and frequency of circulating t(14;18)-MBR translocation carrying cells in healthy individuals. Int J Cancer. 2009 Feb 15;124(4) : 958-63.
7) Phan RT, Dalla-Favera R. The BCL6 proto-oncogene suppresses p53 expression in germinal-centre B cells. Nature. 2004 Dec 2;432(7017) : 635-9.

Catholic University of Korea 임상진료지침

02 폐 병리

Pathology

1. 육안검사(Gross examination)

1) 신선조직 준비(Fresh specimen preparation)

(1) 팽창(Inflation) : 주사기(Syringe)로 기관지와 혈관에 포르말린 주입. 절제된 부위가 있어 포르말린이 샐 경우는 폐실질에 주사기 바늘로 찔러 포르말린을 직접 주입. 쐐기절제 검체(Wedge resected specimen)의 경우도 주사기 바늘로 폐실질 내 주입

2) 폐절제술(Pneumonectomy)

(1) 확인목록

가. 검체 크기

나. 종양과 절단면간의 거리(절단면은 잉크로 표시한다.)

다. 흉막침습(Pleural invasion) 여부(일반적으로 내장측흉막(Visceral pleura)만 검체에 포함되어 있으나 벽측흉막(Parietal pleura) 또는 횡경막(Diaphragm)을 침범했을 경우 검체에 같이 붙어 있는 경우가 있으니 확인을 요한다.)

라. 종양의 크기

마. 종양의 위치 : 중심부(Central), 주변부(Peripheral), 상엽(Upper lobe), 중엽(Middle lobe), 하엽(Lower lobe), 두개 혹은 세개의 lobe에

걸쳐 있을 수도 있다. 중심부는 종양이 기관(Trachea), 기관지(Bronchi) 또는 세기관지(Segmental bronchi)에 존재하는 경우, 주변부는 종양이 구역기관지가지(Subsegmental bronchi)보다 더 말단에 존재할 경우로 정의한다.

바. 종양의 다발성 : 위성결절(Satellite nodule)의 확인요망

사. 중심부 종양(Central located mass)일 경우 기관 또는 기관지와의 연관성을 보일 수 있어야한다.

아. 비종양성 폐실질의 병변도 확인한다.

자. 다음과 같은 림프절을 확인한다. 10번, 11번, 12번, 13번, 14번

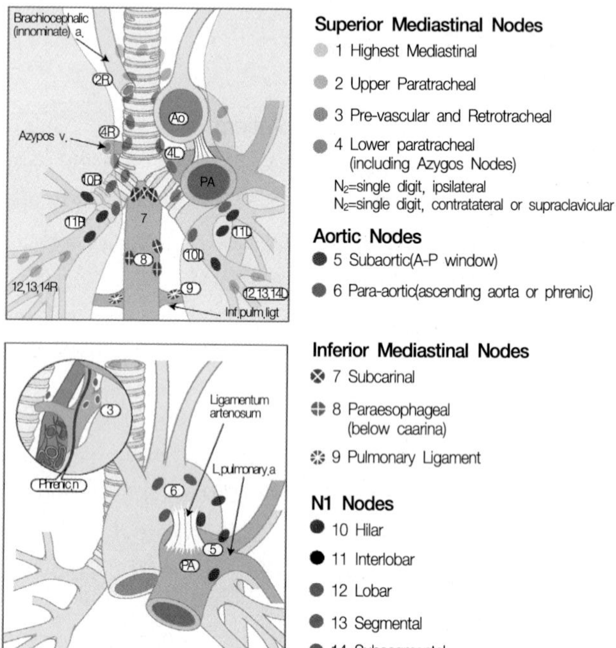

그림 2-1 폐암 병기의 림프절 분류법

Regional Lymph Node Classification for Lung Cancer Staging

Clifton F.Mountain and Carolyn M. Dresler Chest 1997;111;1718-1723

3) 폐엽절제술(Lobectomy)

(1) 확인목록

가. 검체 크기

나. 종양과 절단면간의 거리(절단면은 잉크로 표시한다.)

다. 흉막 침습(Pleural invasion) 여부(일반적으로 내장측흉막(Visceral pleura)만 검체에 포함되어 있으나 벽측흉막(Parietal pleura) 또는 횡경막(Diaphragm)을 침범했을 경우 검체에 같이 붙어 있는 경우가 있으니 확인을 요한다.)

라. 종양의 크기

마. 종양의 위치 : 중심부(Central), 주변부(Peripheral), 상엽(Upper lobe), 중엽(Middle lobe), 하엽(Lower lobe), 두개 혹은 세개의 lobe에 걸쳐 있을 수도 있다. 중심부는 종양이 기관(Trachea), 기관지(Bronchi) 또는 세기관지(Segmental bronchi)에 존재하는 것으로, 주변부는 종양이 구역기관지가지(Subsegmental bronchi)보다 더 말단에 존재할 경우로 정의한다.

바. 종양의 다발성 : 위성결절(Satellite nodule)의 확인요망.

사. 중심부 종양(Central located mass)일 경우 기관 또는 기관지와의 연관성을 보일 수 있어야한다.

아. 비종양성 폐실질의 병변도 확인한다.

자. 다음과 같은 림프절을 확인한다. 11번, 12번, 13번, 14번

4) 쐐기절제술(Wedge resection)

(1) 확인목록

가. 공기가슴증(Pneumothorax) : 기포(bulla)가 있는 곳 최소 한절편

나. 간질성폐질환(Interstitial lung disease) : 최대한 얇게 많은 section을 넣는다. 흉막을 포함하여 볼 수 있게 넣는다.

다. 전이암절제술(Metastasectomy) : 잉크로 margin 표시(필요한 면역염색 : CK7, CK20, TTF-1, CDX-2)

라. 진단목적절제 : 잉크로 절제연 표시 : 폐결핵, 악성, 비종양성 등 다양한 진단 가능성이 있다.

2. 폐병리 진단에 유용한 특수염색 및 면역염색들

1) 종양의 면역염색

(1) 선암종(Adenocarcinoma)

PAS, Alcian blue 2.5 : mucin 확인

CK7(+), CK20(-), TTF-1(+) (양성인 경우가 대부분이나 음성인 경우도 있다.)

EGFR, ALK1, CerbB2,

ERCC1(platinum 계열 약제 효과를 예상하는 염색)

EGFR mutation study

(2) 편평세포암종(Squamous cell carcinoma)

P63, CK34BE12, CK5/6 - 편평세포암종 염색(편평세포암종의 경우는 전이성/원발성 여부를 염색으로는 판정할 수 없다.)

(3) 소세포암종(Small cell carcinoma)

CD56a, Synaptophysin, Chromogranin, NSE, TTF-1, CKMNF116, CK AE1/AE3, LCA(-) (반드시 림프종과 감별을 요할 때)

(4) 중피종(Mesothelioma)

일부 조직(신선 조직은 EM solution에, 포르말린 고정조직은 포르말린에 담아)으로 전자현미경 검사하면 확진 가능(microvilli 확인)

- 면역염색 :

  중피종 - CK5/6, mesothelin, calretinin, WT-1, HBME, podoplanin(D2-40)

  선암종 : MOC-31, CEA, TTF-1, BerEP4

*중피종염색은 부분적으로 선암종에 나올 수 있고, 또한 선암종 염색

도 부분적으로 중피세포에 나올 수 있으므로 종합해서 생각해야 한다.

2) 감염

(1) Bacterial infection : Brown Brenn
(2) Actinomycosis : PAS, Methenamine silver, Brown Brenn
(3) Cyptococcus : PAS, Methenamine silver, mucicarmine
(4) Fungal infection : PAS, Methenamine silver
(5) Pneumocystis cariniii : Methenamine silver, Giemsa
(6) CMV : CMV Ag
(7) EBV : EBV in situ hybridization

3. 비종양성 질병

1) 미만성 폐포 손상(Diffuse alveolar damage)

(1) 감염 : 바이러스, 마이코플라스마, 면역결핍환자에서 감염
(2) 독소 흡입(Inhaled toxin) : 산소, 연기
(3) 약제 : 항암제, 아미오다론, 나이트로퓨란토인
(4) 쇼크 : 외상성, 심성
(5) 패혈증
(6) 방사선치료, 화상, 심폐우회술, 췌장염, 루푸스

2) 폐쇄세기관지기질화폐렴 (Bronchiolitis obliterans-organizing pneumonia) 반응

(1) 특발성
(2) 콜라겐혈관병
(3) 독소
(4) 감염
(5) 종양, 육아종, 경색, 농양 주위

(6) 기관지 확장증 주위
(7) 면역복합체매개성 폐질환

3) 약물 반응

(1) 만성 기질 폐렴
(2) 미만성 폐포 손상
(3) 폐쇄세기관지기질화폐렴
(4) 폐쇄성 세기관지염
(5) 호산구폐렴
(6) 폐출혈
(7) 폐부종
(8) 폐정맥폐쇄병(Pulmonary veno-occlusive disease)
(9) 혈관염

4) 과민성 폐렴

(1) 방선균증(Actinomycosis)
(2) 곰팡이
(3) 동물 단백
(4) 약제

5) 폐 출혈 증후군(Pulmonary hemorrhage syndrome)

(1) 굿파스처증후군
(2) 혈철소증(Hemosiderosis)
(3) 베게너 육아종증(Wegener's granulomatosis)
(4) 콜라겐혈관병
(5) 급속진행성사구체신염(Rapidly progressive glomerulonephritis)
(6) 독소(Toxin)

6) 폐쇄성 세기관지염(Obliterative bronchiolitis)

(1) 특발성
(2) 만성 폐이식 거부반응

(3) 대숙주성이식편병(Graft-versus-host disease)
(4) 면역결핍
(5) 약
(6) 류마티스 관절염
(7) 바이러스 감염
(8) 독소흡입

4. 종양성 병변

1) 비정형 샘 증식증(Atypical adenomatous hyperplasia)과 기관지폐포암(Bronchioloalveolar carcinoma)의 비교

표 2-1 비정형 샘 증식증과 기관지폐포암의 비교

	비정형샘증식증	기관지폐포암
크기	〈5 mm	〉5 mm
임상양상	임상적으로 거의 인식되지 않는다.	방사선 사진이나 육안검사에서 파악된다.
세포형태	약한 이형성, 다형성	약한 이형성, 단형성

2) 폐 신경내분비종양의 분류

표 2-2 폐 신경내분비종양의 분류

WHO 명칭	세포크기	핵이형성	유사분열	괴사	악성도
유암종(Carcinoid)	중간~큼	없음	〈2/HPF	없음	낮음
비정형유암종 (Atypical carcinoid)	중간~큼	약간	2-10/HPF	일부	중간
대세포 신경내분비암종 (Large cell neuroendocrine carcinoma)	큼	심함	〉10/HPF	광범위	높음
소세포암종 (Small cell carcinoma)	작음	심함	high	광범위	높음

Catholic University of Korea 임상진료지침

03 두경부 병리

Pathology

1. 후두(larynx)

1) 정상구조

(1) 육안해부학

가. 성문상(supraglottis) : epiglottis, aryepiglottic folds, arytenoids, false vocal cords, ventricle

나. 성문(glottis) : true vocal cords, anterior and posterior commissures

다. 성문하(subglottis) : 진성성대(true vocal cords)로부터 1 cm 하방에 있는 후두내 모든 구조물

(2) 현미경해부학

가. 거짓성대(false vocal cords), 후두실(ventricle) : respiratory epithelium

나. 진성성대(true vocal cords) : squamous epithelium

- 덮개(cover) : 유연한 stratified squamous epithelium과 lamina propria의 표면층(Reinke's space)
- 중심부(core) : 딱딱하며 수축성이 있는 lamina propria의 중간층 및 심층부 그리고 성대근육

다. Reinke's space : 상피와 성대인대 사이 공간으로 모세혈관과 림

프관은 거의 없으며 seromucinous gland는 드물다

라. Reinke's space에서 발생하는 병리 소견 : vocal fold nodule, vocal fold polyp, Reinke's edema

마. Paraglottic space

- 경계 : 앞쪽측면으로 thyroid cartilage, 아래안쪽으로 conus elasticus, 아래쪽으로 ventricle과 quadriangular membrane, 뒤쪽으로 piriform sinus의 점막
- 연결 : 위쪽으로 preepiglottic space, 아래쪽으로 extralaryngeal space
- 후두암이 paraglottic space를 침범하면 T3로 분류됨

바. Preepiglottic space

- 위쪽 경계 : hypoepiglottic ligament, vallecula
- 앞쪽 경계 : thyroid cartilage, thyrohyoid membrane, cricothyroid membrane
- 아래 경계 : thyroepiglottic ligament
- 뒤쪽 경계 : epiglottis
- 후두암 환자에서 paraglottic space와 preepiglottic space 침범 유무는 환자의 예후와 밀접한 관련이 있음

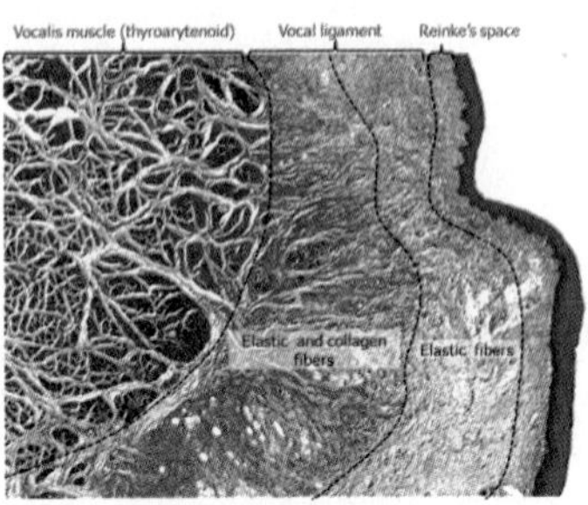

그림 3-1 The microscopic structure of the true vocal fold. Reinke's space is a space between squamous epithelium and vocal ligament.

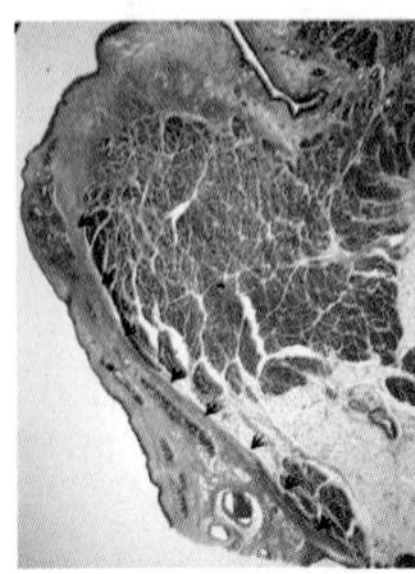

그림 3-2 Paraglottic space is bordered interoinferiorly by conus elasticus(arrows).

2) 육안검사

(1) 일반적인 주의 사항

가. 검체의 방향 : suture을 사용하거나 펜으로 방향을 표시하며 방향

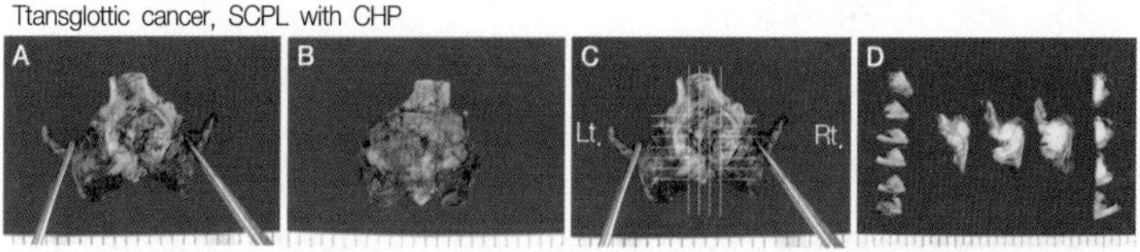

그림 3-3 Vertical or horizontal sections are used to serially section the supracricoid partial laryngectomy specimen. Sectioning in the vertical plane through the specimen with each slice include both true and false cord with underlying soft tissue and cartilage. Sections are taken vertically to demonstrate relationship of the tumor to the true and false cords, the anterior commisure, the preepiglottic space, and the underlying cartilage. After cutting vertically through the tumor, both lateral ends are horizontally for assessment of tumor involvement of piriform sinus resection margin.

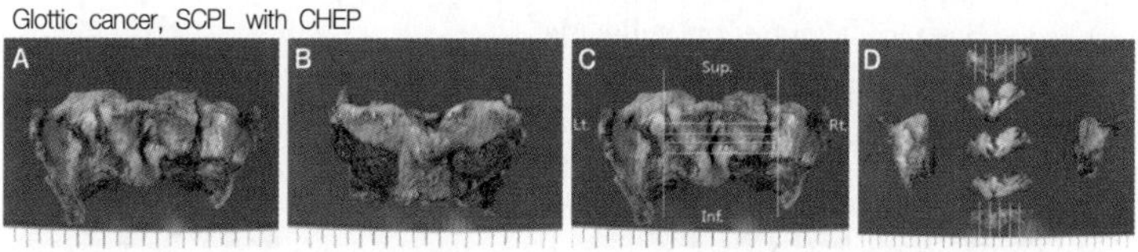

그림 3-4 Horizontal cross sections of a right-sided glottic tumor showing anterior commissure and right paraglottic space involvement. Superior and inferior ends are vertically cut to assess the tumor involvement at superior and inferior resection margins.

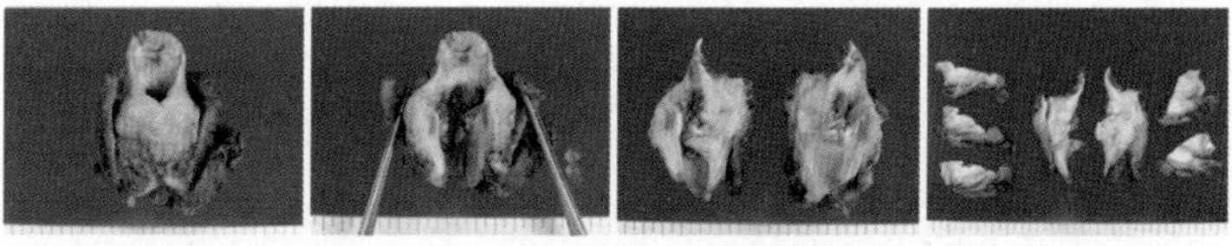

그림 3-5 Vertical sections of total laryngectomy specimen. Before sectioning, the larynx is opened dorsally and whether the tumor is glottic, supraglottic, subglottic, or transglottic is recorded. A special point of attention is the presence of tumor spread dorsally between thyroid and arytenoid cartilage onto the postcricoid submucosal soft tissues.

이 모호할 경우 항상 임상의와 확인

나. 해부학적 구조가 복잡하기 때문에 사전 지식이 요구됨

다. 수술 방법에 따른 surgical margin의 확인

라. 종양의 크기와 범위 확인

바. 주변 장기의 침윤 유무

사. 검체를 절개하기전 해부학적 구조를 잘 이해하고 어떤 절편을 만들지 미리 계획을 세워야 함

아. 검체 절개 전 후 사진 촬영

자. 절개를 용이하게 하기 위해 검체 전체를 탈석화하는 것은 좋지 않음

(2) 부분후두절제 검체의 육안검사

검체 전체를 탈석화하지 않고도 절개할 수 있으며, 절단면을 만든 후 필요한 경우에만 탈석화를 시행하되 48시간을 넘기지는 말아야 함.

(3) 전후두절제 혹은 전후두인두절제 검체의 육안 검사

가. 점막 절제연

- Base of tongue or vallecula
- Pyriform sinuses
- Posterior pharyngeal mucosa(esophageal inlet)
- Inferior tracheal ring mucosa

3) 현미경 검사

(1) Preepiglottic space invasion

(2) Paraglottic space invasion

(3) Arytenoid cartilage / Cricoarytenoid muscle invasion

(4) Anterior commissure invasion

(5) Resection margins

가. Pyriform sinus / paraglottic space resection margin

나. Arytenoid resection margin

다. Preepiglottic resection margin

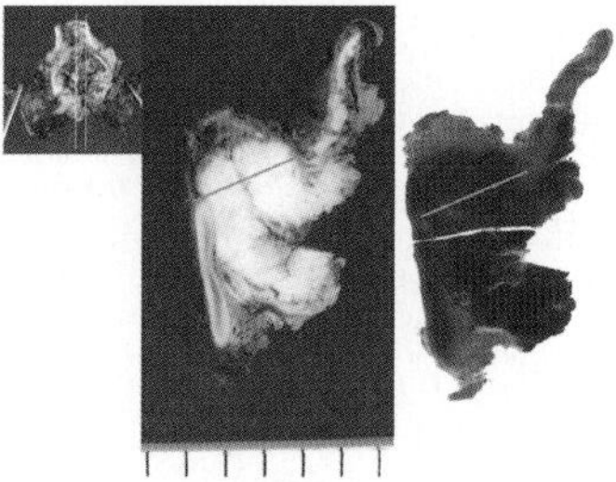

그림 3-6 Microscopic examination of preepiglottic space

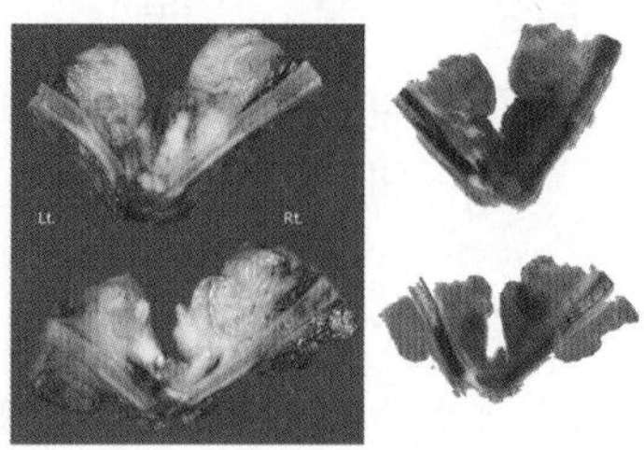

그림 3-7 Microscopic examination of paraglottic space and anterior commissure invasion on horizontal sections.

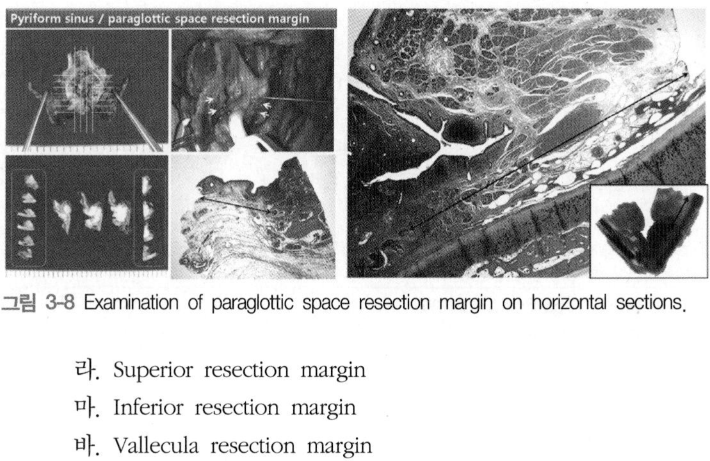

그림 3-8 Examination of paraglottic space resection margin on horizontal sections.

라. Superior resection margin

마. Inferior resection margin

바. Vallecula resection margin

2. 후두인두(hypopharynx)

1) Wide vertical hemipharyngo-laryngectomy 검체의 육안검사

검체의 장축에 수직 방향으로 절개하면 연골의 침윤과 내측 및 외측 절제연의 침윤 유무의 확인이 쉬우며, 위쪽과 아래쪽 끝 단면은 다시 수직 방향으로 잘라 위쪽과 아래쪽 절제연 침윤 유무를 확인한다.

3. 비강, 부비동, 코인두

코인두암종의 분류체계는 여러 차례 변경되어 왔으며 현재 2005 WHO 분류체계를 이용하고 있다(표 3-1).

4. 침샘

침샘에서 발생하는 암종은 그 예후적인 양상에 따라 high risk group과 low risk group으로 나눈다(표 3-2).

1) Adenoid cystic carcinoma

grade 1. predominantly tubular, no solid component

grade 2. predominantly cribriform, solid component 〈30%

grade 3. solid component 〉30%

2) Mucoepidermoid carcinoma(표 3-3)

Mucoepidermoid carcinoma는 5개의 병리조직학적 소견의 유무에 따라 scoring하고 점수에 따라 등급을 나눈다.

표 3-1 Classification of nasopharyngeal carcinoma(adenocarcinoma and salivary gland-type carcinoma are excluded)

World Health Organization(1978)	
1. Squamous cell carcinoma	
2. Non-keratinizing carcinoma	
3. Undifferentiated carcinoma	
World Health Organization(1991)	
1. Squamous cell carcinoma	
2. Non-keratinizing carcinoma	
A. Differentiated non-keratinizing carcinoma	
B. Undifferentiated carcinoma	
3. Undifferentiated carcinoma	
World Health Organization(2005)	
1. Keratinizing squamous cell carcinoma	8071/3
2. Non-keratinizing carcinoma	8072/3
A. Differentiated type	
B. Undifferentiated type	
3. Basaloid squamous cell carcinoma	8083/3

표 3-2 Risk stratification of WHO recognized salivary gland malignancies

Low risk	High risk
Acinic cell carcinoma	Sebaceous carcinoma and lymphadenocarcinoma
Low grade muocepidermoid carcinoma*	High grade mucoepidermoid carcinoma*
Epithelial-myoepithelial carcinoma	Adenoid cystic carcinoma**
Polymorphous low grade adenocarcinoma	Mucinous adenocarcinoma
Clear cell carcinoma	Squamous cell carcinoma
Basal cell adenocarcinoma	Small cell carcinoma
Low grade salivary duct carcinoma (low grade cribriform cystadenocarcinoma)	Large cell carcinoma
Myoepithelial carcinoma	Lymphoepithelial carcinoma
Oncocytic carcinoma	Metastasizing pleomorphic adenoma
Carcinoma ex pleomorphic adenoma (intracapsular/minimally invasive or with low grade histology)	Carcinoma ex pleomorphic adenoma (widely invasive or high grade histology)
Sialoblastoma	Carcinosarcoma
Adenocarcinoma NOS and Cystadenocarcinoma, low grade*	Adenocarcinoma and Cystadenocarcinoma, NOS, high grade*

* Intermediate grade variants of these tumors are controversial in the assignment of risk. For mucoepidermoid carcinoma this may depend on grading scheme used. For adenocarcinoma, NOS, there is little data, but what is present suggests that intermediate grade should be placed in the high risk group.

** Adenoid cystic carcinomas are all considered high risk in terms of local recurrence, but only solid adenoid cystic carcinoma(i.e. high pattern grade) is considered high risk for nodal metastasis.

표 3-3 Mucoepidermoid Carcinoma

Parameter	Point value	Total score
intracystic component 〉20%	2	
neural invasion	2	0-4 low grade
necrosis	3	5-6 intermediate grade
≧4 mitoses per 10 HPF	3	≧ 7 high grade
anaplasia	4	

3) 면역조직화학염색

(1) Myoepithelial differentiation

가. 가장 민감하고 특이도가 높은 표지자 : smooth muscle myosin heavy, p63, calponin, CK5/6

나. 기타 표지자 : S-100, CD10, smooth muscle actin, GFAP, 34β E12, CK14

(2) Adenoid cystic carcinoma

진단에 가장 유용한 표지자 c-kit : epithelial cells(+), myoepithelial cells(-)

(3) Salivary duct carcinoma

GCDFP15(+), androgen receptor(+), HER2(+), ER(-), PR(-)

5. 목수술(neck dissection)의 종류

1) 광범위목수술(comprehensive neck dissection)

(1) 근치목수술(radical neck dissection) : level I, II, III, IV, V의 목 림프절군이 모두 제거되며 내경정맥(internal jugular vein), 흉쇄유돌근(sternocleidomastoid muscle), 척수부신경(spinal accessory nerve)도 같이 제거됨.

(2) 변형근치목수술(modified radical neck dissection) : 근치목수술에서 한 개 이상의 비림프절 구조(내경정맥, 흉쇄돌근, 척수부신경)을 보존하는 수술

2) 선택목수술(selective neck dissection)

근치목술에서 제거되는 림프절보다 한 개 이상의 림프절군을 보존하는 수술

(1) Supraomohyoid neck dissection : level I, II, III의 목 림프절군이 제거됨

(2) Extended supraomohyoid neck dissection : level I, II, III, IV의 목 림프절군 뿐만 아니라 level V의 림프절 일부가 포함됨

(3) Posterolateral neck dissection : level II, III, IV, V의 목 림프절군과 suboccipital lymph node 및 retroauricular lymph node가 제거됨.

(4) Lateral neck dissection : 내경정맥을 따라 level II, III, IV의 목

림프절군을 제거하는 수술

(5) Central compartment neck dissection : 앞목의 중심부인 level VI의 림프절군을 제거하는 수술로 포함되는 림프절은 pretraheal node, paratracheal node, precricoid(Delphian) node, perithyroidal node임.

3) Extended neck dissection

4) 병리보고서 기재 사항점

(1) Metastatic lymph nodes : number of involved nodes, level of involved node, the largest size, extracapsular spread of tumor

(2) Lymph node size : 전이된 림프절의 크기에 따라 3.0 cm 이하는 N1, 3.0 cm 초과 6.0 cm 미만인 경우에는 N2, 6.0 cm 이상은 N3로 분류됨

(3) Extracapsular spread of tumor(ECS) : 편평세포암종 환자의 국소부위재발, 원격전이, 생존율 감소와 관련이 있는 소견이기 때문에 환자의 치료 방침 결정에 중요함

Catholic University of Korea 임상진료지침

04 위장관계 병리

Pathology

1. 식도(Esophagus)

1) 정상구조

25 cm in length, 2 cm in diameter

40 cm in length from the incisor tooth to the esophagogastric juntion

2) 육안검사

(1) Endoscopic biopsies ; 생검된 조직의 갯수 기입필수

(2) Endoscopic mucosal resection(EMR) ;

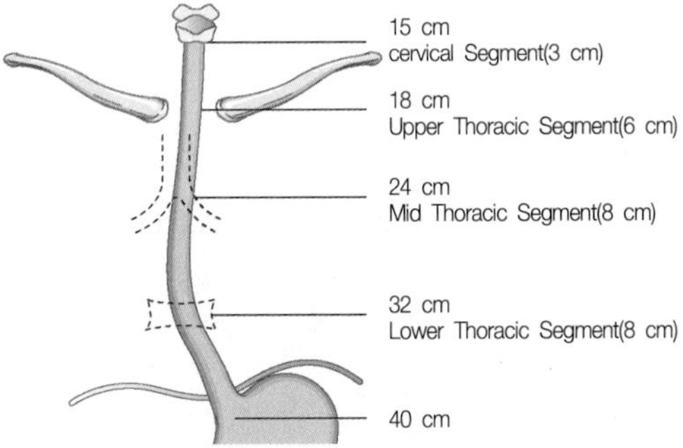

그림 4-1 식도의 정상구조

사진제작 후 margin에 잉크로 표시한다. 가능한 전체 section을 3 mm 간격으로 자른 후 다시 한번 사진촬영을 한 후에 절편을 만든다. 한 줄의 section이 너무 길 경우에는 중간을 반으로 잘라 한 슬라이드에 제작한다. 사진에서 오른쪽부터 슬라이드 번호를 시작한다.

(3) Esophagectomy ;

신선검체인 경우 병변을 피해서 section을 하고, 코르크판에 핀을 박아 고정한 후 포르말린에 8시간 이상 고정한 후 육안절편 검사를 시행한다.

병변의 침윤깊이가 가장 깊은 부분을 절제하여 절편을 만들고, distal and proximal margin 절편을 제작한다.

3) 진단

(1) Non-neoplastic disease

가. reflux esophagitis

나. candidial esophagitis

다. Herpetic esophagitis

라. Eosinophilic esophagitis

마. Graft versus host disease(GVHD)

바. Ulcerative esophagitis

(2) Barrett's esophagus with dysplasia

가. low grade dysplasia

나. high grade dysplasia

(3) Neoplastic disaese

가. WHO Histologic Classification of Esophageal Tumors(표 4-1)

나. Tumor, Node, Metastasis(TNM) Staging by AJCC, 7th. for Esophageal Carcinoma(표 4-2)

표 4-1 식도암의 조직학적 분류(WHO)

Epithelial tumors	Nonepithelial tumors
Squamous cell papilloma	Leiomyoma
Intraepithelial neoplasia	Lipoma
Squamous	Granular cell tumor
Glandular(adenoma)	Gastrointestinal stromal tumor
Carcinoma	Benign
Squamous cell carcinoma	Uncertain malignant potential
Verrucous(squamous) carcinoma	Malignant
Basaloid squamous cell carcinoma	Leiomyosarcoma
Spindle cell(squamous) carcinoma	Rhabdomyosarcoma
Adenocarcinoma	Kaposi's sarcoma
Adenosquamous carcinoma	Malignant melanoma
Mucoepidermoid carcinoma	Other
Adenoid cystic carcinoma	
Small cell carcinoma	**Secondary tumors**
Other	
Carcinoid tumor	

표 4-2 식도암의 TNM 병기(AJCC, 7판)

PRIMARY TUMOR(T)	
TX	Primary tumor cannot be assessed
T0	No evidence of primary tumor
Tis	High-grade dysplasia*
T1	Tumor invades lamina propria, muscularis mucosae, or submucosa
T1a	Tumor invades lamina propria or muscularis mucosae
T1b	Tumor invades submucosa
T2	Tumor invades muscularis propria
T3	Tumor invades adventitia
T4	Tumor invades adjacent structures
T4a	Resectable tumor invading pleura, pericardium, or diaphragm
T4b	Unresectable tumor invading other adjacent structures, such as aorta, vertebral body, trachea, etc
REGIONAL LYMPH NODES(N)	
NX	Regional lymph nodes cannot be assessed
N0	No regional lymph node metastasis
N1	Regional lymph node metastases involving 1 to 2 nodes
N2	Regional lymph node metastases involving 3 to 6 nodes
N3	Regional lymph node metastases involving 7 or more nodes
DISTANT METASTASIS(M)	
M0	No distant metastasis(no pathologic M0; use clinical M to complete stage group)
M1	Distant metastasis

*High-grade dysplasia includes all non-invasive neoplastic epithelium that was formerly called carcinoma in situ, a diagnosis that is no longer used for columnar mucosae anywhere in the gastrointestinal tract.

2. 위(Stomach)

1) 정상구조

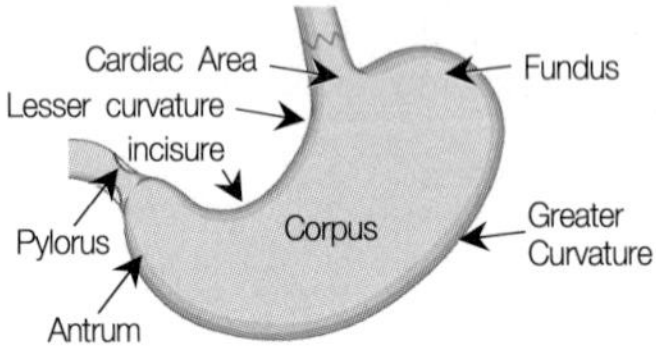

그림 4-2 위의 정상구조

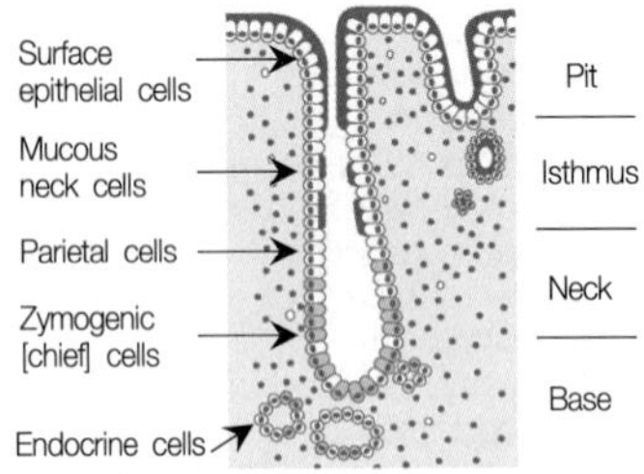

그림 4-3 위점막의 조직학적 소견

2) 육안검사

(1) Endoscopic biopsies ; 생검된 조직의 갯수 기입필수

(2) Endoscopic mucosal resection(EMR) ;

사진제작 후 margin에 잉크로 표시한다. 가능한 전체 section을 3 mm 간격으로 자른 후 다시 한번 사진촬영을 한 후에 절편을 만든다. 한 줄의 section이 너무 길 경우에는 중간을 반으로 잘라 한 슬라이드에 제작한다. 사진 상에서 오른쪽부터 번호를 시작한다.

(3) Gastrectomy ;

신선검체인 경우 병변을 피해서 section을 하고, 코르크판에 핀을 박아 고정한 후 포르말린에 8시간 이상 고정한 후 육안절편 검사를 시행한다.

병변의 침윤깊이가 가장 깊은 부분을 절제하여 절편을 만들고, distal and proximal margin 절편을 제작한다. 조기위암일 경우는 병변 전체를 슬라이드 제작하여 침윤 깊이를 측정하며, 진행성위암일 경우는 육안적으로 가장 깊이 침윤한 대표 병소를 슬라이드로 제작하여 침윤 깊이를 측정한다.

3) 진단

(1) Gastritis

가. Classification of Gastritis

Chronic gastritis

Lymphocytic gastritis

Collagenous gastritis

Eosinophilic gastritis

Granulomatous gastritis

Infectious gastritis

Ischemic gastritis

Graft versus host disease

나. Sydney classification of histologic grading

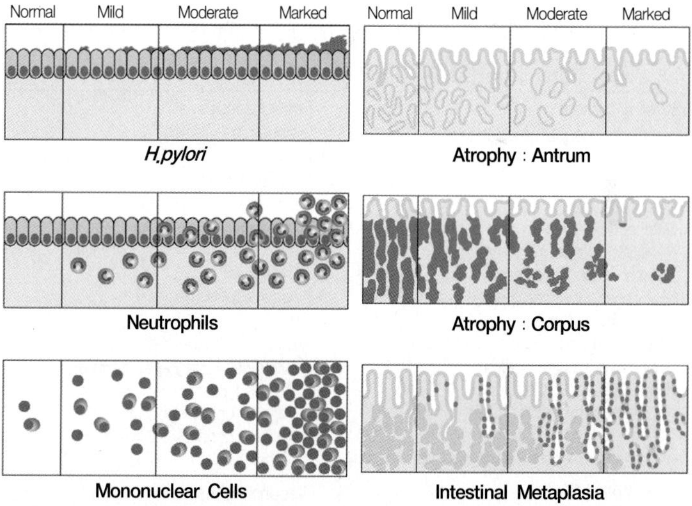

그림 4-4 시드니 조직등급 분류체계

(2) Miscellaneous conditions

가. Foveolar hyperplasia

나. Reactive or chemical gastropathy

다. Ménétrier's disease

라. Zollinger-Ellison syndrome

마. Gastric antral vascular ectasia(GAVE)

바. Mucosal calcinosis

사. Pseudomelanosis

아. Xanthelasma or xanthoma

(3) Common Gastric Polyps

가. Hyperplastic polyp

나. Fundic gland polyps

다. Inflammatory fibroid polyp

라. Hamartomatous polyp

(4) Neoplastic disaese of the Stomach

가. WHO Histologic Classification of Stomach Tumors(표 4-3)

표 4-3 위암의 조직학적 분류(WHO)

Epithelial tumors	Schwannoma
Intraepithelial neoplasia-Adenoma	Granular cell tumor
Carcinoma	Glomus tumor
Adenocarcinoma	Leiomyosarcoma
Intestinal type	Gastrointestinal stromal tumor
Diffuse type	Benign
Papillary adenocarcinoma	Uncertain malignant potential
Tubular adenocarcinoma	Malignant
Mucinous adenocarcinoma	Kaposi's sarcoma
Signet-ring-cell carcinoma	Other
Adenosquamous carcinoma	Malignant lymphomas
Squamous cell carcinoma	Marginal zone B-cell lymphoma of MALT type
Small cell carcinoma	Mantle cell lymphoma
Undifferentiated carcinoma	Diffuse large B-cell lymphoma
Others	Other
Carcinoid(well-differentiated endocrine neoplasm)	
Nonepithelial tumors	**Secondary tumors**
Leiomyoma	

a. Adenoma(그림 4-5)

Low grade dysplasia; 핵의 증식이 전체 상피층의 1/2 이하이면서 핵이형이 없고 일정한 tubular structure를 이루고 있다.

High grade dysplasia; 핵의 증식이 전체 상피층의 1/2 이상이면서 핵이형과 함께 불규칙한 tubular structure 이룬다.

b. Adenocarcinoma(그림 4-6)

Early Gastric carcinoma; lymph node 전이 여부에 상관없이 mucosa와 submucosa까지만 invaion할 경우

Advanced Gastric carcinoma; proper muscle 이상 invsaion할 경우

I 형	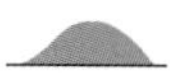	무경성, 융기의 기시부가 완만하며 경계가 명확하지 않음
II 형	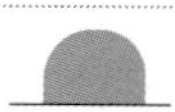	무경성, 융기의 기시부가 예각적으로 경계는 명료하나 잘록함이 없음
III형		아유경성, 융기의 기시부는 잘록해 있으나 줄기가 없음
IV형	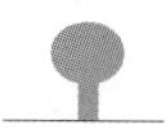	유경성, 융기의 기시부에 확실하게 줄기가 있음

그림 4-5 위용종의 육안적 분류

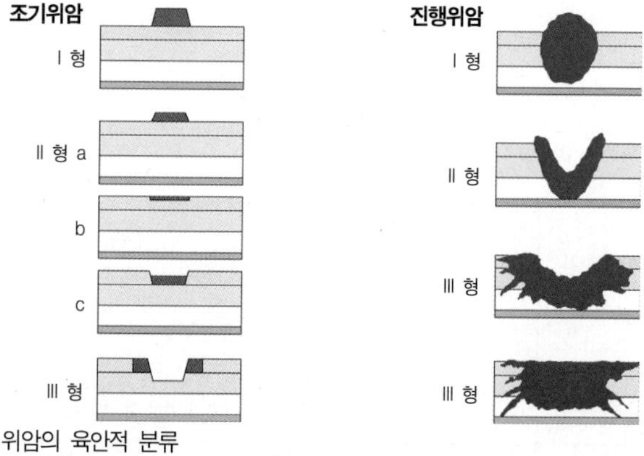

그림 4-6 위암의 육안적 분류

c. Gastrointestinal stromal tumor(GIST) (표 4-4)
Spindle cell type, epithelioid cell type, mixed type으로 histologic classification
Immunomarker ; CD117(C-kit), CD34, Actin, Desmin, S-100

d. Carcinoid tumor(표 4-5)
Immunomarker ; Chromogranin, synaphtophysin, NSE, Ki-67
관찰필수사항 l tumor size, angioinvasion, mitosis, 분화도

표 4-4 위장관기질종양의 조직학적 진단기준

Tumor	Predicted biologic behavior
≤2 cm, ≤5 mitoses/50 HPFs	Benign, metastasis rate or tumor-related mortality : 0
〉2 ≤10 cm, ≤5 mitoses/50 HPFs	Very low malignant potential, metastasis rate or tumor-related mortality : 〈3%
〉10 cm, ≤5 mitoses/50 HPFs, or ≤5 cm, 〉5 mitoses/50 HPFs	Low to moderate malignant potential, metastasis rate or tumor-related mortality : 12% to 15%
〉5 cm, 〉5 mitoses/50 HPFs	High malignant potential, metastasis rate or tumor-related mortality : 49% to 86%

GISTs, gastrointestinal stromal tumors; HPFs, high-power fields.

표 4-5 신경내분비종양의 조직학적 진단기준

Classification	Grade	Biological behavior	Definition
Well-differentiated neuroendocrine tumor	I	Benign	Nonfunctioning, cytologically bland, 〈1 cm, confined to the mucosa/submucosa, no angioinvasion
	II	Uncertain malignant potential	Nonfunctioning, cytologically bland, 1 to 2 cm, confined to the mucosa/submucosa, with or without angioinvasion
Well-differentiated neuroendocrine carcinoma	III	Low grade malignant	Nonfunctioning, cytologically bland, 〉2 cm, with or without angioinvasion, extension beyond the submucosa; or functional, well-differentiated tumor of any size
Poorly differentiated neuroendocrine carcinoma	IV	High grade malignant	Small cell carcinoma or large cell neuroendocrine carcinoma, functional or nonfunctional

e. Marginal zone B-cell lymphoma of MALT type
Immunomarker; CD20 positive cells in lymphoid follicle and interfollicular spaces, prominent lymphoepthelial lesion

나. Tumor, Node, Metastasis(TNM) Staging by AJCC, 7th. for Stomach Carcinoma(표 4-6)

표 4-6 위암의 TNM 병기(AJCC, 7판)

PRIMARY TUMOR(T)	
TX	Primary tumor cannot be assessed
T0	No evidence of primary tumor
Tis	Carcinoma in situ : intraepithelial tumor without invasion of the lamina propria
T1	Tumor invades lamina propria, muscularis mucosae, or submucosa
T1a	Tumor invades lamina propria or muscularis mucosae
T1b	Tumor invades submucosa
T2	Tumor invades muscularis propria
T3	Tumor penetrates subserosal connective tissue without invasion of visceral
T4	peritoneum or adjacent structures*,**,***
T4a	Tumor invades serosa(visceral peritoneum) or adjacent structures**,***
T4b	Tumor invades serosa(visceral peritoneum)
	Tumor invades adjacent structures
REGIONAL LYMPH NODES(N)	
NX	Regional lymph node(s) cannot be assessed
N0	No regional lymph node metastasis****
N1	Metastasis in 1 to 2 regional lymph nodes
N2	Metastasis in 3 to 6 regional lymph nodes
N3	Metastasis in 7 or more regional lymph nodes
N3a	Metastasis in 7 to15 regional lymph nodes
N3b	Metastasis in 16 or more regional lymph nodes
DISTANT METASTASIS(M)	
M0	No distant metastasis(no pathologic M0; use clinical M to complete stage group)
M1	Distant metastasis M1

*A tumor may penetrate the muscularis propria with extension into the gastrocolic or gastrohepatic ligaments, or into the greater or lesser omentum, without perforation of the visceral peritoneum covering these structures. In this case, the tumor is classified T3. If there is perforation of the visceral peritoneum covering the gastric ligaments or the omentum, the tumor should be classified T4.

**The adjacent structures of the stomach include the spleen, transverse colon, liver, diaphragm, pancreas, abdominal wall, adrenal gland, kidney, small intestine, and retroperitoneum.

***Intramural extension to the duodenum or esophagus is classified by the depth of the greatest invasion in any of these sites, including the stomach.

****A designation of pN0 should be used if all examined lymph nodes are negative, regardless of the total number removed and examined.

3. 소장(Small Intestine)

1) 정상구조

gastric pylorus에서 시작해서 ileocecal valve까지 약 6-7 meter 길이의 소화관으로 villous mucosa로 덮여있다.

2) 육안검사

(1) Biopsy ; 소장 생검은 주로 소장이식 후 이식거부반응을 평가하기 위해 시행하고 있다.

(2) Segmentectomy ; 길이와 직경을 계측한 후 가위로 조심스럽게 절개하며 내강을 관찰한다. 종양이 관찰되면, 가장 침윤깊이가 깊은 곳을 포함하여 절편을 제작하고, 절제변연의 절편을 제작한다. 필요하다면 림프절 증대가 있는지 조사하고, 증대된 림프절들은 모두 절편제작한다. GIST, Carcinoid tumor 등은 종양의 크기가 staging에 중요하기 때문에 정밀하게 측정한다. 가능하다면 3차원의 크기를 측정하는 것이 좋다.

(3) Polypectomy ; 장경을 측정한 후 절제된 base면을 주의깊게 관찰하여 찾은 후 잉크를 칠하여 표시하고, base면이 나오도록 단면을 절제하여 제작한다.

(4) Appendectomy ; 크기를 측정한 후 삼등분하여 절단하고, tip부분은 장축을 따라 절단면이 보이도록 절제하고, 나머지는 단축을 따라 내강이 보이도록 2개의 section을 제작한다.

3) 진단

(1) Congenital anomaly

(2) Malabsorptive disorder

(3) Infectious disease

(4) Neoplastic disease of the small intestine

가. WHO Histologic Classification of small intestine tumor(표 4-7)

나. Tumor, Node, Metastasis(TNM) Staging by AJCC, 7th. for

small intestine(표 4-8)

다. Tumor, Node, Metastasis(TNM) Staging by AJCC, 7th. for Ampulla of Vater(표 4-9)

라. Tumor, Node, Metastasis(TNM) Staging by AJCC, 7th. for appendix(표 4-10)

마. Proposed Guidelines for Assessing the Malignant Potential of Small Intestinal GISTs(표 4-11)

표 4-7 소장암의 조직학적 분류 (WHO)

Epithelial tumors	**Nonepithelial tumors**
Adenoma	Lipoma
Tubular	Leiomyoma
Villous	Gastrointestinal stromal tumor
Tubulovillous	Leiomyosarcoma
Intraepithelial neoplasia(dysplasia) associated with chronic inflammatory diseases	Angiosarcoma
Low-grade glandular intraepithelial neoplasia	Kaposi sarcoma
High-grade glandular intraepithelial neoplasia	Others
Carcinoma	Malignant lymphomas
Adenocarcinoma	Immunoproliferative small intestinal disease (includes α-heavy chain disease)
Mucinous carcinoma	Western type B-cell lymphoma of MALT
Signet-ring cell carcinoma	Mantle cell lymphoma
Small cell carcinoma	Diffuse large B-cell lymphoma
Squamous cell carcinoma	Burkitt lymphoma
Adenosquamous carcinoma	Burkittlike/atypical Burkitt lymphoma
Medullary carcinoma	T-cell lymphoma
Undifferentiated carcinoma	Enteropathy associated
Carcinoid(well-differentiated endocrine neoplasm)	Unspecified
Gastrin cell tumor, functioning (gastrinoma) or nonfunctioning	**Others**
Somatostatin cell tumor	Secondary tumors
EC cell, serotonin-producing neoplasm	Polyps
L-cell, glucagonlike peptide and PP/PYY-producing tumor	Hyperplastic polyp(metaplastic)
Mixed carcinoid—adenocarcinoma	Peutz—Jeghers
Gangliocytic paraganglioma	Juvenile
Others	

표 4-8 소장암의 TNM 병기(AJCC, 7판)

PRIMARY TUMOR(T)	
TX	Primary tumor cannot be assessed
T0	No evidence of primary tumor
Tis	Carcinoma in situ
T1	
T1a	Tumor invades lamina propria
T1b	Tumor invades submucosa
T2	Tumor invades muscularis propria
T3	Tumor invades through the muscularis propria into the subserosa or into the nonperitonealized perimuscular tissue(mesentery or extension 2 cm or less* retroperitoneum) with
T4	Tumor perforates the visceral peritoneum or directly invades other organs or structures (includes other loops of small intestine, mesentery, retroperitoneum more than 2 cm, and abdominal wall by way of serosa; for or
REGIONAL LYMPH NODES(N)	
NX	Regional lymph node(s) cannot be assessed
N0	No regional lymph node metastasis*
N1	Metastasis in 1 to 3 regional lymph nodes
N2	Metastasis in 4 or more regional lymph nodes
DISTANT METASTASIS(M)	
M0	No distant metastasis(no pathologic M0; use clinical M to complete stage group)
M1	Distant metastasis M1

*The nonperitonealized perimuscular tissue is, for jejunum and ileum, part of the mesentery and, for duodenum in areas where serosa is lacking, part of the interface with the pancreas.

표 4-9 바터팽대부암의 TNM 병기(AJCC, 7판)

PRIMARY TUMOR(T)	
TX	Primary tumor cannot be assessed
T0	No evidence of primary tumor
Tis	Carcinoma in situ
T1	Tumor limited to ampulla of Vater or sphincter of Oddi
T2	Tumor invades duodenal wall
T3	Tumor invades pancreas
T4	Tumor invades peripancreatic soft tissues or other adjacent organs or structures other than pancreas
REGIONAL LYMPH NODES(N)	
NX	Regional lymph nodes cannot be assessed
N0	No regional lymph node metastasis
N1	Regional lymph node metastasis
DISTANT METASTASIS(M)	
M0	No distant metastasis(no pathologic M0; use clinical M to complete stage group)
M1	Distant metastasis M1

표 4-10 충수돌기암의 TNM 병기(AJCC, 7판)

PRIMARY TUMOR(T)	
TX	Primary tumor cannot be assessed
T0	No evidence of primary tumor
Tis	Carcinoma in situ : intraepithelial or invasion of lamina propria*
T1	Tumor invades submucosa
T2	Tumor invades muscularis propria
T3	Tumor invades through muscularis propria into subserosa or into mesoappendix
T4	Tumor penetrates visceral peritoneum, including mucinous peritoneal tumor within the right lower quadrant and/or directly invades other organs orstructures**,***
T4a	Tumor penetrates visceral peritoneum, including mucinous peritoneal tumor within the right lower quadrant
T4b	Tumor directly invades other organs or structures
REGIONAL LYMPH NODES(N)	
NX	Regional lymph node(s) cannot be assessed
N0	No regional lymph node metastasis*
N1	Metastasis in 1 to 3 regional lymph nodes
N2	Metastasis in 4 or more regional lymph nodes
DISTANT METASTASIS(M)	
M0	No distant metastasis(no pathologic M0; use clinical M to complete stage group)
M1	Distant metastasis M1
M1a	Intraperitoneal metastasis beyond the right lower quadrant, including pseudomyxoma peritonei
M1b	Non-peritoneal metastasis

*Tis includes cancer cells confined within the glandular basement membrane (intraepithelial) or lamina propria(intramucosal) with no extension through muscularis mucosae into submucosa.
**Direct invasion in T4 includes invasion of other segments of the colorectum by way of the serosa, e.g., invasion of ileum.
***Tumor that is adherent to other organs or structures, grossly, is classified cT4b. However, if no tumor is present in the adhesion, microscopically, the classification should be pT1-3 depending on the anatomical depth of wall invasion.

표 4-11 소장의 위장관기질종양의 조직학적 진단기준

Tumor	Predicted biologic behavior
≤ 2 cm, ≤ 5 mitoses/50HPFs	Benign, metastasis rate or tumor-related mortality : 0
>2 ≤ 5 cm, <5 mitoses/50HPFs	Low malignant potential, metastasis rate or tumor-related mortality : 4%
>5 ≤ 10 cm, ≤ 5 mitoses/50HPFs	Moderate malignant potential, metastasis rate or tumor-related mortality : 25%
>10 cm, or >5 mitoses/50HPFs	High malignant potential, metastasis rate or tumor-related mortality : 50-90%

5. Colon & Rectum

1) Neoplastic disease

(1) WHO classification of Tumor of the Colon and Rectum(표 4-12)

(2) Tumor, Node, Metastasis(TNM) Staging by AJCC, 7th. for Colon and Rectum(표 4-13)

표 4-12 대장암, 직장암의 조직학적 분류(WHO)

Epithelial tumors	Nonepithelial tumors
Adenoma	Lipoma
Tubular	Leiomyoma
Villous	Gastrointestinal stromal tumor
Tubulovillous	Leiomyosarcoma
Serrated	Angiosarcoma
Intraepithelial neoplasia(dysplasia) associated with chronic inflammatory diseases	Kaposi sarcoma
Low-grade glandular intraepithelial neoplasia	Malignant melanoma
High-grade glandular intraepithelial neoplasia	Others
Carcinoma	Malignant lymphoma
Adenocarcinoma	Marginal zone B-cell lymphoma of MALT type
Mucinous carcinoma	Mantle cell lymphoma
Signet-ring cell carcinoma	Diffuse large B-cell lymphoma
Small cell carcinoma	Burkitt lymphoma
Squamous cell carcinoma	Burkittlike/atypical Burkitt lymphoma
Adenosquamous carcinoma	Others
Medullary carcinoma	
Undifferentiated carcinoma	**Secondary tumors**
Carcinoid(well-differentiated endocrine neoplasm)	
EC cell, serotonin-producing neoplasm	**Polyps**
L cell, glucagonlike peptide and PP/PYY-producing tumor	Hyperplastic polyp(metaplastic)
Others	Peutz–Jeghers
Mixed carcinoid–adenocarcinoma	Juvenile
Others	

표 4-13 대장암, 직장암의 TNM 병기(AJCC, 7판)

PRIMARY TUMOR(T)	
TX	Primary tumor cannot be assessed.
T0	No evidence of primary tumor.
Tis	Carcinoma in situ : intraepithelial or invasion of lamina propria.[a]
T1	Tumor invades submucosa.
T2	Tumor invades muscularis propria.
T3	Tumor invades through the muscularis propria into pericolorectal tissues.
T4[a]	Tumor penetrates to the surface of the visceral peritoneum.[b]
T4[b]	Tumor directly invades or is adherent to other organs or structures.[b,c]
REGIONAL LYMPH NODES(N)	
NX	Regional lymph nodes cannot be assessed.
N0	No regional lymph node metastasis.
N1	Metastases in 1–3 regional lymph nodes.
N1a	Metastasis in 1 regional lymph node.
N1b	Metastases in 2–3 regional lymph nodes.
N1c	Tumor deposit(s) in the subserosa, mesentery, or nonperitonealized pericolic or perirectal tissues without regional nodal metastasis.
N2	Metastases in ≥4 regional lymph nodes.
N2a	Metastases in 4–6 regional lymph nodes.
N2b	Metastases in ≥7 regional lymph nodes.
DISTANT METASTASIS(M)	
M0	No distant metastasis.
M1	Distant metastasis.
M1a	Metastasis confined to 1 organ or site(e.g., liver, lung, ovary, nonregional node).
M1b	Metastases in 〉1 organ/site or the peritoneum.

[a]Tis includes cancer cells confined within the glandular basement membrane(intraepithelial) or mucosal lamina propria(intramucosal) with no extension through the muscularis mucosae into the submucosa.

[b]Direct invasion in T4 includes invasion of other organs or other segments of the colorectum as a result of direct extension through the serosa, as confirmed on microscopic examination(e.g., invasion of the sigmoid colon by a carcinoma of the cecum) or, for cancers in a retroperitoneal or subperitoneal location, direct invasion of other organs or structures by virtue of extension beyond the muscularis propria(i.e., respectively, a tumor on the posterior wall of the descending colon invading the left kidney or lateral abdominal wall; or a mid or distal rectal cancer with invasion of prostate, seminal vesicles, cervix, or vagina).

[c]Tumor that is adherent to other organs or structures, grossly, is classified cT4b. However, if no tumor is present in the adhesion, microscopically, the classification should be pT1–4a depending on the anatomical depth of wall invasion. The V and L classifications should be used to identify the presence or absence of vascular or lymphatic invasion whereas the PN site-specific factor should be used for perineural invasion.

(3) Haggitt level of colon tumor(그림 4-7, 8)

(4) Tumor, Node, Metastasis(TNM) Staging by AJCC, 7th. for Carcinoid tumor (표 4-14)

(5) Tumor, Node, Metastasis(TNM) Staging by AJCC, 7th. for GIST (표4-15)

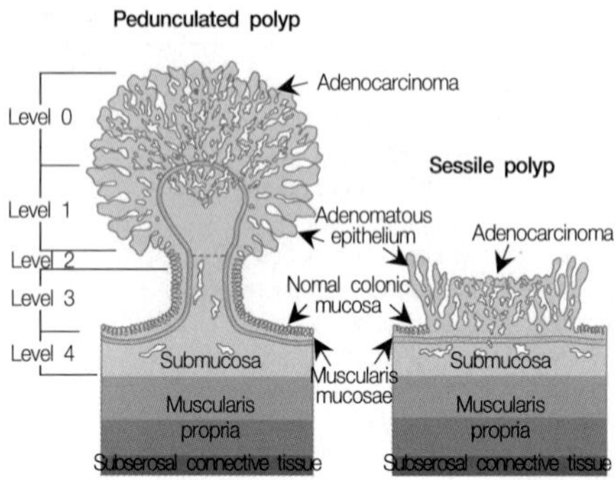

그림 4-7 대장암 침윤의 Haggitt 분류

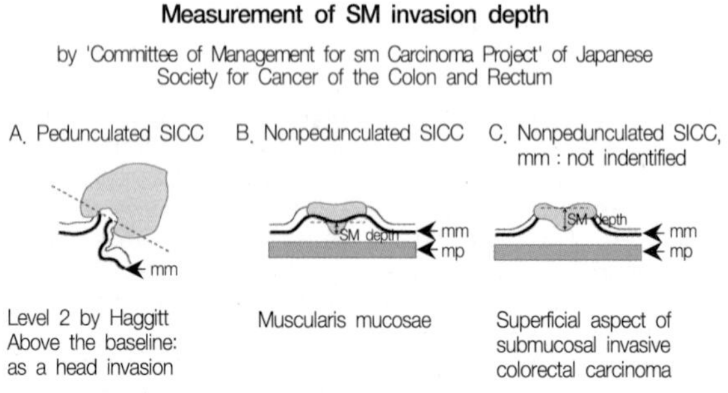

그림 4-8 대장암에서 점막하층 침윤 측정법

표 4-14 대장의 신경내분비종양의 TNM 병기(AJCC, 7판)

PRIMARY TUMOR(T)	
TX	Primary tumor cannot be assessed
T0	No evidence of primary tumor
Tis	Carcinoma in situ
T1	Tumor 2 cm or less in greatest dimension
T1a	Tumor 1 cm or less in greatest dimension
T1b	Tumor more than 1 cm but not more than 2 cm
T2	Tumor more than 2 cm but not more than 4 cm or with extension to the cecum
T3	Tumor more than 4 cm or with extension to the ileum
T4	Tumor directly invades other adjacent organs or structures, e.g., abdominal wall and skeletal muscle*
REGIONAL LYMPH NODES(N)	
NX	Regional lymph node(s) cannot be assessed
N0	No regional lymph node metastasis*
N1	Metastasis in 1 to 3 regional lymph nodes
N2	Metastasis in 4 or more regional lymph nodes
DISTANT METASTASIS(M)	
M0	No distant metastasis(no pathologic M0; use clinical M to complete stage group)
M1	Distant metastasis M1

*Tumor that is adherent to other organs or structures, grossly, is classified cT4. However, if no tumor is present in the adhesion, microscopically, the classification should be classified pT1-3 depending on the anatomical depth of wall invasion.

표 4-15 대장의 위장관기질종양의 TNM 병기(AJCC, 7판)

PRIMARY TUMOR(T)	
TX	Primary tumor cannot be assessed
T0	No evidence of primary tumor
T1	Tumor 2 cm or less
T2	Tumor more than 2 cm but not more than 5 cm
T3	Tumor more than 5 cm but not more than 10 cm
T4	Tumor more than 10 cm in greatest dimension
REGIONAL LYMPH NODES(N)	
NX	Regional lymph nodes cannot be assessed
N0	No regional lymph node metastasis
N1	Regional lymph node metastasis
DISTANT METASTASIS(M)	
M0	No distant metastasis(no pathologic M0; use clinical M to complete stage group)
M1	Distant metastasis
M1a	Lung
M1b	Other distant sites

2) Non-Neoplastic disease

(1) Gross and Histologic Features Distinguishing Ulcerative Colitis (표 4-16)

(2) Histologic Grading of Acute Colonic GVHD from Crohn Disease (표 4-17)

표 4-16 크론씨병과 궤양성장염의 감별진단

Feature	Ulcerative colitis	Crohn disease
Distribution	Diffuse, continuous	Focal(skip), segmental
Depth of involvement	Mucosa, submucosa	Transmural
Mucosal appearance	Irregular ulcers, friable, atrophy	Cobblestoning
Bowel wall	Thin	Thickened or normal
Creeping fat	Absent	Common
Stricture	Usually absent	Maybe
Fistula	Usually absent	Maybe
Fissuring	Usually absent	Common
Ileal involvement	〈10%(backwash)	Common
Upper GI involvement	Usually no	Maybe
Rectal involvement	100%	~15%
Anal involvement	5-10%	~75%
Well-formed granuloma	Absent	Common
Transmural lymphoid aggregates	Absent	Comm

표 4-17 급성 이식대숙주병의 조직 등급 분류

Grade	Histologic features
1	Increased apoptotic activity
2	Increased apoptotic activity with crypt abscess
3	Necrosis of individual crypts
4	Total denudation of areas of mucosa

6. Anus

1) WHO Histologic Classification of Tumors of the Anal Canal(표 4-18)
2) Tumor, Node, Metastasis(TNM) Staging by AJCC, 7th. for Anus (표 4-19)

표 4-18 항문의 조직학적 분류(WHO)

Epithelial tumors
Intraepithelial neoplasia(dysplasia)
Squamous or transitional epithelium
Glandular
Paget disease
Carcinoma
Squamous cell carcinoma
Adenocarcinoma
Mucinous adenocarcinoma
Small cell carcinoma
Undifferentiated carcinoma
Others
Carcinoid tumor

Malignant melanoma
Nonepithelial tumors
Secondary tumors

표 4-19 항문의 TNM 병기(AJCC, 7판)

PRIMARY TUMOR(T)	
TX	Primary tumor cannot be assessed
T0	No evidence of primary tumor
Tis	Carcinoma in situ(Bowen's disease, High-grade Squamous Intraepithelial Lesion (HSIL), Anal Intraepithelial Neoplasia II-III(AIN II-III)
T1	Tumor 2 cm or less in greatest dimension
T2	Tumor more than 2 cm but not more than 5 cm in greatest dimension
T3	Tumor more than 5 cm in greatest dimension
T4	Tumor of any size invades adjacent organ(s), e.g., vagina, urethra, bladder*
REGIONAL LYMPH NODES(N)	
NX	Regional lymph nodes cannot be assessed
N0	No regional lymph node metastasis
N1	Metastasis in perirectal lymph node(s)
N2	Metastasis in unilateral internal iliac and/or inguinal lymph node(s)
N3	Metastasis in perirectal and inguinal lymph nodes and/or bilateral internal iliac and/or inguinal lymph nodes
DISTANT METASTASIS(M)	
M0	No distant metastasis(no pathologic M0; use clinical M to complete stage group)
M1	Distant metastasis

*Direct invasion of the rectal wall, perirectal skin, subcutaneous tissue, or the sphincter muscle(s) is not classified as T4.

Catholic University of Korea 임상진료지침

05 간담도계 병리

Pathology

1. 간(Liver)

1) 육안검사(Gross examination)

(1) 침생검(needle core biopsy)

가. 길이와 두께를 잰다.

나. 육안 소견 기술

---

a) Specimen condition : fresh / in formalin / intact / cut / margin inked
b) Specimen type : Liver, needle biopsy
c) Number :
d) Size :

---

(2) 쐐기 생검 조직(wedge biopsy)

가. 길이와 두게를 측정하고 간피막에 수직으로 이등분한다.

나. 단면을 살피고 필요에 따라 병변을 포함한 조직의 반은 동결 보관한다.

(3) 외과적 절제(간종양)

가. 크기와 무게를 측정한다.

나. 절제연에 잉크를 칠하고 번지지 않도록 처리한다. 동시에 간피막의 특성을 살피고 종양에 의한 파열이 있는지 확인한다.

다. 종양의 정확한 위치를 파악한다. 담낭이나 porta hepatis와 같은 지침이 될 만한 주변 조직이 없어 방향을 잡기 어렵거나 특별한 요구가 없을 때에는 병변을 중심으로 절제하여 관찰한다. 그러나 종양이 큰 혈관이나 담관과 가까울 때에는 종양의 침윤을 확인한 후 절제한다. 대개 방사선학적 검사가 이루어지는 방향에 따라 위에서 아래로 1 cm 두께로 일정하게 자른다. 특별한 요구가 있을 때에는 요구하는 임상의와 함께 그 요구를 정확하게 파악한 후 절제하고 검사한다. 비종양성 간의 육안 소견도 정확하게 기술한다.

라. 종양의 크기는 (가로)×(세로)×(높이) cm로 기록한다. 종양이 여러 개인 경우 크기가 비슷하면 다발성으로 주 종양에 근접한 작은 결정은 위성결절로 기술한다.

마. 신선하고 대표적인 병변과 주변 비종양성 간 조직의 일부를 동결 보관한다.

바. 종양과 가장 가까운 절제연 절편을 1-2개 넣는다.

사. 종양의 육안적 분류는 대한 간암연구회의 분류를 참조한다(그림5-1).

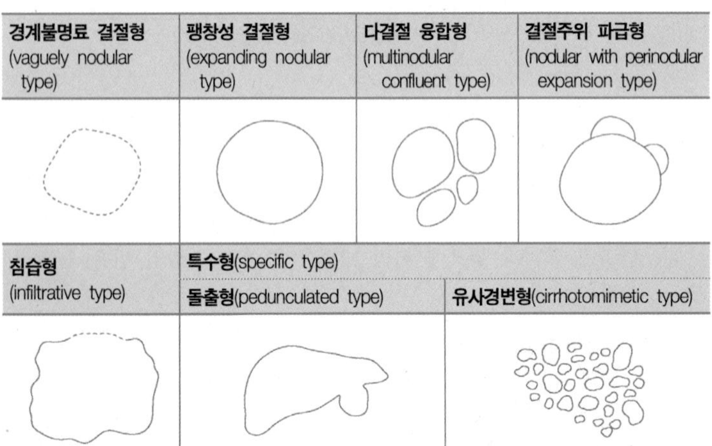

그림 5-1 간암의 육안적 분류

- 경계 불명료 결절형(vaguely nodular type)은 크기가 작은 결절로서 경계가 불명료한 모습을 보이는 경우이다.
- 팽창성 결절형(expanding nodular type)은 침습성 성장 부위가 없이 변연부가 매끄러운 경우로서 일본 간암규약의 "Nodular"와 같으나, 팽창성 성장을 한다는 의미를 보다 확실하게 표현하기 위하여 팽창성 결절형으로 명명한다.
- 다결절 융합형(multinodular confluent type)은 인접한 여러 개의 결절이 성장하여 서로 뭉쳐진 형태이다. 결절의 일부가 팽창성과 침습성의 복합된 성장 양식을 보이더라도 다결절 융합형에 포함한다.
- 결절주위파급형(nodular with perinodular expansion type)은 팽창성 성장을 하는 종괴에서 변연부의 50% 미만이 주변조직으로 파급하는 것을 말한다.
- 침습형(infiltrative type)은 종괴 변연부 50% 이상이 불규칙하게 주변으로 침습하는 모습을 보이는 경우이다.
- Eggle과 일본 간암규약의 미만형(diffuse type)은 육안으로 간경변증과 구별하기 어려울 정도로 간이 무수히 많은 HCC의 결절로 대치된 경우로서 미만형보다는 유사경변형(cirrhotomimetic type)이 더 적절한 용어이다.
- 소간세포암종(small HCC)과 대량형(massive type)은 크기의 개념이며, 종괴의 크기를 별도로 기록하도록 되어 있으므로 육안형태 분류에서 제외한다.
- 종양의 단면의 색, 질감, 이차 변성 등을 확인하고 육안적으로 서로 다른 부분에서 절편을 만든다. 다발성 종괴의 경우에는 모든 종괴에서 절편을 취하되 단면의 소견이 동일할 때에는 5개 이내의 절편을 얻는다.
- 이식간의 경우도 동일하며 간경변의 경우 결절의 크기와 단면의 특징을 잘 살펴 전암성 병변과 수술 전에 발견하지 못한 종양을 발견하도록 노력하여야 한다.

카. 육안 소견 기술

a) Specimen condition : fresh, in formalin, intact, cut, margin inked
b) Specimen type : Liver, Wedge resection/ Segmentectomy, sectionectomy, lobectomy, hemihepatectomy/ trisectionectomy, total hepatectomy
c) Lymph node sampling: No Yes(specify location, if known :)
d) Organ(s) / tissue included : Liver, gall bladder(x), other ____
e) Specimen size: _____ x _____ x _____ cm
f) Tumor description
Presence of mass no definite mass formation
Number : one( ), two( ), three( ), four( ), five( ), 〉5( )
Location : S1, S2, S3, S4, S5, S6, S7, S8, other ______
Tumor size : _____ x _____ x _____ cm
Satellite nodule : no( ) yes( )
Type : vaguely nodular( ) expanding nodular( ), multinodular confluent( ), nodular with perinodular extension( ), infiltrative( ), pedunculated( ), cirrhotomimetic( )
Necrosis : No Yes(%)
Hemorrhage / peliosis : No Yes(%)
Portal vein invasion : No Yes
Bile duct invasion : No Yes
Distance of the tumor from surgical margin : _____ cm
g) Pathologic findings in Non-tumor liver
Non-cirrhosis, Cirrhosis(micronodular, macronodular, mixed), dysplastic nodule, Other : _______
h) Paraffin block key:

(4) 간의 담관을 포함한 절제 간(간내 담관암)

가. 담관이 이미 열려진 조직에서는 먼저 담관과 혈관의 수술 절제연에 잉크를 칠하고 절편을 취한다.

나. 담관암은 종괴를 형성하지 않는 경우가 많아 담관벽의 비후와 단단한 정도를 먼저 손으로 만져 확인한다. 담관을 길이로 열어 담관 내강에 결절의 유무나 점막의 변화를 육안적으로 면밀하게 조사하고 사진을 촬영한다. 간내담관암종의 육안적 분류는 다음과 같다(그림 5-2).

- 종괴형성형(mass forming type) : 간실질에 경계가 명확한 종괴를 형성하는 경우이다.
- 담관주위 침윤형(periductal infiltrating type) : 종양이 담관을 따라 침윤성 성장을 하는 경우로 혈관과 간실질을 침범할 수 있다.
- 담관내 성장형(intaductal growth type) : 종양이 담관 내강으로

종괴형성형 (mass forming type)	**담관주위 침윤형** (periductal infiltrating type)	**담관내 성장형** (intraductal growth type)	**혼합형** (Mixed type)
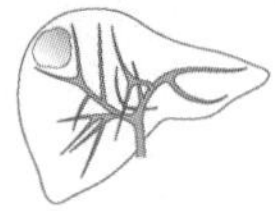	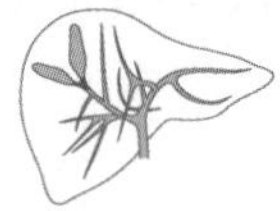	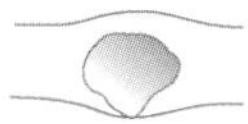	

그림 5-2 간내담관암종의 육안적 분류

유두상 성장을 하며, 담관벽 표층을 침습할 수 있다.

- 혼합형(mixed type) : 두 개 이상의 성장형이 존재하는 경우로서 "주형(predominant type)+부형(secondary type)"으로 기록한다.

다. 원칙적으로 담관의 길이에 수직으로 연속 절편을 내고 종양이 아주 크지 않으면 종양을 모두 잘라 절편을 만든다. 간내 담관의 분지 방향에 수직이 되도록 절편을 만들어야 담관암이 주변 간실질로 침윤한 정도를 쉽게 알 수 있다.

라. 문 주변 임파절을 모두 찾아 절편을 만든다.

마. 육안 소견 기술

a) Specimen condition : fresh, in formalin, intact, cut, margin inked
b) Specimen type : Liver, Wedge resection, Segmentectomy, sectionectomy, lobectomy, hemihepatectomy, trisectionectomy, total hepatectomy
c) Lymph node sampling : No Yes(specify location, if known :)
d) Organ(s) / tissue included : Liver, gall bladder(x), other ______
e) Specimen size : _____ x _____ x _____ cm
f) Tumor description
Presence of mass no definite mass formation
Number : one( ), two( ), three( ), four( ), five( ), 〉5( )
Location : S1, S2, S3, S4, S5, S6, S7, S8, other ______
Tumor size _____ x _____ x _____ cm
Satellite nodule : No Yes
Type : mass forming( ), periductal infiltrating( ), intraductal growth( ), mixed( )+( )
Necrosis : No Yes(%)
Hemorrhage/peliosis : No Yes(%)
Portal vein invasion : No Yes
Bile duct invasion : No Yes
Distance of the tumor from parenchymal resected margin : _____ cm
Distance of the tumor from distal bile duct margin : _____ cm
g) Paraffin block key:

(5) 비종양성 병변의 절제 간

가. 1 cm 내외의 두께로 연속 절편을 만들어 단면을 자세히 조사하고 육안적으로 다르게 보이는 부분은 모두 절편을 만든다.

나. 육안 소견 기술

a. Intrahepatic duct stones의 경우

Recieved in formalin/ Recieved fresh is a segment/lobe of the liver, measuring __x__x__cm and weighing __gm. Capsular surface of the liver is dark red and smooth.

Several dark brown pigmented stones are impacted in the dilated bile ducts. Bile sludges are noted in the bile duct lumen. Periphral bile ducts are proliferated and dilated and surrounding parenchyma is fibrotic. Non mass is noted. Most hepatic parenchyma is yellowish brown and is unremarkable.

b. Liver cirrhosis의 경우

Recieved in formalin/ Recieved fresh is a segment/lobe of the liver, measuring __x__x__cm and weighing __gm. Capsular surface of the liver is diffusely nodular. the cut surface is greenish brown and shows diffuse macronodular cirrhosis.

2) 진단별 histologic findings

(1) 간염(hepatitis)

Diagnosis

Liver, needle biopsy ;

Chronic hepatitis, (HBV/ HCV/ Autoimmune/ Drug/ undetermined cause/ other)
with(no/ minimal/ mild/ moderate/ severe) lobular activity,
with(no/ minimal/ mild/ moderate/ severe) portoperiportal activity
with no fibrosis/ portal fibrosis/ periportal fibrosis/ septal fibrosis/ Cirrhosis

Microscopic Description

I) lobular activity
- 0 ; No necrosis
- 1 ; Minimal(sinusoidal lymphocytosis with or without 1 or less necrosis/100배)
- 2 ; Mild(2-5 necrosis/ 100배)
- 3 ; Moderate(6-20 necrosis/100배)
- 4 ; Severe(>20 necrosis/100배)

II) Portal-periportal activity

0 ; None
1 ; Minimal(mild portal inflammation with or without focal PMN in Few portal tract)
2 ; Mild(focal in some or most portal tracts, or PMN, around 〈50% of a few portal tracts)
3 ; Moderate(PMN around 〈50% of most portal tracts)
4 ; Severe(confluent necrosis(zone3) PMN around 〉50% of most portal tracts or septal surfaces or bridging necrosis

III) Staging(Fibrosis)
0 ; No fibrosis(Normal connective tissue)
1 ; Portal fibrosis(Fibrous portal expansion)
2 ; Periportal fibrosis(Periportal fibrosis with short septa extending into lobules or rare porto-portal septa(intact architecture)
3 ; Septal fibrosis(Fibrous septa reaching adjacent portal tracts and THV (architectural distortion but no obious cirrhosis)
4; Cirrhosis(Diffuse nodular formation)

* Special staining result
Masson-Trichrome ;(no, portal, periportal, septal) fibrosis, cirrhosis
Reticulin ;(well preserved, focally collapsed, distorted) reticulin framework

* Immunohistochemical staining result
HBs Antigen ; negative, positive(　　%)
HBc Antigen ; negative, positive(cytoplasm;　　%, nucleus;　　%)
P53 ; negative, positive(　　%)
Ki67 ; negative, positive(　　%)

(2) 간세포암종(Hepatocellular carcinoma)

Diagnosis

Liver, needle biopsy/ wedge resection/ segmentectomy/ sectionectomy/ hemihepatectomy/ Trisectionectomy/ total hepatectomy/ other ______ :
Hepatocellular carcinoma, grade by Edmondson & Steiner.

Microscopic Description

a) cell type : hepatic(　　), clear(　　), giant(　　), spindle(　　), other(　　)
b) histologic type : macrotrabecular, microtrabecular, pseudoglandular, compact, scirrhous
c) differentiation :
The worst differentiation: Edmondson grade(I, II, III, IV, other____)
The major differentiation: Edmondson grade(I, II, III, IV, other____)
d) fatty change of tumor cells : absent, present(　　%)
e) tumor fibrous capsule : absent, partially present, completely present
f) tumor capsule invasion : absent, present
g) septum formation : absent, present

h) serosa invasion : no, Glisson' s capsule, peritoneum, adjacent organ( )
I) microvessel invasion : absent, present
j) venous invasion : absent, present(major branch, segmental)
k) bile duct invasion : absent, present
l) lymph node metastasis : unknown, absent(/), present(/)
m) surgical margin invasion : absent(margin of the clearance : cm), present
n) Other tumor : no, yes( )
o) Non-tumor liver
  1. chronic hepatitis : absent, present
    (If present) etiology : HBV, HCV, alcohol, other ____, unknown
    lobular activity : none, minimal, mild, moderate, severe
    portoperiportal acvitivity : none, minimal, mild, moderate, sever
    stage(fibrosis) : no, portal, periportal, septal, cirrhosis
  2. dysplastic nodule : no, low grade, high grade, HCC in DN
  3. ductal epithelial dysplasia : no, low grade, high grade
  4. fatty change : absent, present(%)
  5. other liver diseases : no, reactive hepatitis, hepatolithiasis, clonorchiasis sinensis, congenital cystic disease, other ____

(3) 간내 담관암(Cholangiocarcinoma)

Diagnosis

Liver, wedge resection/ segmentectomy/ sectionectomy/ hemihepatectomy/ Trisectionectomy/ total hepatectomy/ other _____):
  Cholangiocarcinoma, well / moderately / poorly differentiated

Microscopic Description

a) tumor number : one, two, three, four, five, 〉five
b) size : ____ x ____ x ____ cm
g) histologic type : adenocarcinoma, adenosquamous carcinoma( )
f) differentiation : well / moderately / poorly differentiated
g) tumor fibrous capsule : absent, partially present, completely present
h) tumor capsule invasion : absent, present
I) septum formation : absent, present
j) serosa invasion : no, Glisson' s capsule, peritoneum, adjacent organ( )
k) microvessel invasion : absent, present
l) vein invasion : absent, present(major branch, segmental)
m) bile duct invasion : absent, present
n) lymph node metastasis : unknown, absent(/), present(/)
o) bile duct invasion : absent, present
p) lymph node metastasis :
q) surgical margin invasion : absent(margin of the clearance : cm), present
r) Other tumor : no, yes( )

s) Non-tumor liver
1. chronic hepatitis : absent, present
(If present) etiology : HBV, HCV, alcohol, other ____, unknown
lobular activity : none, minimal, mild, moderate, severe
portoperiportal acvitivity : none, minimal, mild, moderate, sever
stage(fibrosis) : no, portal, periportal, septal, cirrhosis
2. dysplastic nodule : no, low grade, high grade, HCC in DN
3. ductal epithelial dysplasia : no, low grade, high grade
4. fatty change : absent, present(%)
5. other liver diseases : no, reactive hepatitis, hepatolithiasis, clonorchiasis sinensis, congenital cystic disease, other ____

(4) 비종양성 병변

Diagnosis
Liver, side, wedge resection/ segmentectomy/ sectionectomy/ hemihepatectomy/ Trisectionectomy / total hepatectomy / other _____):
1) Hepatolithiasis
2) Macronodular/Micronodular cirrhosis

3) 악성 종양의 stage

(1) 간세포암종의 histologic grade

Grading of Hepatocellular Carcinoma

The grading system of Edmondson and Steiner is recommended for hepatocellular carcinomas.

Grade I Reserved for those hepatocellular carcinomas where the difference between the tumor cells and hyperplastic liver cells is so minor that a diagnosis of carcinoma rests upon the demonstration of more aggressive growths in other parts of the neoplasm.

Grade II Cells show marked resemblance to normal hepatic cells. Nuclei are larger and more hyperchromatic than normal cells. Cytoplasm is abundant and acidophilic. Cell borders are sharp and clear cut. Acini are frequent and variable in size. Lumina are often filled with bile or protein precipitate.

Grade III Nuclei are larger and more hyperchromatic than grade II cells. The nuclei occupy a relatively greater proportion of the cell(high N:C ratio). Cytoplasm is granular and acidophilic, but less so than grade II tumors. Acini are less frequent and not as often filled with bile or protein precipitate. More single cell growth in vascular channels is seen than in grade II.

Grade Ⅳ Nuclei are intensely hyperchromatic. Nuclei occupy a high percentage of the cell. Cytoplasm is variable in amount, often scanty. Cytoplasm contains fewer granules. The growth pattern is medullary in character, trabeculae difficult to find, and cell masses seem to lie loosely without cohesion in vascular channels. Only rare acini are seen. Spindle cell areas have been seen in some tumors. Short plump cell forms, resembling "small cell" carcinoma of the lung are seen in some grade Ⅳ tumors

(2) 간내 담관암의 histologic grade

Grading of Cholangiocarcinoma

well differentiated : more than 95% of tumor composed of glands
moderately differentiated : 50% to 95% of tumor composed of glands
poorly differentiated : 5% to 49% of tumor composed of glands
undifferentiated : less than 5% of tumor composed of glands

4) TNM classification

Primary Tumor(T)

TX Primary tumor cannot be assessed
T0 No evidence of primary tumor
T1 Solitary tumor without vascular invasion
T2 Solitary tumor with vascular invasion; or multiple tumors none more than 5?cm in greatest dimension
T3 Multiple tumors more than 5 cm in greatest dimension or tumor involving a major branch of the portal or hepatic veins(s)
T4 Tumor(s) with direct invasion of adjacent organs other than the gallbladder or with perforation of visceral peritoneum.

Regional Lymph Nodes(N)

NX Regional lymph nodes cannot be assessed
N0 No regional lymph node metastasis
N1 Regional lymph node metastasis

Distant Metastasis(M)

MX Distant metastasis cannot be assessed
M0 No distant metastasis
M1 Distant metastasis

2. 상부 또는 담낭을 포함한 담관(간외 담관암 또는 담관 기형)

1) 육안 검사

(1) 담관 부분 절제

근위부와 원위부를 확인하고 양 쪽 절제연에서 절편을 취하여 종양의 침윤을 확인한다. 기형이나 염증성 병변에서는 절제연을 반드시 취할 필요는 없으나 드물지만 이러한 병변에서도 종양이 발생할 수 있으므로 경우에 따라 판단한다.

(2) 담관 완전 절제

담관을 길이로 열고 담낭을 함게 절제한 경우에는 담낭관의 개구부위를 확인하고 종양의 크기 및 침윤 정도를 조사한다. 대부분 담관의 길이에 수직으로 연속 절편을 내어 종양의 단면을 관찰하고 종양이 가장 깊이 침윤한 부분을 넣는다. 담낭관과 담낭의 종양침윤도 확인하고 담낭관에 수직으로 절편을 만든다.

3. 하부 총담관 또는 periampullary cancer의 병변 (Whipple's operation)

1) 육안 검사

(1) 이 조직은 ampulla의 주변 종양을 절제한 것이기 때문에 우선 종양의 위치를 육안적으로 확인하도록 한다.

(2) 부분 절제된 췌장과 췌장내 총담관의 수술 절제연을 확인하고 잉크칠을 하거나 절편을 채취한다.

(3) Ampulla, 원위부 총담관(distal CBD), 췌두부 및 ampulla에 연한 십이지장에 생긴 종양의 경우에는 ampulla 주변 구조와의 관계를 정확하게 파악하는 것이 종양의 staging에 중요하므로 종양의 특성을 조사하고 절편을 채취할 부위를 정한 후 그 부분이 변형되지 않도록 고정하여 ampulla 주변 조직과의 관계를 전체적으

로 파악할 수 있도록 한다. 고정한 후 담관의 길이에 따라 연속 절편을 만들고 종양이 아주 크지 않으면 모두 절편을 만든다.

(4) 육안 소견 기술

Specimen condition : Fresh, in formalin, open, unopened
Specimen type : Ampullectomy, Pancreaticoduodenectomy(Whipple resection)
Other :
  Organ(s) / tissue included : Ampulla, pancreas, duodenum, stomach, distal common bile duct, gall bladder
Lymph node sampling; No Yes(specify location, if known :)
Tumor description
  Presence of mass no definite mass formation
  Location : ampulla of vater, duodenum, distal common bile duct, pancreas head
  Tumor size ; _____ x _____ x _____ cm
  Tumor configuration : polypoid, papillary, ulcerating, infiltrative, other : _____
  Texture of the tumor : ____ color, soft, fleshy, hard, gritty, ________
  Necrosis : No Yes
  Hemorrhage : No Yes
  Resected margin involvement :
    distal pancreatic margin : present, absent(cm free from tumor)
    common bile duct margin : present, absent(cm free from tumor)
    posterior pancreatic surface : present, absent(cm free from tumor)
    proximal(gastic/duodenal) margin : present, absent(cm free from tumor)
    distal(duodenal) margin : present, absent(cm free from tumor)
Paraffin block key:

2) 진단별 histologic findings

Diagnosis

Site, Ampullectomy/ Whipple operation :
Adenocarcinoma / Papillary adenocarcinoma / Mucinous adenocarcinoma, well / moderately / poorly differentiated

Microscopic Description

a) size : ____ x ____ x _____ cm
b) site : ampulla of vater, duodenum, distal common bile duct, pancreas head
c) histologic type:
  ( ) adenocarcinoma ( ) papillary adenocarcinoma
  ( ) adenocarcinoma, intestinal type / gastric type
  ( ) mucinous adenocarcinoma ( ) clear cell adenocaricinoma
  ( ) signet ring cell carcinoma( ) adenosquamous cell carcinoma
  ( ) squamous cell carcinoma ( ) small cell carcinoma

( ) adenosquamous cell carcinoma ( ) undifferentiated carcinoma
( ) large cell neuroendocrine carcinoma ( ) biliary cystadenocarcinoma
others : ____________

d) histologic differentiation : well, moderately, poorly
e) depth of invasion : ( ) carcinoma in situ
( ) limited to the ampulla of Vater or sphincter of Oddi
( ) invades the duodenal wall, ( ) invades pancreas
( ) invades peripancreatic soft tissues or other adjacent organs or structures
f) pattern of tumor growth: expanding, expanding & infiltrative, infiltrative
g) lymphatic invasion : absent present(+, ++, +++)
h) vascular invasion : absent present(+, ++, +++)
I) perineural invasion : absent present(+, ++, +++)
j) lymph node metastasis : present(/) absent(0/)
k) resected margin involvement :
distal pancreatic margin : present, absent(cm free from tumor)
common bille duct margin : present, absent(cm free from tumor)
posterior pancreatic surface : present, absent(cm free from tumor)
proximal(gastic / duodenal) margin : present, absent(cm free from tumor)
distal(duodenal) margin : present, absent(cm free from tumor)
l) additional pathologic findings :
( ) chronic pancreatitis, ( ) acute pancreatitis
( ) islet cell hyperplasia, ( ) gastritis / duodenitis
( ) dysplasia, ( ) metaplasia ( ) others : ________

3) 악성 종양의 stage

TNM Classification

Primary Tumor(T)

TX	Primary tumor cannot be assessed
T0	No evidence of primary tumor
Tis	Carcinoma in situ
T1	Tumor limited to the ampulla of Vater or sphincter of Oddi
T2	Tumor invades the duodenal wall
T3	Tumor invades pancreas
T4	Tumor invades peripancreatic soft tissues or other adjacent organs or structures

Regional Lymph Nodes(N)

NX	Regional lymph nodes cannot be assessed
N0	No regional lymph node metastasis
N1	Regional lymph node metastasis

Distant Metastasis(M)

MX	Presence of distant metastasis cannot be assessed
M0	No distant metastasis
M1	Distant metastasis

4. 담낭(Gall bladder)

1) 육안검사(Gross examination)

(1) 담낭관의 절제연을 확인하고 종양의 경우에는 절제연의 절편을 넣는다.

(2) 담낭안의 병변의 반대편을 따라서 길이로 절개하고 병변과 점막의 변화를 조사하고 고정한다.

(3) 종양의 침윤 정도를 육안적으로 확인하고 가장 깊게 침윤한 부위의 절편을 채취한다. 이때 긴 목을 가진 종양은 목 부위의 종양 침윤을 잘 보기 위하여 억지로 반으로 자르지 말고 고정한 후 종양의 기저부위를 전부 절편을 만들도록 한다.

(4) 간의 일부를 함께 절제한 경우에는 반대편 점막을 길이로 절개하고 펴서 고정한 후 간 실질로의 침윤을 육안적으로 확인하고 가장 깊이 침윤한 부위에서 절편을 채취한다.

(5) 육안 소견 기술

가. 염증

---

1) A gallbladder measuring cm, has a pale brown smooth serosal surface. It is previously opened, and has a greenish brown rough mucosal surface.
2) Several fragments of a gallbladder measuring up to 5.6x3.0 cm, have pale brown smooth serosal surfaces. They are previously opened, and have greenish brown rough mucosal surfaces.

나. 담낭 결석

The submitted specimen consists of a previously opened gallbladder, measuring cm. It has a pale brown, somewhat ragged external surface. The mucosa is flattened and focally erosive. Several black /tan brown/yellow pigmented stones are shown within the lumen. The representative sections are embedded.

다. 담낭암

---

a) site : gallbladder
b) tumor size :
c) histologic type : adenocarcinoma, differentiated

---

d) depth of invasion : adventitia
e) tumor margin :
f) growth pattern :
g) lymphatic invasion :
h) vein invasion :
i) perineural invasion :
j) stromal reaction : mononuclear cell infiltration and fibrosis
k) distal resected margin involvement;

2) 진단별 histologic findings

(1) 염증과 담낭 결석

가. Chronic cholecystitis : variable degree of mononuclear cell infiltration and fibrosis.

나. Adenomyoma/adenomyomatosis : Rokitansky-Aschoff sinuses가 많아지고 muscular hypertrophy가 관찰되는 경우

다. Xanthogranulomatous cholecystitis : foamy macrophages

라. Acute cholecystitis : edematous and congested gall bladder, with diffuse wall thickening and serosal exudate. Neutrophilic infiltration may be prominent.

마. Cholesterolosis/cholesterol polyp : yellow streaks or yellow polyps with lipid-laden macrophages.

(2) 담낭 종양

가. WHO histologic classification of tumors of the gall bladder

Epithelial tumors
Adenoma
  Tubular
  Papillary
  Tubulopapillary
  Biliary cystadenoma
  Papillomatosis(adenomatosis)
Intraepithelial neoplasia(dysplasia and carcinoma in 냐서)
Carcinoma
  Adenocarcinoma
  Papillary adenocarcinoma

Adenocarcinoma, intestinal type
Adenocarcinoma, gastric foveolar type
Mucinous adenocarcinoma
Clear cell adenocarcinoma
Signet-ring cell carcinoma
Adenosquamous carcinoma
Squamous cell carcinoma
Small cell carcinoma
Large cell neuroendocrine carcinoma
Undifferentiated carcinoma
Biliary cystadenocarcinoma
Carcinoid tumor
Goblet cell carcinoid
Tubular carcinoid
Mixed carcinoid-adenocarcinoma
Other

Nonepithelial tumors
Granular cell tumor
Leiomyoma
Leiomyosarcoma
Rhabdomyosarcoma
Kaposi sarcoma
Other
Malignant lymphoma

Secondary tumors

나. 진단별 histologic findings

Diagnosis
Gallbladder, total cholecystectomy ; Adenocarcinoma, differentiated.

Microscopic Description
a) site : gallbladder
b) tumor size :
c) histologic type : adenocarcinoma, differentiated
d) depth of invasion : adventitia
e) tumor margin :
f) growth pattern :
g) lymphatic invasion :
h) vein invasion :
i) perineural invasion :
j) stromal reaction : mononuclear cell infiltration and fibrosis
k) distal resected margin involvement;

다. TNM staging for gall bladder carcinoma

Primary Tumor(T)

TX	Primary tumor cannot be assessed
T0	No evidence of primary tumor
Tis	Carcinoma in situ
T1	Tumor invades lamina propria or muscle layer
	T1a Tumor invades lamina propria
	T1b Tumor invades muscle layer
T2	Tumor invades perimuscular connective tissue : no extension beyond serosa or into liver
T3	Tumor perforates the serosa(visceral peritoneum) and/or directly invades the liver and/or pancreas, omentum or extrahepatic bile ducts
T4	Tumor invades main portal vein or hepatic artery or invades multiple extrahepatic organs or structures.

Regional Lymph Nodes(N)

NX	Regional lymph nodes cannot be assessed
N0	No regional lymph node metastasis
N1	Regional lymph node metastasis

Distant Metastasis(M)

MX	Distant metastasis cannot be assessed
M0	No distant metastasis
M1	Distant metastasis

5. 췌장(Pancreas)

1) 육안검사

(1) 종양성 병변이면 절제하기 전에 종양이 피막을 뚫고 주변 조직으로 침윤하였는지 반드시 확인한다. 수술 절제면과 병변을 둘러싼 췌장의 피막에 잉크를 칠하고 절제하여 병변과 피막과의 관계를 정확하게 확인할 수 있도록 한다.

(2) 낭성변화를 보이는 종양은 고형성 부분과 낭성 부분 등 육안적으로 다르게 보이는 부분에서 절편을 채취한다.

(3) 종괴를 찾을 수 없는 경우에는 1 cm 간격으로 절제하여 단면을 살피고 절편의 채취부위를 명기하면서 두부에서 꼬리에 이르기까

지 췌장 전체에서 골고루 절편을 취한다.

2) 진단별 histologic findings

(1) 염증성 병변

가. Acute pancreatitis : The pancreas is swollen and edematous, and hemorrhage in more sever cases. Chalky white fat necrosis may be evident.

나. Chronic pancreatitis : Acinar atrophy, mixed inflammatory infiltrates, and fibrosis.

(2) 종양성 병변

가. WHO classification of tumors of exocrine pancreas

Epithelial tumors

Benign
- Serous cystadenoma
- Mucinous cystadenoma
- Intraductal papillary mucinous adenoma
- Mature teratoma

Borderline
- Mucinous cystic neoplasm with moderate dysplasia
- Intraductal papillary mucinous neoplasm with moderate dysplasia
- Solid pseudopapillary neoplasm

Malignant

Ductal adenocarcinoma
- Mucinous noncystic carcinoma
- Signet-ring-cell carcinoma
- Adenosquamous carcinoma
- Undifferentiated(anaplastic) carcinoma
- Undifferentiated carcinoma with osteoclastlike giant cells
- Mixed ductal-endocrine carcinoma

Serous cystadenocarcinoma

Mucinous cystadenocarcinoma
- Noninvasive
- Invasive

Intraductal papillary mucinous carcinoma
- Noninvasive
- Invasive

Acinar cell carcinoma

Pancreatoblastoma

Solid pseudopapillary carcinoma
Other
Nonepithelial tumors
Secondary tumors

나. TNM staging

Primary Tumor(T)

TX	Primary tumor cannot be assessed
T0	No evidence of primary tumor
Tis	Carcinoma in situ
T1	Tumor limited to the pancreas, 〈2 cm or less in greatest dimension
T2	Tumor limited to the pancreas, 〉2 cm in greatest dimension
T3	Tumor extends beyond the pancreas
T4	Tumor involves the celiac axis or the superior mesenteric artery

Regional Lymph Nodes(N)

NX	Regional lymph nodes cannot be assessed
N0	No regional lymph node metastasis
N1	Regional lymph node metastasis

Distant Metastasis(M)

MX	Distant metastasis cannot be assessed
M0	No distant metastasis
M1	Distant metastasis

(3) 감별진단법

가. 종양성병변의 감별(표 5-1)

표 5-1 종양성병변의 감별

	장액성 샘낭종 (Serous cystadenoma)	점액성 낭성 종양 (Mucinous cystic neoplasms)	관내유두상 점액성 종양(Intraductal papillary mucinous neoplasms)	충실성-거짓유두상 종양(Solid-pseudopapillary neoplasm)	세엽세포암종 (Acinar cell carcinoma)
호발연령	older women	middle age women	older	young women	old age
위치	body & tail	body & tail	head	anywhere	more in head
관(duct) 연결	no	no	yes	no	no
난소양 기질	no	yes	no	no	no
면역염색	EMA, CK7	CEA	EMA, MUC2, c-erbB-2,	vimentin, NSE, alpha-1-antitrypsin, PE	trypsin, neuroendocrine markers

나. 염증성 병변과 췌장암종의 감별(표 5-2)

표 5-2 염증성 병변과 췌장암종의 감별

	췌장암종 (Ductal adenocarcinoma)	만성 췌장염 (Chronic pancreatitis)
Histologic pattern	Haphazard	Lobular
ruptured or incomplete glands	yes	no
companion muscular vessel	yes	no
nuclear pleomorphism	3:1	insignificant
perineural invasion	yes	no
angioinvasion	yes	no
mitosis	frequent	infrequent

Catholic University of Korea 임상진료지침

06 신장 병리

Pathology

1. 정상 신장의 구조

: 성인에서 약 150 gm, 12×7×3 cm.

: 피질(cortex), 수질(medulla), 추체(pyramid)로 구성되며 그 정점이 유두(papilla)이고 3-4개의 소신배(minor calyx) → 2-3개의 대신배(major calyx) → 신우(pelvis) → 요관(ureter)으로 연결된다.

: 하루에 약 1700 L의 피를 여과하여 1 L의 소변을 생산하여 노폐물을 배설하며

* 수분 및 염분 조절

* 산, 염기의 균형 유지

* 에리스로포이에틴, 레닌, 프로스타글란딘 등 호르몬 분비

1) 신장의 구성 단위

: 신원(Nephron)은 신장의 기능적 단위로 신소체(renal corpuscle) 및 세뇨관(proximal tubule에서 distal tubule까지만 포함)으로 구성되며, 신장 1개당 100-300만개의 신원으로 이루어 진다. 피질성 신원(cortical nephron)과 방수질 신원(juxtamedullary nephron) 은 7:1의 비율로 존재한다.

(1) 신소체(Renal corpuscle)

: 모세혈관 뭉치인 사구체(glomerulus)와 보우만낭(Bowman's capsule)로 구성되며, 직경은 약 200 μm이다.

* 사구체(glomerulus) : 10-50개의 모세혈관 고리로 이루어진 구조물로서, 사구체 기저 막, 내피세포, 혈관사이세포, 외피세포로 구성된다.

- 사구체기저막(Glomerular basement membrane)

: 약 300±100 nm 두께로 lamina rara externa(LRE), lamina densa(LD), lamina rara interna(LRI)의 3개의 층으로 구성된다.

- 교원질(collagen); 기저막의 54% 차지, 주로 type IV collagen으로 구성된다.
- laminin ; 양측 lamina rara에 밀집되어 내피 및 외피세포를 기질에 부착시킨다.
- polyanionic proteoglycan : 주로 heparan sulfate로 양측 lamina rara에 주로 존재하여 전하의존성 사구체 장벽으로 작용한다.
- 기타 : fibronectin, entactin, nidogen

** 여과(Filtration)

: 사구체는 크기 의존성 투과 장벽으로 알부민 또는 그 이상 크기(70 kd, 3, 6 nm)의 혈장단백은 완전히 제거한다.

: 사구체는 전하 의존성 투과장벽으로 전하 선택성은 음전기를 띠는 heparan sulfate proteoglycan에 주로 의존한다.

- 내피세포(Endothelial cell)

: 70-100 nm 직경의 세공(fenestration)이 다수 뚫린 fenestrated capillary이며, 음전기를 띠는 polyanionic glycoproteins이 존재하며, 세포막에는 fibronectin에 대한 β1-integrin receptor(+)를 갖고 있다.

- 메산지움세포 및 기질(mesangial cell & matrix)

: 모세혈관의 구조를 유지하는 지지성 구조물로 수축 및 탐식에 관여한다. actin, myosin 등의 미세섬유가 많고, 혈관사이세포의 수축시 사구체 여과량은 감소된다. IL-1, PDGF, arachidonic acid metabolites 등 다양한 물질들을 분비한다.

- 외피세포(Epithelial cell)

: 족 돌기(foot process)가 모세혈관을 감싸고 있으며 그 사이에는 여과틈새 (filtration slit ; 20-30 nm)가 있고, 그 틈새에는 틈새가로막(slit membrane, 4-6 nm)이 있다. 음전하를 띠는 glycocalyx, sialic acids, major sialoprotein(podocalyxin) 풍부하다. 세포막에 fibronectin에 대한 β1-integrin receptor(+)를 갖고 있다.

(2) 혈관(vessel)

: 신동맥(renal a.) → 엽간동맥(interlobar a.) → 궁상동맥(arcrate a.) → 소엽간동맥(interlobular a.) → 수입세동맥(afferent arteriole) → 사구체 모세혈관 → 수출세동맥(efferent arteriole) →

- cortical nephron인 경우 세뇨관주위혈관망(peritubular capillary network)을 이룬 후
- juxtamedullary nephron인 경우 descending vasa recta(arterial) → capillary 형성 → ascending vasa recta(venous)에서 → interlobular vein → arcuate v.→ interlobar v. → renal v. 으로 순환한다.

: 궁상동맥은 종말동맥이므로 막히면 경색이 초래된다.

: 수질은 비교적 혈관이 적고 허혈에 약해 조그만 혈류 장애에도 수질의 괴사가 초래되며, 피질은 고혈압성 변화에 빠지기 쉽다.

: 림프관은 신피막이나 피질에는 존재하나 수질에는 존재하지 않는다.

(3) 세뇨관(Tubule)

가. 근위 세뇨관(proximal tubule)

: 풍부하고 긴 미세융모, 많은 사립체, 세포간에 광범위한 interdigitation이 관찰된다.

: 여과된 Na과 수분의 2/3 및 Cl, HCO3, K, P, 당, 아미노산, 단백의 재흡수에 관련 되며, Na의 재흡수는 sodium pump (Na+-K+-ATPase)에 의해 능동적으로 이루어진다.

나. 방사구체 기구(Juxtaglomerular apparatus : JGA)

- 방사구체 세포(JG cell) ; 수입 세동맥내에 변형된 근세포로서 renin을 분비한다.
- 밀집반(macula densa); 원위 세뇨관의 일부분, lacis cell과 interdigitating한다.
- Extraglomerular mesangium/ lacis cell ; 비과립성세포로 mesangial cell과 유사하며 macula densa의 basal surface와 연접한다.

(4) 간질(Interstitium)

: 간질세포와 세포외기질로 구성된다.

- 피질 : 소수의 fibroblasts와 monocytes도 간혹 관찰된다.
- 수질 : renomedullary interstitial cell, mononuclear cell, pericyte로 구성된다.

2. 신장질환의 진단

신장 질환은 사구체, 세뇨관, 간질 및 혈관으로 구성되는 4개의 신장 구조를 침범하는 병변으로 분류되며, 개개 구조 성분을 침범하는 초기 증상은 분명하나, 신장의 상호의존적 구조 때문에 다른 구조에도 이차적으로 영향을 줄 수 있다. 고로 신장의 정상구조를 알고 그에 따른 기능을 이해하여야 정확한 병리 진단을 할 수 있다.

1) 신생검(Renal biopsy) 및 병리진단검사

: 신장질환을 진단하기 위한 Gold standard로서, 내과적 신질환, 이식신 및 신장 종양의 진단을 위하여 시행한다.

: 생검된 신조직은 즉시 식염수에 적신 거즈에 싸서 마르지 않게 검체통에 넣어 지체 없이 병리과로 보내면 병리과에서는 포르말린액 고정(광학현미경 검사), 신선동결(면역형광검사) 및 글루타르알데하이드액 고정(전자현미경검사)을 하여 각각의 검사를 진행한다(그림 6-1).

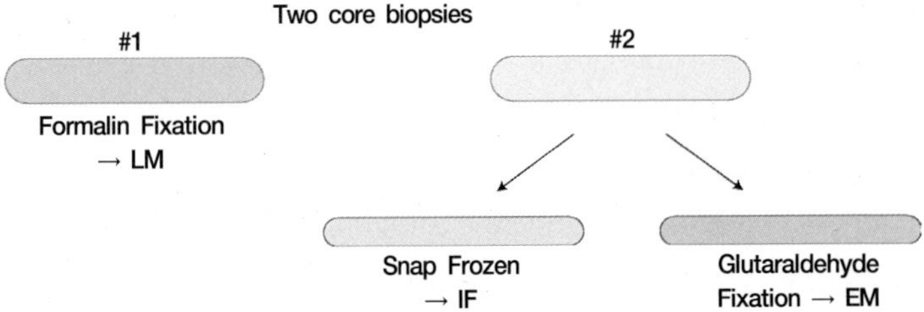

그림 6-1 병리조직진단을 위한 신생검조직 검체처리

(1) 광학현미경 검사 ; H&E stain, PAS(Periodic acid-Schiff), Masson trichrome 및 Jones silver stain이 기본적으로 시행되며, 최소 사구체 7개 및 동맥 1개 이상이 포함되어야 한다.
(2) 면역현미경 검사 ; 사구체 2개 이상이 포함되야 하며, IgG, IgA, IgM, C3, C1q, Fibrinogrn, κ & λ light chains, C4d, Type IV collagen A1, A3, A5 chains, SV40TAg, CMV 등이 시행된다.
(3) 전자현미경 검사 : 사구체 2개 이상 평가가 권장되며, 전자고밀도 또는 저밀도 면역침착물질, 콜라겐등의 비면역침착물질, 아밀로이드를 포함하는 섬유성물질, 바이러스입자 등을 확인한다.

표 6-1 신생검의 임상적응증

신증후군 및 심한 단백
급속진행성 사구체신염(RPGN)
원인불명의 ARF 및 지속적인 ARF(2-4주 이상)
루푸스 신염
신 이식후 신기능장애
당뇨병성 신증의 일부 : 당뇨병성 망막증이 없는 NIDDM성 신증
선별적 선택인 경우 : 단백뇨(non-nephrotic), 현미경적 혈뇨(isolated)

2) 신질환의 임상진단(Clinical diagnosis of Renal diseases)

: 신 질환에서는 확실한 신기능 이상이 오기 전에 이미 많은 신 손상이 일어나므로 초기 임상증상을 아는 것이 중요하다. 신질환은 아래의 임상증후군으로 나뉜다.

(1) 급성 신염증후군(Acute nephritic syndrome)

사구체 질환에서 오며, 급성의 육안적 혈뇨, 단백뇨, 고혈압이 특징이며 acute poststreptococcal GN가 대표적 질환이다.

(2) 신 증후군(Nephrotic syndrome)

단백뇨(〉3.5 g/day), 저알부민혈증(〈3 g/dl), 부종, 고지혈증

(3) 무증상성 소변검사 이상(Asymptomatic urinary abnormality)

증상 없이 혈뇨나 단백뇨가 발견되는 경우로 미약한 사구체 손상시 발생

(4) 급속 진행성 사구체신염(Rapidly progressive GN)

Acute nephritis, proteinuria, ARF. 급성 신염으로 발병하여 신기능이 급속도로 진행되어 수주에서 수개월내에 CRF로 이행된다.

(5) 급성신부전(Acute renal failure)

급성이며 가역적인 신기능 이상으로 최근 발생한 azotemia와 더불어 핍뇨(oliguria) 또는 무뇨(anuria)가 특징이며, 사구체 질환(crescentic GN), 간질질환, 혈관질환 또는 acute tubular necrosis 등에서 온다.

(6) 만성신부전(Chronic renal failure)

여러 종류의 신질환으로 인한 신기능의 저하로 1) 고질소 혈증(azotemia) 및 요독증(uremia)이 초래되며 말기 신의 경과를 취하게된다.

(7) 신세뇨관 이상(Renal tubular defect)

다뇨(polyuuria), 야뇨(nocturia), 전해질 이상이 특징이며, 세뇨관 구조이상 질환 (medullary cystic disease) 또는 특수 세뇨관 기능결손 질환에서 본다.

(8) 요로 감염(Urinary tract infection)

세균뇨(bacteriuria), 농뇨(pyuria)가 특징이며 신우신염 또는 방광염에서 본다.

(9) 신결석(Nephrolithiasis, renal stone)

renal colic, hematuria(혈뇨), recurrent stone

(10) 요로 폐쇄(Urinary tract obstruction)

역류, 감염, 결석, 종양 등에 의한 뇨로 폐쇄에 의해 여러 증상들이 발생된다.

표 6-2 요 검사(urinalysis)

- **단백뇨(proteinuria)**
  : 정상인은 일반 요검사에서 S.G〉1.020 일 때 음성이다. 단백뇨의 60%는 혈장단백 (알부민)이며, 40%는 세뇨관분비 당단백 및 면역단백(요로상피 분비 IgA) 이다.
- **24hr urine protein 〈150 mg**
- **Spot urine p/c(protein/creatinin) ratio = 〈0.2**
  : 반정량적 단백뇨 측정법으로 24hr urine protein 량과 유사하다.

-dipstick method

1+ ; 30 mg/dl
2+ ; 100 mg/dl
3+ ; 300 mg/dl
4+ ; 1000 mg/dl

3. 사구체신염(Glomerulonephritis)의 병리 진단

: 사구체 신염은 신조직의 병리 형태학적 소견을 기준으로 분류되어 있다. 광학현미경 소견, 면역형광 소견, 전자현미경 소견 모두를 종합해서 그 특징에 따라 분류된다.

광학현미경 소견에 따라서는 사구체내 세포의 증식 여부에 따라 증식성 및 비증식성 사구체 신염으로 구분되며, 면역형광소견에 따라서 면역성 및 비면역성 사구체신염으로 구분된다. 전자현미경소견은 주로 광학소견이나 면역형광 소견에서 관찰되지 않는 사구체내 미세구조물의 변화, 면역침착물의 구조적변화, 사구체 기저막의 구조적 변화등에 따라 구분된다.

: 또한 사구체 신염은 만성 신부전의 흔한 원인이므로, 원인적 분류(일차성, 이차성, 유전성)와 기전에 대해서도 이해하여야 한다.

표 6-3 사구체 병변의 조직병리학적 용어

미만성(diffuse) vs. 초점성(focal) (〈 80%)
전구성(global) vs. 분절성(segmental) (〈 80%)
증식성(proliferative) vs. 비증식성(non-proliferative)
괴사성(necrotizing)
경화성(sclerosing) vs. 섬유성(fibrosing)
반월상 병변(crescent formation)

표 6-4 사구체 신염의 조직학적 변화

병변의 분포양상 차이
세포증식 : 내피세포, 메산지움세포, 상피세포 증식
백혈구 침윤 : PMN, lymphocyte, histiocyte
GBM 변화 : thickening, duplication, spike, wire-loop
Mesangium 변화 : matrix 증가, mesangiolysis
초자양화(hyalinosis)
혈전형성(thrombosis)
괴사(necrosis)
경화(sclerosis) : GBM과 동일한 균일한 비섬유성 세포외 물질의 증가
섬유화(fibrosis) : 제1형 및 제3형 collagen의 침착
면역복합체 침착, 비면역성물질 침착, 섬유성물질 침착, 바이러스 입자

표 6-5 사구체기저막(Glomerular basement membrane, GBM)의 두께

태생시 100 nm
5세 이상 소아 및 성인 〉 300 nm
보고된 GBM(nm) 두께 : variable, 320-418 nm(mean)
Thin GBM 의 기준 : 소아 〈 200-250 nm
성인 〈 250-300 nm

1) 일차성 사구체신염

표 6-6 일차성 사구체신염의 종류

(1) 미세변화증후군(MCD)
(2) 초점성분절성 사구체경화증(FSGS)
(3) 막성 사구체신염(MGN)
(4) 막증식성 사구체신염(MPGN)
(5) IgA 신병증(IgAN), 메산지움증식성 사구체신염(MsPGN)
(6) 감염후 사구체신염(PIGN)
(7) 반월상 사구체신염(CGN, RPGN)
(8) 만성 경화성 사구체신염(CSGN)

(1) **미소변화질환**(Minimal change disease, MCD)

소아에서 가장 흔한 신증후군 원인으로, 2-6세에 호발, 성인에서도 흔히 발생한다.

가. 형태학적 소견

LM : 사구체는 정상이거나, 약간의 사구체 간질 증가

IF : 침착이 없거나, 미미함

EM : 상피세포의 족돌기가 미만성으로 소실, 다수의 소융모 형성, 이들 변화는 steroid 치료 후 단백뇨가 소실되면 완전히 회복된다.

표 6-7 ISKDC(Internatinal Study Group for Kidney Disease in Children)에 따른 MCD분류

group 1 : Nil disease
group 2 : Focal glomerular obsolescence(FGO)
group 3 : Mild mesangial thickening(MMT)
group 4 : Focal tubular change(FTC)
group 5 : Mild mesangial hypercellularity(MMH)

나. 임상 소견

: steroid 치료에 잘 반응하며, 장기적인 예후는 아주 좋아서 소아 완치율이 약 90% 정도이다.

표 6-8 신증후군의 일반적인 치료 원칙

(1) 조직검사 등으로 확진 후 치료, 가능하면 원인치료
(2) 단백뇨 감소를 위한 치료
(3) 합병증 방지를 위한 치료

-단백뇨 치료 : Angiotensin converting enzyme inhibitor(ACEI) or Angiotensin II receptor blocker(ARB)
-부종 치료 : Salt restriction(1-2 gm Na+)과 루프 이뇨제(Furosemide)
-고지혈증 치료 : Lipid lowering agent(Statins, fibrates)
-혈액 응고능 항진 : Anticoagulation therapy
-보존적 치료에 반응 않는 부종 :
① 혈액투석기를 이용한 과여과(Ultrafiltration with dialysis machine)
② 내과적 신절제 : ACEI or ARB + NSAIDs

(2) 초점성 분절성 사구체경화증(Focal segmental glomerulosclerosis, FSGS)

: FSGS는 여러 사구체 중 일부(focal), 한 사구체에서 일부분절(segmental)이 경화되며, 신증후군이나 심한 단백뇨가 특징이다.

: 일차성(10-15% of cases), 이차성(HIV 환자의 5-10%, heroin addiction, sickle cell disease, massive obesity, reflux nephropathy, unilateral agenesis) 및 선천성 가족성(nephrin, 19q13과 연관)으로 발생한다.

가. 형태학적 소견

- LM : 초기에는 수질에서 시작하여 피질 쪽 사구체로 침범, 사구체 경화 및 유리질화, 상피세포의 증식이 동반된다.
- IF : 경화된 부위 및 유리질화 부위에만 IgM, C3가 결절상으로 침착.
- EM : 경화증이 없는 부위는 미만성의 족돌기 소실이 관찰되어 MCD와 같고, 경화된 부위는 기저막이 두꺼워지며 쭈글쭈글하게 접히고, 상피세포가 기저막으로부터 일부 분리된다.

나. 임상 소견 : 자연치유는 거의 없다. 어린이가 어른보다 예후가 좋다. 20%는 2년 이내에 신부전 초래. 25-50%는 신이식후 재발한다.

표 6-9 FSGS의 조직학적 분류

FSGS, 'NOS'
FSGS, perihilar variant
FSGS, tip variant
FSGS, celluar variant
FSGS, collapsing variant

(3) 막성 사구체 신염(Membranous GN, MGN)

: 신증후군의 중요 원인으로 소아 신증후군의 약 5%, 성인 신증후군의 약 40%를 차지한다. 사구체 기저막의 미만성 비후와 상피하부(subepithelial) 면역복합체 침착이 특징적이다.

가. 일차성 : 85%

- 이차성 :
  - · 약제(penicillamine, captopril, gold, NSAID)
  - · 악성종양(lung CA, colon CA, melanoma)
  - · 전신성 루프스
  - · 감염(chronic hepatitis B&C, syphilis, schistomiasis, malaria)
  - · 대사성 질환(diabetes, thyroiditis)

나. 형태학적 소견

- LM : 모세혈관벽의 미만성 비후, 사구체 구성 세포수는 정상
- IF : 사구체 기저막을 따라 소과립상 침착물(IgG, C3, Clq, C4)

- EM : 상피하부 기저막에 고전자물질이 침착하며 그 정도에 따라 stage I-IV로 분류함. 사구체 기저막에 spike 형성.

다. 임상 소견

- 40-60세에 호발, 서서히 진행하는 신증후군, 15-35%에서 혈뇨 및 경도의 고혈압 동반
- non-selective proteinuria, 환자의 60%에서 단백뇨가 지속
- 10%는 신부전을 초래, steroid나 면역억제제를 쓰나 경과는 다양함

(4) 막증식성 사구체 신염(Membranoproliferative GN, MPGN)

: 소아나 청년기에 흔히 발생하며, 환자의 2/3에서 신증후군, 10-20%에서는 급성신염으로 발견되며 혈청 C3 감소됨.

가. 형태학적 소견

- LM : 사구체 기저막 비후 및 double contour, 세포증식 및 염증세포 침윤, lobular appearance
- IF : 모세혈관벽이나 메산지움에 IgG, IgM, C3, C1q, C4 granular deposit
- EM : MPGN type을 분류하는데 유용하다.

표 6-10 MPGN의 조직학적 분류

Type I	most common, subendothelial & mesangial deposit.
Type II (dense deposit disease)	ribbon like electron dense transformation of lamina densa, C3(+), IgG는 보통(-)
Type III	subendothelial, subepithelial & mesangial deposit.

나. 임상 소견

- Type I & II 형 MPGN은 서서히 진행, 환자의 50%에서 10년 이내에 만성 신부전으로 진행, 이식신에서도 재발하고 특히 type II MPGN에서는 90%가 재발함.
- Idioathic MPGN ;
- Secondary MPGN ;

표 6-11 MPGN의 원인질환

Chronic immune complex disorders(SLE, Hepatitis B & C, endocarditis, HIV infection, schistosomiasis)
Partial lipodystrophy associated with C3NeF
α 1-antitrypsin deficiency
Malignancy(CLL, lymphoma, melanoma)
Hereditary complement deficiency

(5) IgA신병증(IgA nephropathy, IgAN)

; 전 세계의 GN중 가장 흔하다.

사구체 메산지움에 IgA 침착이 우세한 메산지움증식성 사구체신염(mesangioproliferative GN)으로 반복적인 현미경적 혈뇨가 특징이다. 한국에서는 20-30%의 높은 발생빈도(영미는 5%)를 보인다.

가. 임상소견

- 어린이나 젊은 남자에서 상기도 감염 1-3일후 육안적 혈뇨와 옆구리 통증 호소. 30-40%에서는 혈뇨만을 호소하거나 단백뇨가 동반된다.
- 환자의 25-50%정도가 20년내 신부전으로 진행, 평균 6년 정도의 기간이 소요. 이식신의 20-60% 재발

표 6-12 IgAN의 원인적 분류

1. 특발성(idopathic) : 가장 흔함.
2. 신장-국한성 또는 HSP 연관성(renal-limited or as component of Henoch-Schonlein purpura)
3. 전신질환 또는 약제 연관성(associated with systemic diseases or drugs)
간질환 : 만성간질환
소화기질환 : Celiac disease, 크론병, 선암
호흡기질환 : 선암, 특발성 간질성 폐렴, 폐쇄성 소기관지염
피부질환 : 나병(leprosy), dermatitis herpetiformis, mycosis fungoides
눈질환; episcleritis, anterior uveitis
기타 : ankylosing spondylitis, relapsing polychondritis, Sjogren's syndrome, monoclonal IgA gammopathy, schistosomiasis

나. 형태학적 소견

- LM ; 메산지움증식성 신염의 소견이 대표적이나 시기와 정도에 따라 다양하다.

- IF ; IgA, IgG, IgM, C3, properdin 등이 사구체 메산지움에 과립성 침착, early complement(C1q & C4)는 음성.
- EM ; 사구체 메산지움에 전자고밀도 물질 침착

다. 원인 및 발생기전 ; 아직 잘 모르나 유전적, 후천적 면역 조절의 이상이라고 생각

a. 상기도 감염이나 gluten enteropathy와 같이 여러 외적 요인(virus, bacteria, food product)에 대한 반응으로 mucosal IgA 생산이 증가 → IgA1과 IgA1을 포함한 면역복합체 형성물이 사구체 메산지움에 침착 → 교대 보체 활성화 및 메산지움세포 및 기질 증식

b. 유전적 소인으로 HLA - BW35, DR4 haplotype에서 빈도가 높다.

표 6-13 IgAN의 WHO 분류(Am J Nephrol 5:73, 1985)

I. Minimal lesion
II. Minor changes with small segmental proliferation
III. Focal and segmental glomerulonephritis(〈50% involved)
IV. Diffuse mesangial lesions with proliferation and sclerosis
V. Diffuse sclerosing glomerulonephritis affecting 〉 80% of glomeruli

표 6-14 IgAN의 급성도 및 만성도(Am J Nephrol 6:28, 1986)

***Activity index**
1) cellular proliferation ; 0-3
2) necrosis ; 0, 1(absence presence)
3) interstitial mononuclear cell infiltration ; 0-3
4) cellular crescent formation ; 0-3
***Sum 10 points

***chronicity index**
1) No. of glomeruli with fibrous crescent; 0-3
2) No. of glomeruli with segmental and global sclerosis ; 0-3
3) tubular atrophy ; 0-3
4) interstitial fibrosis ; 0-3
*** Sum : 12 points
(score; 0:0%, 1:1-20%, 2:20-50%, 3: 〉50%)

(6) 감염후 사구체 신염(Postinfectious glomerulonephritis, PIGN)

혈뇨(cocoa-colored), 고질소혈증, 핍뇨, 고혈압등의 급성신염증후군이 주소인 신염이다. acute poststreptococcal GN이 특징적이며, SLE나 polyarteritis nodosa에서도 온다.

가. 급성 연쇄구균감염후 사구체 신염(Acute Post Streptococcal GN, PSGN)
상기도 감염 또는 피부감염후 1-4주 이내에 급성 신염증후군이 발현, 6-10세에서 가장 흔하다.

a. 원인 및 발생기전
: A군 β-용혈성 연쇄구균 12, 4 및 1형이 주로 보고된다.

b. 임상소견 및 경과
: 혈청 ASO역가 상승, C3의 감소 및 cryoglobulin출현
: 대부분 1년 이내에 신기능이 정상으로 완전 회복되나 일부는 급진행성 또는 만성 신염의 경과를 취한다.

c. 형태학적 소견
- Gross; 치명적 예인 경우 피질 표면에 적갈색조 및 점상출혈
- LM; enlarged, hypercellular(neutrophil & monocytes의 염증세포 침윤 + endothelial, mesangial & epithelial cell의 증식), bloodless glomeruli
- IF ; granular deposit of IgG & C3 in GBM & mesangium
- EM; "subepithelial hump", other discrete electron dense deposit in GBM, subendothelium & mesangium

나. 급성 비연쇄구균성 사구체 신염(Acute nonstreptococcal GN)
; staphylococcal endocarditis, pneumococcal pneumonia, meningococcemia, viral disease, parasitic disease

(7) 반월상 사구체 신염(Crescentic GN, RPGN)

: 빠르게 신기능이 저하되면서 심한 핍뇨와 무뇨증을 동반하는 사구체의 손상, 수주나 수개월 내에 비가역적 신부전을 일으키는 증후군
: 다양한 원인이 있으며 조직소견상 Bowman 강내에 50% 이상 반월

이 형성된 경우이다.

- Gross : enlarged, pale, often cortical petechial hemorrhages
- LM : focal necrosis, diffuse or focal endothelial proliferation, mesangial proliferation, crescent 형성, fibrin strands,
- IF : idiopathic case - granular, linear or little deposit
  postinfectious RPGN - granular immune deposit
  Good-Pasteur syndrome - linear deposit
- EM : rupture in the GBM

표 6-15 RPGN의 원인적 분류

Type I (anti GBM disease)	linear IgG & C3 deposit in GBM	· Idiopathic · Good-Pasteur syndrome : 젊은 성인남자 * Good-Pasteur Ag : NC portion of α3 of collagen Ⅳ * 항체유발 요인 : virus, hydrocarbon solvent, 약물, 흡연, HLA-DRB1 환자에게 많이 발생하므로 autoimmunity와 연관성.
Type II (immune complex)	granular deposits in GBM	· Idiopathic · PSGN, SLE, H-S purpura
Type III (pauci immune)	anti GBM Ab(-) & immune complex(-) by IF & EM.	· ANCA associated GN · Idiopathic · Wegener's granolomatosis, · Polyarteritis nodosa

(8) 만성 경화성 사구체신염(Chronic sclerosing GN, CSGN)

MGN, FSGS, MPGN, IgAN, RPGN등의 많은 예에서 말기신으로 진행된다.

가. 임상소견 ; 오랜기간 비 특이성 임상소견과 함께 서서히 진행되어 요독증으로 사망, 고혈압이 자주 동반된다.

나. 형태학적 소견

- Gross ; 양측성 중등도 신수축, 미만성 과립성피질표면, 피질의 위축이 관찰된다.
- LM ; 사구체 전경화가 80% 이상 보이며, 사구체모세관 및 보우만강은 완전히 폐색된다. 혈관은 소동맥 경화, 세뇨관 위축,

간질에 심한 만성 염증세포 침윤

** Dialysis change in kidney

- 말기신에서 오랜기간 투석후에 오는 변화
- arterial intimal thickening,
- extensive deposition of calcium oxalate crystals in tubules & interstitium.
- acquired cystic disease, renal adenoma, borderline adenocarcinoma 발생

2) 이차성 사구체신염

표 6-16 이차성 사구체신염의 원인질환

전신질환	SLE, H-S Purpura, Goodpasture's disease. Systemic infection - septicemia, infective endocarditis, syphilis Parasitic nephropathy - malaria, schistosomia, strongyloides
혈관질환	Hypertension, Thrombotic microangiopathy(TTP, HUS), Scleroderma Polyarteritis nodosa, Wegener's granulomatosis,
대사성 질환	DM, Amyloidosis, Dysproteinemias(multiple myeloma, Waldenstrom's macroglobulinemia, cryoglobulinemia), Liver disease, Sickle cell dis., Congenital heart dis., Pulmonary hypertension

(1) 루프스 신염(Lupus nephritis, LN)

: 전신홍반루프스는 전신성 자가 면역질환으로 병변과 증상이 매우 다양하다. 임상증상은 반복적 혈뇨(육안적, 현미경적), 급성신염, 신증후군, 만성신부전, 고혈압 등이다.

가. 형태학적 소견 ;

- LM : 형태적으로 매우 다양하며 WHO분류에 따라 Class I-VI로 분류
- IF : "Full house pattern", IgG, IgM, IgA, C3 등 침착, Clq, C4 침착이 특징적
- EM : 다양한 종류의 전자물질이 침착, subendothelial, mesangial, subepithelial

나. 임상소견 ; 신생검이 가장 정확하게 병의 정도와 예후 판정에 중요한 지표이다. 1/3은 신부전으로 사망함.

표 6-17 2003 ISN/RPS 루프스신염 분류

Class	Description
Class I	Minimal mesangial LN
Class II	Mesangial proliferative LN
Class III	Focal LN(〈 50% of glomeruli) III(A) : active lesions III(A/C) : active & chronic lesions III(C) : chronic lesions
Class IV	Diffuse LN(≥ 50% of glomeruli) : segmental(IV-S) or global(IV-G) III(A) : active lesions III(A/C) : active & chronic lesions III(C) : chronic lesions
Class V	Membranous LN
Class VI	Advanced sclerosing LN(≥ 90% globally sclerosed glomeruli)

표 6-18 루프스신염의 급성도 및 만성도

Activity Index(0-24)	Chronicity Index(0-12)
I. Glomerulus 1. Cell proliferation(3) 2. Fibrinoid necrosis, karyorrhexis(6) 3. Cellular crescent(6) 4. Hyalin thrombi, wire loop(3)	I. Glomerulus 1. Glomerular sclerosis(3) 2. Fibrous crescent(3)
II. Tubulointerstitial 1. Mononuclear cell infiltration(3)	II. Tubulointerstitial 1. Interstitial fibrosis(3) 2. Tubular atrophy(3)

표 6-19 루프스신염에서 혈관 병변

1. Arteriosclerosis / Arteriolosclerosis
2. Uncomplicated vascular immune deposits
3. Noninflammatory necrotizing vasculopathy(lupus vasculopathy)
4. Thrombotic microangiopathy ass. with HUS/TTP syndrome
   - Antiphospholipid syndrome
   - Scleroderma/MCTD
5. Necrotizing vasculitis(PAN type)

(2) Henoch - Schonlein 자반증

: 피부자반, 복통, 요이상 등이 출현하며, 3-8세의 소아에 흔하다. 혈뇨, 단백뇨 및 신증후군을 동반

가. 형태학적 소견 ; mesangial proliferation, crescentic GN, IgA의 메산지움 침착이 특징적임. 그 외 IgG, C3침착

표 6-20 Henoch-Schonlein Purpura의 조직학적 분류(modified Heaton's classification)

- **I. No crescents, minimal glomerular alteration**
- **II. No crescents**
  - A. Pure mesangial proliferative
  - B. Focal segmental endocapillary proliferation
  - C. Diffuse endocapillary proliferation
- **III. Crescents in some glomeruli(<50%)**
  - A. Focal endocapillary proliferation
  - B. Diffuse endocapillary proliferation
- **IV. Crescents in many glomeruli(50% to 75%)**
  - A. Focal endocapillary proliferation
  - B. Diffuse endocapillary proliferation
- **V. Crescents in many glomeruli(>75%)**
  - A. Focal endocapillary proliferation
  - B. Diffuse endocapillary proliferation
- **VI. Pseudomembranoproliferative glomerulonephritis**

(3) 당뇨성 신염(Diabetic nephropathy, DMN)

- 당뇨병은 신질환의 이환률 및 사망률의 주요원인,
- Type I (Juvenile) DM의 30%와 40세 이하 DM환자의 20%에서 → 말기 신부전.
- DMN는 당뇨 환자에서 병발되는 모든 신장 병변을 총칭, 사구체 침범이 가장 흔하나 그외 arteriolar sclerosis, papillary necrosis, tubular lesion을 동반함.

가. 형태학적 소견

: 모세혈관 기저막의 비후, 메산지움 기질 및 세포증가, 미만성 사구체 경화증, hyaline arteriolor thickening, fibrin cap, capsular drop, nodular GS, Kimmelstiel-Wilson disease.

나. 발병기전

a. 대사장애 ; 인슐린 결핍, 고혈당증, 포도당 불내성

b. 사구체 기저막의 생화학적 변화 ; 제 4형 교원질과 fibronectin 의 증가, proteoglycan, heparan sulfate의 합성 감소

c. Nonenzymatic glycosylation of protein → glycosylation end product 침착

d. Hemodynamic change & Glomerular hypertrophy

다. 임상소견

; 단백뇨, 신증후군, 조기에는 GFR이 증가하나 점차 GFR이 감소되며 5년 이내에 말기 신부전에 도달.

(4) 유전분증(Amyloidosis)

: 신장의 유전분증은 일차성 또는 이차성으로 발병한다. 아밀로이드 침착에 따라 신증후군, 말초신경염, 간질환, 심부전 등으로 나타난다.

- LM ; 사구체 혈관막이나 메산지움에 무정형 물질 침착, Congo red positive apple green birefringence under polarized light.
  Congo red stain with KMNO4 pretreatment(양성 : AL type, 음성 : AA type)
- IF : AL(κ & λ), AA, Transthyretin
- EM : 8-10 nm의 fibril이 무작위배열, mesangium, subendothelial, subepithelial에 침착되어 심한 단백뇨와 신증후군을 유발한다.

(5) 기타 전신질환

; Good-Pasteur 증후군, polyarteritis nodosa, Wegener's granulomatosis, cryoglobulinemia, plasma cell dyscrasia.

표 6-21 사구체에 침착하는 섬유성, 소세관성 구조물

Disease	Appr. Diameter and Usual Ranges(nm)	Most Common Composition
AL or AA amyloidosis Fibrillary glomerulonephritis Cryoglobulinemia Immunotactoid glomerulopathy	10(8-15) 20(15-30) 30(25-35) 40(20-50)	Light chain or AA protein Oligoclonallg Cryglobulinemia Monoclonallg
Collagen type III glomerulopathy and nail-patella syndrome	〉 30 with variable bundling	Periodic type I or III collagen

표 6-22 Lobular/ nodular GN의 감별에 유용한 염색

lesions	PAS	PAS/Jones	Masson	Congo red	Argyrophiliciry
DM	+++	Black	Blue	-	+
Amyloid	+++	-	Blue	+++	-
Light/heavy chain	++	-	Blue	-	Less argyro
Immunotactoid	-	-	Blue	+	
Fibronectin	++	-	Red	-	
Collagen	-	-	Blue	-	

표 6-23 Lobular/nodular GN의 감별진단

Entity	LM		IF	EM	Important Additional Data
	Mesangium	Capillary walls			
DM nephropathy	Increased matrix nodular & diffuse	thick basement membranes	none	See LM	Microaneurysm
Amyloidosis	Increased	Infiltrate sometimes subepithelial spiles	Abnormal light cjain or negative	Characteristic non-branching fibrils	Congo red positive
Monoclonal Ig deposition disease	Increased matrix nodular & diffuse	Single contoured	Linear monoclonal light and/or heavy chain	Variable linear Intramembranous densitles	All extraglomerular BMs involved, microaneurysms
MPGN I	Increased cells	Double contours with deposits, usually not massive	Peripheral granular LG, C	Subendothelial deposits, mesangial interposition	Mesangial deposits

3) 유전성신염

표 6-24 유전성신염의 종류

Alport's syndrome, Thin basement membrane disease, Fabry's disease, Nail-patella syndrome, Congenital NS- Finnish type, Infantile NS-French type, other lipidoses.

(1) 알포트 증후군(Alport's syndrome)

: 1/5,000-1/10,000 빈도, CRF의 1-2%

가. 신장 증상

: 현미경적 혈뇨(남자 100%, 여자 carrier 95%), 상기도 감염과 동반된 육안적 혈뇨(60-70%), 단백뇨(발병 후 수년 후 생김), 고혈압(만성신부전으로 진행가능성)

나. 신장외 증상

: Hearing loss, sensory-neural 60%, 주로 cochlea 침범.
post cataract, corneal dystrophy,
Bilateral anterior lenticonus : 15-30%,
Esophageal or genital leiomyomas

다. 원인 : mutations of the gene for COL4A5(X-linked), A3(AR), A4(AD)

라. 진단 : 혈뇨 또는 청각장애 동반, 가족력이 있는 경우 의심하고 신조직 검사로 확진.

- LM : segmental proliferation & sclerosis, glomerular tubular epithelial cell의 foam change
- IF : absence $\alpha 5$, $\alpha 3$, $\alpha 4$ chain of collagen IV
- EM : irregular thickning and thinning, splitting or lamination of lamina densa

마. 치료 : 고혈압 및 단백뇨 조절(ACEI 또는 ARB), cyclosporin

(2) 비박 사구체 기저막신증(Thin basement membrane disease)

Familial benign hematuria

Proteinuria, hypertension, progressive renal failure or deafness : rare

Progression to ESRD

Found in typical Alport' s syndrome

Inheritance : AD 〉 AR, sporadic

Frequency : 9.2% - 11% in adult

Heterozygote mutation of COL4 A3 or A4 gene.

- LM : unremarkable
- IF : usually negative, absence α5 , α3, α4 chain of collagen IV
- EM : diffuse or segmental thinning of GBM(adult 〈250 nm, child 〈200 nm)

표 6-25 Type IV Collagen A1,A3, A5 chains의 사구체 분포

	GBM	mesangium	Bowman' s membrane	TBM	vessel
ά 1	++	+	+	+++	-
ά 3	++	-	+	-	++
ά 5	++	+	-	-	-

4. 세뇨관 간질 질환(Tubulointerstitial disease ; TIN)

표 6-26 TIN의 원인적 분류

Infection	Acute PN : ascending, hematogenous, bacterial fungal Chronic PN : reflux, obstructive, xanthogranulomatous, malakoplakia
Obstructive uropathy	Hydronephrosis with or without infection Reflux nephropathy
Allergic TIN	Drug, SLE, systemic vasculitis, anti-TBM Ab
Toxic TIN	Drug, heavy metal, radiation, sarcoid, idiopathic

: 세뇨관 간질성 신염은 주로 간질과 세뇨관의 조직학적, 기능적 변화가 특징이다.

1) 신우신염(pyelonephritis ; PN)

: 세뇨관, 간질 및 신우의 염증성 병변, 급성 및 만성으로 구분, 요로 감염과 동반

가. 원인 및 발생기전

; 85%가 정상 장내 세균총 중 독성이 낮은 그람음성 간균, E, coli, proteus, klebsiella, Enterobacter, 기타 staphylo, streptococcus 등 주로 자신의 대변세균총에 의한 내인성 감염

a. 혈행성 감염 ; 신장의 항세균성기전에 의해 정상에서는 어려우나, 요로 폐쇄를 유발하는 선행 조건이 있는 경우에는 쉽게 발생

b. 상행성 감염 ; 여성에서 빈도가 높다(M:F=1:8) ; 여성뇨도가 짧고, 전립선처럼 항균작용하는 분비액이 없고 홀몬작용이 세균 부착에 영향을 주며 외상이 쉽기 때문. 그 외 Indwelling catheter 삽입 등의 기계조작시 발생

(1) 급성 신우신염

; 혈행성, 상행성 요로 감염 기전으로 발생되는 급성 세균성 화농성 염증

가. 형태학적 소견

- Gross ; 피질 표면에 다발성 농양 형성, 편측 또는 양측성으로 크기 증대
- LM ; 반점상의 간질내 화농성 염증, 세뇨관 괴사, 농양 형성

나. 합병증 : necrotizing papillitis, pyonephrosis, perinephric abscess

(2) 만성 신우신염 및 역류성 신병증(reflux nephropathy)

; 신실질의 반흔 형성과 신배, 신우의 염증이 동반되는 만성 세뇨관 간질 염증, 말기신의 주요 원인

- Chronic obstructrve PN ; by obstructive anomaly or stone.
- Chronic reflux nephropathy ; 소아에 흔하다, congenifal vesicoureteral reflux 또는 intrarenal reflux에서 세균감염이 동반

가. 형태학적 소견

- Gross ; 불규칙한 반흔, 비대칭성 수축신, 피질 및 수질의 반흔, 신배부의 확장
- LM ; 세뇨관의 위축 또는 확장, thyroidization of distal tube
- 간질 및 신배부의 만성 염증세포 침윤 및 섬유화
- 사구체에는 큰 변화 없으나 FSGS발생되어 신증후군 유발도 가능

(3) 황색육아종성 신우신염(Xanthogranulomatous pyelonephritis)

; 만성 신우신염의 드문 subtype

(4) 신결핵(renal tuberculosis)

2) 급성 세뇨관 괴사(Acute tubular necrosis, ATN)

: 세뇨관 상피세포의 파괴가 특징이며, 신기능이 급격히 저하된다. ATN은 급성 신부전의 주요 원인으로 50% 이상을 차지하며 가역적 병변이다.

가. 세뇨관 병리기전

; ischemic & nephrotoxic ATN 모두에서 중요한 점은

(1) tubular cell injury (2) blood flow의 지속적이고 심한 장애임.

(1) 허혈성 세뇨관 괴사(Ischemic ATN)

- 심한 trauma, 급성 췌장염에서 말초혈액 공급이 부적절하여 신장에 ischemia 오고 저혈압 및 shock이 동반된다. mismatched transfusion, hemoglobinuria, myoglobinuria 등에서도 온다.
- distal tubule과 collecting duct에서 eosinophilic hyaline cast나 pigmented granular cast가 흔하며 이 cast는 주로 Tamm-Horsfall protein과 그 외 hemoglobin, myoglobin 및 다른 혈장단백으로 구성됨. 발병 1주일 후에는 상피세포의 재생이 관찰

(2) 신독성 세뇨관 괴사(Nephrotoxic ATN)

신 독소에 의한 특징적인 근위곡 세뇨관의 급성괴사

- 신독소 : 중금속(수은, 납, 금, 비소, 비스무트, 크롬, 우라늄), 유기

용매(CCl4, 클로로포름, 메틸 알콜), Antibiotics, anesthetics, drug, ethylene glycol, 버섯, 제초제...

- 조직학적 변화는 비 특이적이지만, 수은 중독에서는 손상세포에 large eosinophilic body, CCl4 중독에서는 neutral lipid 축적, ethylene glycol은 ballooning, hydropic or vacuolar change가 온다.
- 심한 변화가 없는 경우 95%는 회복됨. 그러나 패혈증이나 심한 화상에 의한 경우 사망률은 50% 이상임. non-oliguric ATN이 50% 정도이며 예후는 좋다.

3) 약물과 독성물질에 의한 세뇨관 간질 심염(Tubulointerstitial nephritis)

(1) 급성 약물성 세뇨관 간질 신염(Acute drug-induced TIN)

: sulfonamides, methicillin, ampicillin, rifampin, phenylbutazone, cimetidine

약 복용한지 15일 후 발열, 호산구증, 발적(25%), 혈뇨, 경한 단백뇨, 백혈구뇨(leukocyturia)가 옴.

가. 병인 : 면역학적 기전이 관여한다고 추정함.

나. 병리소견 :

- Gross : 신장이 약간 커진다.
- LM : 간질의 심한 부종, 림프구, 대식세포의 침윤, 때로 호산구, 중성구 침윤, 거대세포가 섞인 육아종성 병변, 세뇨관은 다양한 괴사와 재생 소견

(2) 진통제에 의한 신염(Analgesic abuse nephritis)

: 복합된 진통제의 장기적 과용으로 papillary necrosis, TIN 유발

: phenacetin, aspirin, caffein, acetoaminophen, codein 신 손상 유발의 최소량은 2-3 kg의 phenacetin을 3년 이상 복용하는 것.

가. 병인 : 유두부 괴사 발생후 이차적으로 TIN이 발생.

나. 병리소견 :

- Gross : 정상이거나 크기가 약간 적어짐. 피질은 함몰되거나 올라와 있어 불규칙하다. 유두부는 여러 단계의 괴사와 석회화를

보인다.

- LM : 유두부의 patchy necrosis, 진행되면 유두부 전체 괴사와 석회화. 피질은 세뇨관 위축, 간질의 섬유화와 염증 반응, 이차적으로 신우신염 발생. 특징적으로 cortical column of Bertin은 위축되지 않는다.

표 6-27 Nonsteroidal anti-inflammatory drugs(NSAID) 연관 심염

NSAID에 의해 vasodilatory prostaglandin 합성의 방해에 의한 ARF
Acute hypersensitivity interstitial nephritis
Acute TIN and lipoid nephrosis
Membranous GN

4) 기타 세뇨관 간질성 질환들

(1) 요산 신병증(urate nephropathy)

; acute uric acid nephropathy, chronic urate nephropathy, nephrolithiasis

(2) 고 칼슘혈증(hypercalcemia)과 신석회화증(nephrocalcinosis)

; Hypercalcemia를 일으키는 hyperparathyroidism, multiple myeloma, hypervitaminosis D, metastatic bone tumor와 excessive calcium intake로 인한 milk-alkali syndrome은 calcium stone과 kidney에 calcium 침착을 일으킨다.

(3) 다발성 골수종(Multiple myeloma)에 의한 신장 질환

① Cast nephropathy : B-J protein(light chain)이 직접 세포를 손상시키거나, Tamm-Horsfall protein과 결합하여 cast 형성, tubule 폐쇄 및 염증 유발

② Amyloidosis(골수종의 6-24% 이내)

③ Light-chain deposition disease

④ Hypercalcemia & hyperuricemia

⑤ Vascular disease

⑥ Urinary tract infection

5. 혈관의 병변

1) 고혈압(Hypertension)

: 지속적 혈압상승(확장기 혈압 〉90 mmHg, 수축기혈압 〉140 mmHg), 90-95%는 본태성 고혈압, 5-10%는 이차성 고혈압

(1) 양성 신 경화증(Benign hypertension)

; 본태성 고혈압의 양성기에 나타나는 신장의 변화. arteriole이나 small artery에 hyalin arteriosclerosis 동반하여 신장 실질에 focal ischemia가 온다. 노인 부검에서 미약한 nephrosclerosis를 볼 수 있고 흑인에서 많고, 당뇨병 있는 경우 빈도와 정도가 심해진다.

가. 병인 :

- 고혈압에 의한 hemodynamic change에 의한 medial & intimal thickening.
- 혈장 단백과 기저막 물질의 증가로 인한 arteriolar hyalin deposit

나. 형태학적 소견

- Gross ; 정상 또는 수축, 피막에 미만성 미세과립, 피질의 위축.
- LM ; arteriole & small artery의 비후와 유리질화에 의한 내강 협착, fibroelastic hyperplasia of interlobar or arcuate artery. 신사구체의 경화, 세뇨관 위축, 간질 섬유화

(2) 악성 신 경화증(Malignant hypertension)

; 고혈압 환자의 약 5 %차지, 연령이 30-40대로 양성에 비해 젊다, 이완기혈압이 120 mmHg 이상으로 악성기 고혈압, 기존의 양성 본태성 고혈압, 이차성 고혈압 및 만성 사구체 신염에 병발

가. 병인 : high renin - angiotensin - aldosteron level로 설명됨. endothelial injury, platelet deposition, arteriolar wall injury, arteritis, fibrinoid necrosis와 intravascular thrombosis, intimal smooth muscle hyperplasia

나. 형태학적 소견

- Gross ; 신장은 다양한 크기, 피질에 특징적인 점상출혈(flea-bitten appearance)
- LM ; fibrinoid necrosis of arteriole, fibrin(+), necrotizing arteriolitis, hyperplastic arteriolitis, onion skin intimal thickening, necrotizing GN

다. 임상 경과 ; 5년 생존률이 50%, 환자 사인의 70-80%는 요독증, 그외 심부전, 뇌출혈, 혈전증 등

2) 신동맥 협착증(Renal artery stenosis)

- 치료 가능한 이차성 고혈압의 가장 흔한 원인, 외과적 치료로 70-80%의 완치율.
- 신동맥기시부의 atheromatous plaque가 가장 흔한(70%)원인이며, 그 외 신동맥의 fibromuscular dysplasia.

3) 혈전성 미세혈관병증, Thrombotic microangiopathies(TMA)

: 형태학적으로 capillary와 arteriole에 thrombosis가 전신에 오고 임상적으로 microangiopathic hemolytic anemia, thrombocytopenia, renal failure가 특징이다.

: renal failure는 interlobar artery나 glomerular capillary에 platelet or platelet-fibrin thrombi가 오고 혈관벽의 비후와 괴사가 온다.

가. Hemolytic uremic syndrome(HUS)

나. Thrombotic thromhocytopenic purpura(TTP)

표 6-28 TMA유발하는 원인 질환

(1) Classic childhood HUS, most frequently associated with intestinal infection by verocytotoxin-releasing bacteria
(2) Adult HUS, associated with
  a. Infection
  b. Pregnancy and contraceptives
  d. Vascular renal diseases : scleroderma and hypertension
  e. Chemotherapeutic and immunosuppressive drugs
(3) Idiopathic HUS/TTP

라. 병인 : Endothelial injury와 platelet aggregation 때문이며, 이들로 인해 vascular obstruction과 vasoconstriction이 오고 distal ischemia가 초래된다.

(1) Childhood HUS

가. 소아 AFR의 주요원인, 독감 전구증상, 소화기 증상, 급격한 출혈성 증상, 핍뇨, 혈뇨 및 미세 혈관 병적 용혈성 빈혈, 현저한 신경학적 변화를 동반

나. 75% 환자에서 verocytotoxin producing E, coli(예 type 0157:H7)에 의한 장내 감염(Shigella에서 생산되는 Shiga toxin과 유사)

다. 병인 : shiga-like toxin이 적혈구와 결합하며 monocyte, 혈소판을 활성화하고 내피세포에 영향을 준다. 즉, 백혈구의 부착 증가, endothelin의 증가, 혈관 수축, endothelial lysis, thrombosis

마. LM : GBM의 비후, endothelial & subendothelial swelling, fibrin 침착, interlobular & aff. arterial의 fibrinoid necrosis, intimal hyperplasia, thrombi

(2) Adult HUS/TTP

; 임신의 합병증(태반출혈, 태반조각의 잔존), 산후 신부전, 피임약, 감염 등과 연관된다.

(3) Idiopathic HUS/TTP

; CNS 침범이 흔하고 신장 침범은 50%에서만 일어남.

4) 기타 혈관 질환

(1) Atherosclerotic Ischemic Renal disease

(2) Atheroembolic Renal disease

(3) Sickle cell disease Nephropathy

(4) Diffuse cortical Necrosis

(5) Renal infarct

6. 이식신(Renal allograft)

1) 이식신 조직의 병리진단

: 이식신 변화를 가장 정확히 알 수 있는 방법의 Gold standard는 병리조직검사이다.

: 이식신 조직 검체의 적절성 : 최소 10개 이상의 사구체와 2개 이상의 동맥혈관이 포함되어야한다. 생검조직이 충분치 않을 경우 진단의 정확성이 떨어지며, 특히 초점성 분포를 하는 병변인 경우는 25개 이상의 사구체가 있어야 진단적 오차를 줄일 수 있다.

표 6-29 이식신 신생검 조직의 적절성

* Adequate : 〉 10 glomeruli with 2 arteries
Marginal : 〈 7 glomeruli with 1 artery
Unsatisfactory : 〈 7 glomeruli with no artery

: 이식신에서 거부반응 및 기타질환의 정확한 진단을 위해서 LM 및 IF검사는 반드시 시행하여야 하며, EM도 필요한 경우에는 시행하여야한다.

2) 이식신 생검의 진단분류-Banff 분류의 변천

이식신 조직의 병리진단에 현재 Banff 분류가 가장 널리 사용되고 있다. Banff 분류는 1991년 Cannada, Banff 에서의 모임을 시작으로 “Banff 93 분류” 가 처음 제시되었고, 그 후 “Banff 97 분류” 로 보완되어 사용되다가, C4d 염색이 체액성 거부반응 진단에 유용함이 알려지면서 2003년 부터는 체액성 거부반응(Antibody-mediated rejection)의 조직학적 분류가 좀 더 세분화되었다.

최근 2005년 “Banff 2005 분류” 에서는 Chronic allograft nephropathy가 없어지고, Chronic active Antibody-mediated rejection 및 Chronic active T cell- mediated rejection이 추가되었다. 2007년 “Banff 2007 분류” 에서는 active rejection의 소견이 없는 C4d 침착이 진단 항목으로 추가되었고, C4d scoring 및 Peritubular capillaritis의 grading이 추가되었다.

** The Banff 2007 classification of renal allograft pathology

1. Normal
2. Antibody-mediated changes(may coincide with categories 3, 4 and 5 and 6) : Presence of circulating antidonor Ab, and C4d or allograft pathology.
   - C4d deposition without morphologic evidence of active rejection.
   - C4d+, presence of circulating antidonor Ab, no signs of acute or chronic TCMR or ABMR(i.e. g0, cg0, ptc0, no ptc lamination). Cases with simultaneous borderline changes or ATN are considered as indeterminate.
   - Acute antibody-mediated rejection

     C4d+, presence of circulating antidonor Ab,

     Morphologic evidence of acute tissue injury,

Type/Grade
I. ATN - like minimal inflammation
II. Capillary or glomerular inflammation(ptc/g 〉0) and/or thromboses
III. Arterial — v3

   - Chronic active antibody-mediated rejection

     C4d+, presence of circulating antidonor Ab, morphologic evidence of chronic tissue injury, such as glomerular double contours and/or peritubular capillary basement membrane multilayering and/or interstitial fibrosis/tubular atrophy and/or fibrous intimal thickening in arteries
3. Borderline changes : 'Suspicious' for acute T-cell-mediated rejection (may coincide with categories 2 and 5 and 6)

No intimal arteritis Foci of tubulitis(t1, t2 or t3) with minor interstitial infiltration(i0 or i1) or tubulitis(t1) with interstitial infiltration(i2, i3)

4. T-cell-mediated rejection(TCMR, may coincide with categories 2 and 5 and 6)

- Acute T-cell-mediated rejection

Type(Grade)	
IA	Significant interstitial infiltration(〉25% of parenchyma affected, i2 or i3) + foci of moderate tubulitis(t2)
IB	Significant interstitial infiltration(〉25% of parenchyma affected, i2 or i3) + foci of severe tubulitis(t3)
IIA	Mild-to-moderate intimal arteritis(v1)
IIB	Severe intimal arteritis comprising〉25% of the luminal area(v2)
III	'Transmural' arteritis and/or arterial fibrinoid change and necrosis of medial smooth muscle cells with accompanying lymphocytic inflammation(v3)

- Chronic active T-cell-mediated rejection

  'chronic allograft arteriopathy' (arterial intimal fibrosis with mononuclear cell infiltration in fibrosis, formation of neo-intima)

5. Interstitial fibrosis and tubular atrophy - no evidence of any specific etiology. (may include nonspecific vascular and glomerular sclerosis)

Grade
I. Mild interstitial fibrosis and tubular atrophy(〈25% of cortical area)
II. Moderate interstitial fibrosis and tubular atrophy(26–50% of cortical area)
III. Severe interstitial fibrosis and tubular atrophy/loss(〉50% of cortical area)

6. Other

: Changes not considered to be due to rejection.

(may include isolated g, cg or cv lesions and coincide with categories 2, 3, 4 and 5)

* <u>Quantitative criteria for tubulitis("t") scores</u>

t0 = no mononuclear cells in tubules

t1 = foci with 1 to 4 cells/tubular cross section or 10 tubular cells

t2 = foci with 5 to 10 cells/tubular cross section

t3 = foci with 〉10 cells/tubular cross section

* Quantitative criteria for intimal arteritis("v") scores

v0 = no arteritis

v1 = Mild-to-moderate intimal arteritis in at least one arterial cross section

v2 = Severe intimal arteritis at least 25% luminal area lost in at least one arterial cross section

v3 = Transmural arteritis and/or arterial fibrinoid change and medial smooth muscle necrosis with lymphocytic infiltrate in vessel

* Quantitative criteria for mononuclear cell interstitial inflammation("i") scores

i0 = no or trivial interstitial inflammation(〈10% of unscarred parenchyma)

i1 = up to 25% of parenchyma inflamed

i2 = 26-50% of parenchyma inflamed

i3 = 〉50% of parenchyma inflamed

* Quantitative criteria for mononuclear cell interstitial glomerulitis("g") scores

g0 = no glomerulitis

g1 = glomerulitis in a minority of glomeruli

g2 = segmental or global glomerulitis in about 25 to 75% of glomeruli

g3 = glomerulitis(mostly global) in all or almost all glomeruli

* Quantitative criteria for interestitial fibrosis("ci")

ci0 = interstitial fibrosis in up to 5 % of cortical area

ci1 = mild- interstitial fibrosis in 6-25% of cortical area

ci2 = moderate- interstitial fibrosis in 26-50% of cortical area

ci3 = severe- interstitial fibrosis in 〉50% of cortical area

* Quantitative criteria for tubular atrophy("ct")

ct0 = no tubular atrophy

ct1 = tubular atrophy in up to 15% of proximal tubules

ct2 = tubular atrophy in 16-30% of proximal tubules

ct3 = tubular atrophy in more than 30% of proximal tubules

* Quantitative criteria for allograft glomerulopathy("cg")

cg0 = No glomerulopathy. Double contours in 〈10% of peripheral capillary loops in most severely affected glomerulus

cg1 = Double contours affecting up to 25% of peripheral capillary loops in the most affected non-sclerotic glomeruli

cg1 = Double contours affecting 26-50% of peripheral capillary loops in the most affected non-sclerotic glomeruli

cg3 = Double contours affecting 〉50% of peripheral capillary loops in the most affected non-sclerotic glomeruli______

-Note the number of glomeruli and per cent of sclerotic

* Quantitative criteria for mesangial matrix increase("mm")

mm0 = no mesangial matrix increase

mm1 = up to 25% of nonsclerotic glomeruli affected(at least moderate matrix increase)

mm2 = 26-50% of nonsclerotic glomeruli affected(at least moderate matrix increase)

mm3 = 〉50% of nonsclerotic glomeruli affected(at least moderate matrix increase) If the width of interspace exceeds two mesangial cells on the average in at least two glomerular lobules the "mm" is moderately increased.

* Quantitative criteria for interstitial fibrosis("cv") scores

cv0 = No chronic vascular changes

cv1 = Vascular narrowing of up to 25% of luminal area by fibrointimal thickening of arteries +/- breach of internal elastic lamina or presence of foam cells or occasional mononuclear cells &

cv2 = 26-50% narrowing of vascular lumen area a

cv3 = Severe vascular changes with 〉50% narrowing of vascular lumen areaa

* Quantitative criteria for arteriolar hyaline thickening("ah")

ah0 = no PAS-positive hyaline thickening

ah1 = mild to moderate PAS-positive hyaline thickening in at least one arteriole/artery

ah2 = mild to severe PAS-positive hyaline thickening in at least one arteriole/artery

ah3 = severe PAS-positive hyaline thickening in many arterioles/arteries

* Quantitative criteria for peritubular capillaritis("ptc")

ptc 0 = No significant cortical ptc, or 〈10% of PTCs with inflammation

ptc 1 = ≥10% of cortical ptc, with max 3 to 4 luminal inflammatory cells

ptc 2 = ≥10% of cortical ptc, with max 5 to 10 luminal inflammatory cells

ptc 3 = ≥10% of cortical ptc, with max 〉10 luminal inflammatory cells

It is recommended that one comment on the composition(mononuclear cells vs. neutrophils) and extent(focal, ≤50% vs. diffuse, 〉50%) of peritubular capillaritis.

* Scoring of C4d staining(% of biopsy or 5 HPF)

C4d 0 = Negative : 0%

C4d 1 = Minimal C4d stain/detection : 1〈10%

C4d 2 = Focal C4d stain/positive : 10–50%

C4d 3 = Diffuse C4d stain/positive :

참고문헌

1. Solez K, Colvin RB, Racusen LC, Haas M, Sis B, Mengel M, Halloran PF, Baldwin W, Banfi G, Collins AB, Cosio F, David DS, Drachenberg C, Einecke G, Fogo AB, Gibson IW, Glotz D, Iskandar SS, Kraus E, Lerut E, Mannon RB, Mihatsch M, Nankivell BJ, Nickeleit V, Papadimitriou JC, Randhawa P, Regele H, Renaudin K, Roberts I, Seron D, Smith RN, Valente M. Banff 07 classification of renal allograft pathology : updates and future directions. Am J Transplant. Apr;8(4):753-60, 2008.
2. Solez K, Colvin RB, Racusen LC, Sis B, Halloran PF, Birk PE, Campbell PM, Cascalho M, Collins AB, Demetris AJ, Drachenberg CB, Gibson IW, Grimm PC, Haas M, Lerut E, Liapis H, Mannon RB, Marcus PB, Mengel M, Mihatsch MJ, Nankivell BJ, Nickeleit V, Papadimitriou JC, Platt JL, Randhawa P, Roberts I, Salinas-Madriga L, Salomon DR, Seron D, Sheaff M, Weening JJ. Banff '05 Meeting Report : differential diagnosis of chronic allograft injury and elimination of chronic allograft nephropathy('CAN'). Am J Transplant. Mar;7(3):518-26, 2007.
3. Racusen LC, Colvin RB, Solez K, Mihatsch MJ, Halloran PF, Campbell PM, Cecka MJ, Cosyns JP, Demetris AJ, Fishbein MC, Fogo A, Furness P, Gibson IW, Glotz D, Hayry P, Hunsickern L, Kashgarian M, Kerman R, Magil AJ, Montgomery R, Morozumi K, Nickeleit V, Randhawa P, Regele H, Seron D, Seshan S, Sund S, Trpkov K. Antibody-mediated rejection criteria - an addition to the Banff 97 classification of renal allograft rejection. Am J Transplant. Jun;3(6):708-14, 2003.
4. Racusen LC, Solez K, Colvin RB, Bonsib SM, Castro MC, Cavallo T, Croker BP, Demetris AJ, Drachenberg CB, Fogo AB, Furness P, Gaber LW, Gibson IW, Glotz D, Goldberg JC, Grande J, Halloran PF, Hansen HE, Hartley B, Hayry PJ, Hill CM, Hoffman EO, Hunsicker LG, Lindblad AS, Yamaguchi Y, et al. The Banff 97 working classification of renal allograft pathology. Kidney Int. Feb;55(2):713-23, 1999.
5. Solez K, Axelsen RA, Benediktsson H, Burdick JF, Cohen AH, Colvin RB, Croker BP, Droz D, Dunnill MS, Halloran PF, et al. International standardization of criteria for the histologic diagnosis of renal allograft rejection : the Banff working classification of kidney transplant pathology. Kidney Int. Aug;44(2):411-22, 1993.

Catholic University of Korea 임상진료지침

07 비뇨기계 병리

Pathology

1. 신장

1) 정상구조

무게(여성 : 115-155 gm, 남성 : 125-170 gm),
Outer cortex, inner medulla, calyx, pelvis

2) 육안검사

먼저 좌우를 확인하고 종양인 경우는 Gerota's fascia, 신주위지방조직, 피막, 신혈관, 그리고 요관 절연의 침범 여부를 확인한다. 지방조직을 제거한 후 신장의 크기와 무게를 잰다. radical nephrectomy specimen인 경우 adrenal gland도 포함이 되었는지 살핀다. Sagital section하여 반으로 잘라 병변의 위치(upper pole, lower pole, cortex, medulla), calyx, pelvis 침범여부, capsule, perirenal adipose tissue 침습을 기술한다. 피막은 박리할 수 있을 만큼 박리하고, 유착이 있는 경우, capsule과 perirenal fat을 같이 넣는다. 종양주변의 실질도 잘라 넣어 동반 질환 여부를 관찰한다(그림 7-1).

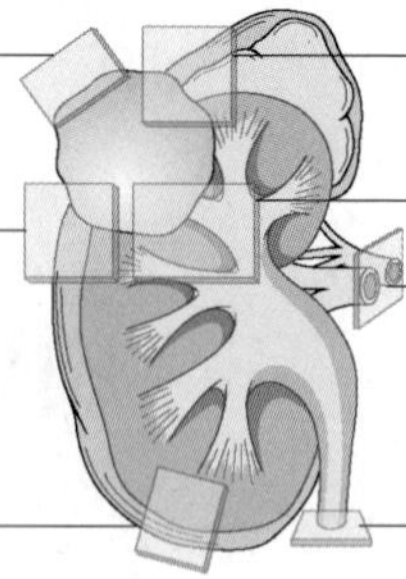

그림 7-1 광범위 신적출술의 표본채취 Principles and Techniques of Surgical Pathology.

표 7-1 신장 종양의 WHO 분류

Clear cell renal cell carcinoma
Multilocular clear cell renal cell carcinoma
Papillary renal cell carcinom
Chromophobe renal cell carcinoma
Carcinoma of the collecting ducts of Bellini
Renal medullary carcinoma
Xp 11 translocation carcinomas
Carcinoma associated with neuroblastoma
Mucinous tubular and spindle cell carcinoma
Renal cell carcinoma, unspecified
Papillary adenoma
Oncocytoma

3) 신세포암종(Renal cell carcinoma)

(1) Clear cell RCC

가장 흔한 형태로서 육안소견상 노란색(종양세포가 지방함유)이며, 출혈, 섬유화, 괴사정도에 따라 다양한 색깔을 보인다, 석회화와 낭성 변화가 흔하다, 현미경소견상 종양세포는 중앙에 위치한 핵과 투명하거나 호산성 세포질을 가진 둥글거나 다각형의 세포들로 이루어져 있다.

nest를 이루고 사이 사이에 fine vascular network가 있다. IHC상, low molecular weight cytokerain, EMA, vimentin, CD10, RCC marker(RCC Ma)에 양성이다. Fuhrman nuclear grading(표 7-2)과 stage(그림 7-2)가 중요하다. 혈관을 통한 전이가 흔하여 원발종양을 모르는 전이성 병변인 경우 반드시 고려해봐야 한다.

표 7-2 신세포암의 Fuhrman 핵 등급

grade 1	Small, round and uniform nuclei. No evident nucleoli
grade 2	Nuclei with irregular outlines. In conspicuous nucleoli
grade 3	Irregular nuclei with identifiable nucleoli at 100xmagnification
grade 4	Large, hyperchromatic, pleomorphic nuclei. Single or multiple nucleoli

(2) Pathologic primary tumor(pT) stages

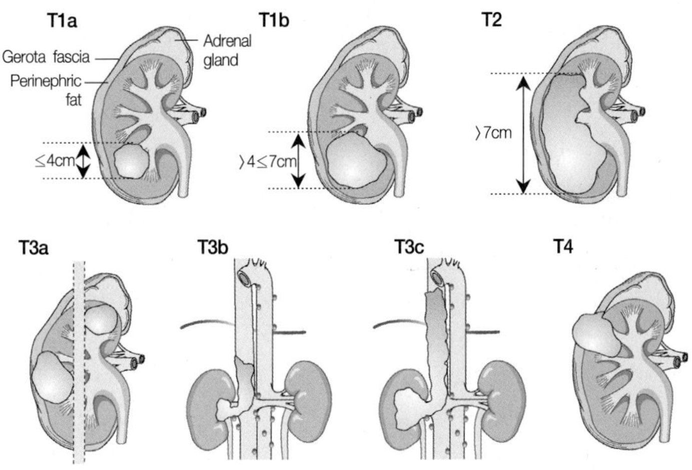

그림 7-2 신세포암의 병리학적 원발종양 병기(pT)

4) Pediatric renal neoplasm

(1) 육안 검사

소아의 신장 종양은 크고 부서지기 쉬우며 신장바깥으로 돌출되는 경우가 많다. 따라서 capsule rupture 여부를 잘 살피고 종양과 capsule, renal sinus와의 관계를 주의해서 본다. 종양과 정상 실질과의 경계에서 조직을 넣고, hilum이 종양 파급의 주요 부위이므로 이 부위를 꼭 포함하고 ureter margin, vascular margin, lymph node, nephrogenic rest, normal kidney에서 조직을 넣는다. Nehproblastoma의 경우 mapping은 필수이다.

Classic vs variant histology를 아는 것이 진단에 필수이며 다양한 조직학적 pattern을 보이므로 adequate sampling이 중요하다.

(2) Nephroblastoma(Wilms tumor)

소아의 신장 종양의 85%를 차지하며 대부분 10세 이전에 발생하고 2세-5세에서 가장 호발한다.

- 관련 유전자 ; abnormalities of WT1 on chromosome 11p13 or WT2 on chromosome 11p15
  Molecular alteration : TP53, LOH of 1p, 16q
- 육안 소견상 solitary mass, 10% multicentric, 5% bilateral, 단면은 pale gray friable, hemorrhagic or cystic, pushing border surrounded by fibrous pseudocapsule(diffuse blastemal type의 경우는 infiltrative growth)
- 현미경 소견상 blastemal, epithelial, stromal elements --- classic triphasic elements
  - Blastemal type : serpentine, nodular basaloid pattern
  - Epithelial differentiation : tubular papillary, glomeruloid pattern (ralrely squamous cell, mucinous, neural differentiation)
  - Stroma : primitive mesenchyme but show differentiation into skeletal muscle, smooth muscle, adipose tissue and cartilage --- tumors with prominent heterologous elements teratoid

Wilms tumor

- Favorable vs unfavorable histology : anaplasia의 정도(large multipolar mitotic figures, large hyperchromatic nuclei)

2. Urinary bladder

1) 육안 검사

방광절제술조직은 보통 전벽의 정중선을 따라 Y자 절개로서 연다. 사진을 찍고 병변의 위치, 크기와 양상을 기술하고 일단 판에 박아 고정한다. 단, 요관의 절연은 고정 후에 찾기 어려우므로 수축되기 전에 찾아 소식자를 끼워 넣거나 함께 고정한다. 고정한 후 절단하여 절단면을 관찰하고 가장 깊게 침범한 부분을 기술하며 여기에서 여러 절편을 넣는다. 요관 절연 및 전립선 요도를 확인하고 절편을 넣는다. Bricker's operation한 경우는 전립선, 정낭과 정관을 각각 측정하고 침범 여부를 확인한 다음 표본을 취한다(그림 7-3).

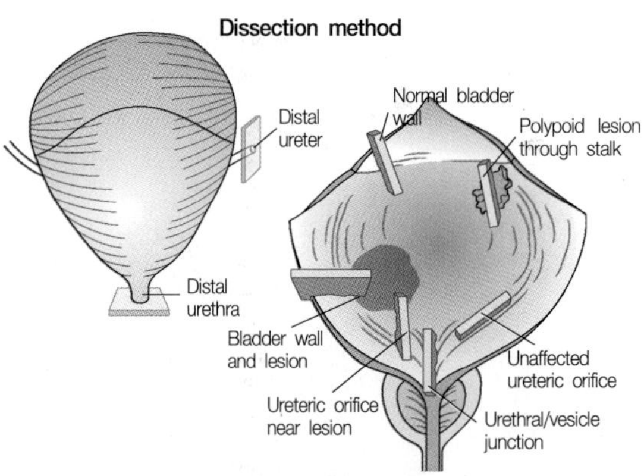

그림 7-3 광범위 방광적출술의 육안검사방법

2) 정상 현미경 구조

Normal microscopic anatomy : four layers of urinary bladder(urothelium, lamina propria, inner longitudinal muscle layer, outer circular muscle layer

Note :
* lamina propria muscle은 discontinuous, scattered 되어 있고 vessel과 인접해 있다.
* adipose tissue가 submucosa와bladder wall 모두에서 관찰될 수 있다(perivesical fat invasion 진단시 주의).

3) Neoplastic urothelial lesions(표 7-3)

4) Pathologic T staging of urinary bladder cancer(그림 7-4)

표 7-3 요로상피암의 WHO분류

Infiltrating urothelial carcinoma	Noninvasive urothelial neoplasias
with squamous differentiation	Urothelial carcinoma in situ
with glandular differentiation	Noninvasive papillary urothelial carcinoma, high grade
with trophoblastic differentiation	Noninvasive papillary urothelial carcinoma, low grade
nested	Noninvasive papillary urothelial neoplasm of low malignant potential
microcystic	
lymphoepithelioma-like	**Urothelial papilloma**
lymphoma-like	**Inverted urothelial papilloma**
plasmacytoid	
sarcomatoid	
giant cell	
undifferentiated	

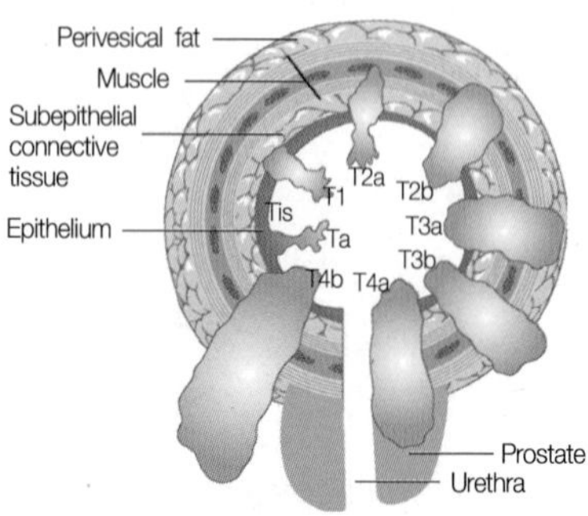

그림 7-4 방광암의 병리학적 병기(pT)

3. renal pelvis and ureter

1) Benign conditions : ureteritis, pyelitis cystica and glandularis, malakoplakia, nephrogenic adenoma, squamous metaplasia
2) Benign epithelial neoplasm : urothelia papilloma, inverted papilloma, villous adenoma, squamous papilloma
3) Benign nonepithelial neoplasm : fibroepithelial polyp, leiomyoma, hemangioma, neurofibroma, fibrous histiocytoma
4) Urothelial dysplasia : same features as in the urinary bladder, defined as low-grade intraurothelial neoplasia
5) urothelial carcinoma :
   (1) 현미경 소견
   pattern of growth(papillary, polypoid, nodular, ulcerative, infiltrative) with or without hydronephrosis and stones, multifocality, associated with stricture or hydroureter
   (2) Histologic variant(micropapillary, lymphepithelioma-like, sarcomatoid, squamous, clear cell, glandular, rhabdoid, signet-ring, plasmacytoid)
   (3) IHC : urothelial carcinoma vs RCC
   (CK7, CK20, p63, thrombomodulin, uroplakin III positivity ; favor urothelial carcinoma)

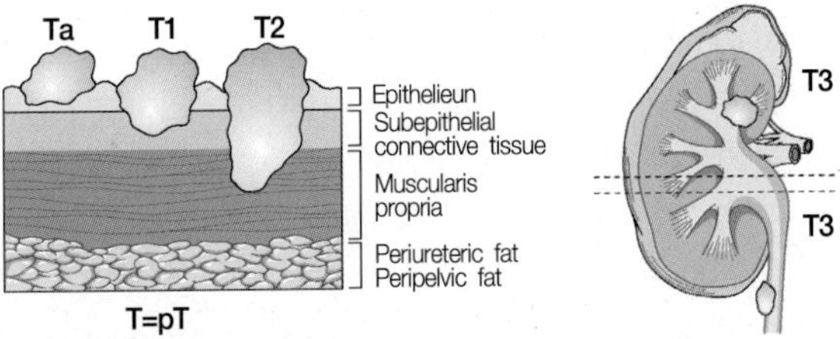

그림 7-5 pTa, pT1, pT2, pT3의 모식도

(4) Pathologic T staging of renal pelvis and ureter

3. Urethra

1) 정상 구조

(1) male : three anatomic regions

가. prostatic(bladder neck to apex of prostate) lined by urothelium

나. bulbomembranous(apex of the prostate to surface of urogenital diaphragm) pseudostratified or stratified columnar epthelium

다. penile(interior surface of urogental diaphragm to the urethral meatus) transition from stratified columnar epithelium to squamous epithelium

(2) Female : proximal 1/3 : urothelium
distal 2/3 : squamous epithelium

2) Diagnostic features of common diseases

(1) Congenitial anomalies : urethral valve, diverticula, fibroepithelial polyp

(2) Inflammation and infection : urethritis, caruncle, malakoplakia, condyloma acuminatum

(3) Metaplasia : squamous metaplasia, urethritis cystica and glandularis, nephrogenic adenoma(metaplasia)

(4) Hyperplasia : urothelial hyperplasia, prostatic urethral polyp

(5) Benign neoplasm : villous adenoma, squamous papilloma, urothelial(including inverted) papilloma, leiomyoma, hemangioma

(6) Malignant neoplasm : squamous cell carcinoma, urothelial carcinoma, adenocarcinoma, paraurethral gland carcinoma, melanoma

Catholic University of Korea 임상진료지침

08 남성생식계 병리

Pathology

1. 전립선(Prostate)

1) 정상구조(그림 8-1)

정상인 20대-50대 : 20gm, 60-80대 : 30gm

(1) Peripheral zone(PZ, 70% of glandular portion)

simple rounded contour of ducts and acini

undulation of epithelial border

more abundant loose stroma wih randomly arranged muscle bundles

cancer의 70~75% 호발

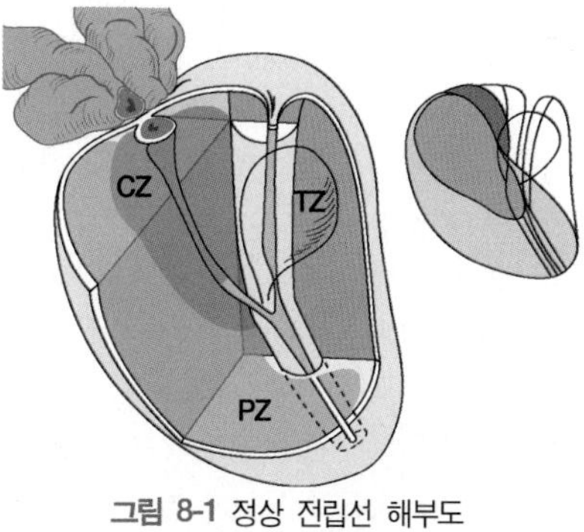

그림 8-1 정상 전립선 해부도

(2) Transitional zone(TZ, 25% glandular portion)

similar morphology of ducts and acini to PZ
compact stroma with interlacing muscle bundles
cancer의 10% 발생

(3) Central zone(CZ, 5% of glandular portion)

polygonal contour of duct and acini
larger ducts and acini than PZ and TZ
prominent intraluminal ridges, epithelial arches, papillary infoldings by corrugations of the walls
clustering of acini into lobules around a central subsidiary ducts
less abundant compact smooth muscle stroma between lobules
higher epithelium to stroma ratio than PZ and TZ
abrupt contrast in stromal morphology between CZ and
BPH 호발, cancer의 15~20% 발생

2) 육안검사

(1) 침생검(Needle biopsy)

조각의 수와 크기를 측정하고 카세트에 넣는다. 이 때 조직은 squeeze가 되지 않도록 하기 위하여 foceps을 쓰지 않고 tissue paper에 filter 시킨다.

(2) 경요도절제술(Transurethral resection)

가. 조각의 무게를 정확히 재고 모든 조각을 세밀히 관찰하여 크기, 모양과 색등을 기술한다. 암종은 황색조를 띄며 조금 더 단단하므로 의심스런 조각들은 빠지지 않게 넣는다.

나. 받은 조직이 12 gm 미만이면 조직 전부를 한 cassette에 1.5 g씩 8개의 cassette에 고르게 펴서 넣는다.

다. 받은 조직이 12 gm 이상이면 매 10 gm당 한 개의 cassette를 추가한다. 단, 현미경적인 소견상 고등급 전립선상내암(high grade PIN)이나 intraluminal crystalloid가 관찰되거나, 암종이 관찰되지만 그 용량이 전체 검체의 5%를 넘지 않거나 3foci 이하이면 나머지 검체를 전부 넣어 슬라이드를 제작한다.

(3) Suprapubic prostatectomy for nodular hyperplasia

전립선을 넓고 평평한 뒷면에 수직이 되도록 원위부에서 근위부를 0.3 cm 간격으로 자른다. 각각의 절제면을 암종이 있는지(노란색을 지닌 부위나 검체의 다른 부위에 비하여 더 단단하거나 부드러운 부위들), 증식성 결절, 낭, 석회화 등을 살펴본다. 좌엽 우엽 각각 3 절편씩 넣고 중간엽도 넣는다.

(4) **근치적전립선절제술**(Radical prostatectomy) (그림 8-2)

가. 전립선의 해부학적 방향을 결정한다. 정낭과 정관은 전립선의 기저부(근위부 말단, 방광목부위) 뒤쪽으로 들어간다. 기저부는 넓고 납작한 반면, 첨단부(원위부 말단)는 좁고 원뿔 모양이다. 전립선의 앞 면은 둥글고 볼록한 반면, 뒷면은 넓고 납작하다.

나. 크기와 무게를 측정한 후 고정한다.

다. 잉크로 전립선의 겉면을 모두 칠한다. 이 때 전후좌우를 혼동하지 않기 위해 각각의 겉면을 다른 색의 잉크로 칠한다.

라. 정관과 근위부 요도의 절제연을 shave한다.

마. 원위부 요도의 절제연은 원위부 말단을 1 cm으로 잘라낸 후 이를 직각으로 세워 얇은 절편을 만든다.

바. 전립선을 넓고 평평한 뒷면에 수직이 되도록 원위부에서 근위부를 0.5 cm 간격으로 자른다.

사. 자른 절단면들을 전후좌우의 방향이 혼동되지 않게 정확히 확인한다. 전립선 요도는 각 절단면의 거의 중앙에 위치하고 모양은 ∩형이다. ∩의 팔은 전립선의 뒷면을 가리키고, 볼록한 면은 앞면을 가리킨다. 전립선의 앞면/중심부와 말발굽 모양의 주변부를 나누는 섬유근육띠(fibromuscular band)를 찾는다.

아. 절단면들을 순서와 방향을 유지하여 모두 함께 육안표본사진을 찍고 육안 소견을 기술한다.

자. 육안적으로 확실한 암을 발견하면 육안으로 확인한 암을 모두 넣고, 암을 발견하지 못하면 every other slice로 절편을 넣는다. 이때 절편의 크기가 cassette보다 크므로 중앙을 세로와 가로로 잘라 각각 전후좌우를 구분하여 절편을 cassette에 넣는다.

차. 전립선으로 들어가는 부분의 정낭의 근위, 중간, 그리고 원위부의 절편을 채취한다.

카. 남은 조직은 순서와 방향을 유지하기 위하여 안전핀이나 고무줄로 절단면들을 묶어 보관한다.

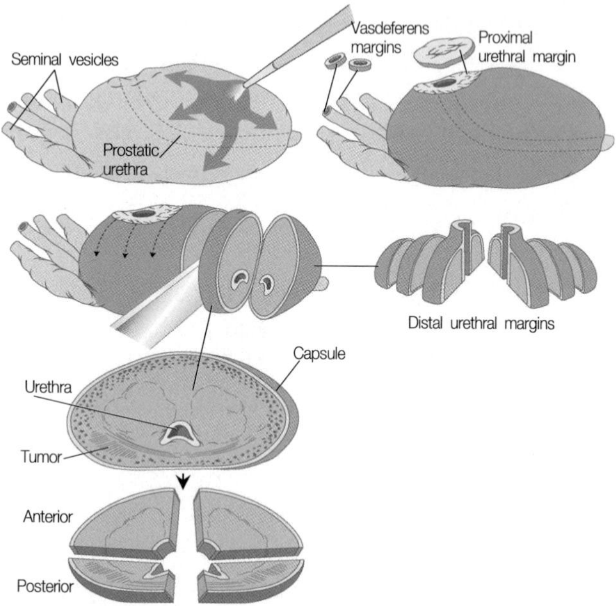

Radical Prostatectomy

1. Orient the gland using the insertion of the seminal vesicles.
2. Submit shave sections of the proximal urethral and vasa deferentia margins, and submit perpendicular sections of the distal urethral margin.
3. Section the remainder of the prostate, and the submit those slices with grossly identifiable, then every other slice should be submitted.
4. Submit sections of the seminal vesicles from close to where they insert into the prostate.

그림 8-2 전립선의 육안 검사법

3) glandular neoplasm of prostate(표 8-1)

표 8-1 WHO histologic classification of glandular neoplasm of prostate

Glandular neoplasms
Adenocarcinoma(acinar)
Atrophic
Pseudohyperplastic
Foamy
Colloid
Signet ring
Oncocytic
Lymphoepithelioma-like
Carcinoma with spindle cell differentiation(carcinosarcoma, sarcomatoid carcinoma)
Prostatic intraepithelial neoplasia(PIN)
Ductal adenocarcinoma
Cribriform
Papillary
Solid

(1) 전립선 종양의 진단 기준(표8-2)

(2) 고등급 전립샘암과 비전립샘암과의 감별 점

nuclear monotomy 있고 핵소체가 뚜렷하고 유사분열이 드물면 고등급 전립샘암을 먼저 의심하여야 한다.

표 8-2 전립선 샘암의 진단 기준

Major criteria
Architectural : Infiltrative small glands or cribriform glands too large to represent high-grade prostatic intraepithelial neoplasia(PIN) Single cell layer(absence of basal cells) nuclear atypia : Nuclear and nucleolar enlargement
Minor criteria
Intraluminal wispy bluw mucin(blue-tinged or basophilic mucinous secretions) Pink amorphous secretions mitotic figures Intraluminal crystalloids Adjacent high-grade PIN Amphophilic cytoplasm

(3) Gleason's system(그림 8-3)

가. 5 major patterns(grade 1 to 5)

나. Pattern/grade : 1 to 5

다. Score/sum : 2 to 10

라. Only one grade, double it up : ex) 6(3+3)

마. Any grade comprise 〈5% of the total tumor, ignore

바. In needle biopsy specimen : primary grade(predominant pattern), second grade(the worst grade)

사. In radical prostatectomy specimen : primary grade(predominant pattern), second grade(the second predominant pattern), if present(〉5%), third grade(the worst grade)

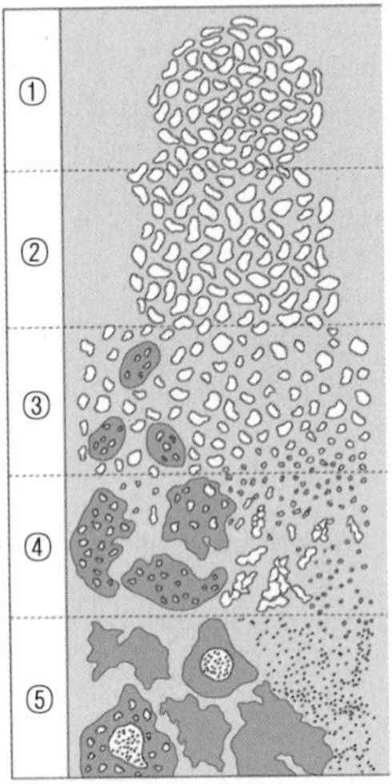

Pattern 1:
Circumscribed nodule of closely but separate, uniform, rounded to oval, midium-sized acini(larger glands than pattern 3)

Pattern 2:
Like pattern 1, fairly circumscribed, yet at edge of the tumor nodule there may be minimal infiltration
Glands are more loosely arranged and not quite as unoform as Gleason pattern 1

Pattern 3:
Discreate glandular units
Typically smaller glands than seen in Gleason pattern 1 or 2
Infiltrates in and amongst nonneoplastic prostate acini Marked variation in size and shape Smoothly circumscribed small cribriform nodules of tumor

Pattern 4:
Fused microacinar glands Ill-defined glands with poorly formes glandular lumina Large cribriform glands
Cribriform glands with an irregular border Hypernephromatoid

Pattern 4:
Essentially no glandular differentiation, composed of solid sheets, cords, or single cells
Comedocarcinoma with centtral necrosis surrounded by papillary, cribriform, or solid masses

Note : Commom problems in needle biopsy interpretation Atypical small acinar proliferations

- Atypical small acinar proliferation(ASAP) : suspicious for but not diagnostic of malignancy
- Valid diagnostic category
- 3%(4-6%) of needle biopsy
- small size of the focus, distorted acini with architectural features of malignancy that lack convincing cytologic features and acinar atrophy or prominent inflammation in which the adjacent benign acini show distortion and reactive atypia with nuclear and nucleoli enlargement
- ASAP predicts cancer : 34-60%
- To suggest rebiopsy and close clinical follow up

그림 8-3 Gleason's grading system

(4) Immunophenotype of prostatic vs urothelial carcinoma(표 8-3)

cocktails using p63 and AMACR or p63/34βE12/AMACR

PSA, PSAP for metastatic adenocarcinoma of unknown primary origin of in a man

표 8-3 전립선암과 요상피기원암과의 면역화학염색상의 특징

Marker	Prostatic carcinoma	Urothelial carcinoma
	(percentage of cases positive)	
PSA	94% to 100%	0%
PSAP	89% to 100%	0%
Thrombomodulin	0%	69% to 91%
Uroplakin III	0%	57%
High molecular weight cytokeratin[1]	0% to 10%[2]	65% to 100%

PSAP = Prostate-specific acid phosphatase
[1]Detected by abtibody 34betaE12.
[2]Mean = 3% prostatic carcinoma cases positive. Up to 20% cases of metastatic prostatic carcinoma can be positive.

(5) TNM Stage

원발성 종양, 임상(T)

TX	원발성 종양을 평가할 수 없는 경우
T0	원발성 종양의 증거가 없는 경우
T1	현미경 검사로 진단된 종양, 임상적으로는 만져지지도 방사선 검사상 보이지도 않는 종양
	T1a 절제된 조직의 5% 이하에서 우연히 발견된 종양
	T1b 절제된 조직의 5% 초과에서 우연히 발견된 종양
	T1c 침생검에서 발견된 종양(예. PSA 상승)
T2	전립선내에 국한된 경우*
	T2a 단엽만 침윤한 경우
	T2b 양엽 모두 침윤한 경우
T3	전립선 피막을 뚫은 경우**
	T3a 단측이나 양측의 전립선 피막을 뚫은 경우, 방광목에 현미경적인 침윤이 있는 경우
	T3b 단측이나 양측의 정낭을 침윤한 경우
T4	정낭외의 주변 장기 즉 방광 경우(bladder neck), 외측 괄약근(external sphincter), 거근(levator muscles), 직장, 골반벽 등을 침윤한 경우

*침생검에 의해 단엽 혹은 양엽에서 발견된 종양이 만져지지도 않고 방사선 검사상 보이지 않은 경우는 T1c로 분류한다.
**전립선 첨단부와 전립선 피막을 침윤한 경우는 T3로 분류하지 않고 T2로 분류한다.
***병리학적 분류에서는 T1은 없다.

국소 림프절 전이(N)

NX	국소 림프절 전이를 평가할 수 없는 경우
N0	국소 림프절 전이가 없는 경우
N1	국소 림프절 전이가 있는 경우

원격 전이(M)****

MX	원격 전이를 평가할 수 없는 경우
M0	원격 전이가 없는 경우
M1	원격 전이가 있는 경우 M1a 원격 림프절 전이 M1b 골전이 M1c 골 이외의 전이

****원격 전이가 한 곳 이상일 때는 M1c로 분류된다.

(6) 진단 양식

Prostate, bilateral seminal vesicles and vasa deferentia, needle biopsy, transurethral resection radical prostatectomy ;

가. histologic type : Adenocarcinoma(acinar not other specified), prostatic duct adenocarcinoma, mucinous carcinoma, signet-ring cell carcinoma, adenosquamous carcinoma, small cell carcinoma, sarcomatoid carcinoma, undifferentiated carcinoma.

나. Gleason score

*3가지 pattern이 있다면

a. 침생검, TUR, Partial prostatectomy인 경우 : 가장 많은 pattern과 가장 분화가 안 좋은 pattern을 쓴다. 그러나 gleason 3가 95%, gleason 4가 5% 이하인 경우 - Gleason score 7(3+4), 만약 Gleason 4가 95%, gleason 3가 5% 이하인 경우 - Gleason score 8(4+4)

b. Radical prostatectomy : 가장 많은 pattern과 두번째로 많은 pattern으로 첫 번째, 두 번째로 쓰고 세 번째 pattern이 앞의 두 가지 보다 grade가 높으면 반드시 표기하여 준다. Gleason score 7(3+4) with tertiary Gleason pattern 5.

다. tumor size:

a. needle biopsy : 양성 core/전체 core precent of prostatic tissue involved by tumor %

b. TUR검체 : precent of prostatic tissue involved by tumor %

c. Enucleation, radical prostatectomy : precent of prostatic tissue involved by tumor % 만약 dominant nodule이 있으면 장경을 기재(x cm)

라. periprostatic fat invasion : not identified, present

Extraprostatic extension : not identified, present(focal : 소수의 악성 샘이 관찰되거나 1-2개 절편에서 1HPF이내의 종양이 관찰될 때, 그이상은 non focal로 명기하고 각각 specific site를 표기할 것)

마. Seminal vesicle invasion : not identified, present, no seminal vesicle present

바. lymph-vascular invasion:not identified, present

사. perineural invasion : not identified, present

아. Margins

Cannot be assessed

benign glands at surgical margin

margins uninvolved by invasive carcinoma

margins involved by invasive carcinoma : unifocal multifocal apical* bladder neck* anterior lateral postero-lateral(neurovascular bundle) posterior others

* apex는 절제연 양성율이 제일 높은 곳이므로 주의깊게 관찰하여야 한다. 또한 횡문근이 정상적으로 섞여 있으므로 이부위에서

암종이 횡문근에 침윤하여도 extraprostatic extension이 아니다. bladder neck muscle fiber에 암침윤이 있으면 pT3a가 된다.

자. Treatment effect on carcinoma
not identified
radiation hormonal therapy effect present

차. pT

카. additional pathologic findings:
none identified, high grade prostatic intraepithelial neoplasia, inflammation, atypical adenomatous hyperplasia, nodulra prostatic hyperplasia

타. Seminal vesicles and vasa deferentia, bilateral, no diagnostic abnormalities

2. 고환(Testis)

1) 육안검사

(1) 생검(Biopsy)

고환은 매우 연한 조직이므로 foceps을 쓰지 않고 조심스럽게 tissue paper에 filter시킨다. 조각의 수와 크기를 측정한 후 모두 cassette에 넣는다.

(2) 근치적고환절제술(Radical orchiectomy)

가. 고환의 해부학적 방향을 확인한다. 이 때 고환의 후방부에 C 모양으로 길게 걸쳐 있는 부고환을 보고 방향을 확인한다. 고환의 후방부와 부고환 사이에는 고환세로칸(mediastinum testis)이 있는데 종양이나 염증이 이 부분에서 고환으로 파급될 수 있기 때문에 이의 위치를 염두해 둔다.

나. 고환, 부고환, 정관의 크기와 무게를 측정한다.

다. 고환을 열기 전에 정관 수술절연을 먼저 shave하여 절편을 얻는다.

라. 앞쪽에서 고환집막(tunica vaginalis)를 열고 부고환의 반대편 즉 고환의 앞면을 반으로 잘라 고환세로칸을 포함하여 완전히 이등분한다.

마. 육안표본사진을 찍고 필요하면 신선 조직을 채취한다.

바. 고정한 후 고환은 첫 절단면에 평행하게 3 mm 간격으로 얇게 자른다.

사. 부고환은 장경에 수직으로 두부(head)부터 미부(tail)까지 자른다.

아. 정삭은 전 길이를 규칙적인 간격으로 잘라 본다.

자. 육안 소견을 기술하면서 최소한 다음의 절편을 채취한다.

정삭 절제연의 절편

장경 1 cm당 1개의 종양 절편, 특히 출현, 괴사, 점액성 변화가 있는 부분

종양과 백색막(tunica albuginea)

종양과 고환세로칸

종양과 정상 고환 실질

정상 고환 실질의 절편

부고환의 절편

정삭의 여러 level에서의 절편

차. 임상적으로 고환 종양이 의심되나 육안으로 종양을 발견하지 못한 경우 포기하지 말고 반흔이나 석회화가 있는 부분을 찾아 절편을 넣는다.

(3) 정류고환(Undescended testis)

이 경우는 종양의 유무를 확인하는 것이 중요하다. 초기 종양성 변화나 퇴화된 종양은 육안으로 분명하지 않으므로 고환의 많은 부위를 sampling한다. 정상 위치의 고환과 마찬가지로 전이성 germ cell tumor가 있는 환자에게서 제거된 정류고환은 종양이 육안으로 보이지 않더라도 모든 조직을 다 넣어야 한다.

(4) 전립선암의 치료를 위한 양측 고환절제술

전이성이나 원발성 종양이 있는지 확인하고, 없으면 각 고환당 한 개

의 절편을 넣는다.

(5) **염전**(Torsion), **괴사**(Infarction), **감염 질환**(Infectious disease)

염전, 괴사, 감염 질환 등은 병변의 중심부와 주변부에서 모두 절편을 채취한다. 염증성 병변일 때에는 미생물학적 검사를 위하여 신선 조직을 채취하는 것이 좋다.

(6) **무고환증**(Anorchia)**과 간성**(Intersex)

이 경우는 수술한 검체에서 성선의 유무와 종류에 대해 결정을 해 주는 것이 중요하다. 육안으로 확인되는 모든 구조를 확인하고 사진을 찍어 육안으로 확인된 구조와 조직학적 소견을 연관시킬 수 있도록 한다. 육안적으로 확인된 구조에 대해서는 한 절편씩 넣되 육안적으로 고환이 발견되지 않을 때에는 퇴화된 고환이 있는지 확인하기 위해 조직을 전부 넣어야 한다.

2) 고환생검시 보고사항

1. Method of obtaining sample
- a. Percutaneous testis sperm aspiration
- b. Incisional testis sperm extraction
- c. Orchiectomy / other

2. Presence / absence of testicular tissue

3. Seminiferous tubules
- a. Number
- b. Tunica propria : Normal / thickened
- c. Mean number of spermatozoa / tubule(count 20 tubules)
- d. Most advanced stage of spermatogenesis
- e. Sertoli cells : Present / absent

4. Interstitium
- a. Leydig cells : Present / absent / hyperplastic
- b. Amount of interstitial inflammation
- c. Presence of macrophages and mast cells

5. Extratesticular Other comments
- a. Epididymis : Present
- b. Vas deferens : Present / absent
- c. Immunohistochemical / special stains

6. Histological diagnosis
- a. The most advanced histological pattern is :
- b. The predominant histological pattern is :

3) 고환암의 면역화학염색상 특징

Tumor Type	PLAP	c-kit (CD117)	OCT4	CD30	AFP	AE1/AE3	CK7	EMA	Inhibin	CD45 (LCA)
Seminoma	+	+	+	-	-	v	v	-	-	-
Spermatocytic seminoma	-	v	-	-	-	-	nd	-	nd	-
Embryonal carcinoma	+	-	+	+	v	+	+	-	-	-
Yolk sac tumor	+	-	-	v	+	+	-	-	-	-
Sertoli/Leydig cell tumor	-/v	-	-	nd	nd	-/v	nd	v	v/+	-
lymphoma	-	-	-	v	nd	-	nd	-	-	+

Modified from : Semin Diagn Pathol. 2005;22;333.
+≥80% of cases positive; v=variable staining(20% to 80% of cases); ≤20% of cases positive; nd = no data.

4) TNM stage

원발성 종양(pT)

원발성 종앙의 범위는 근치적 고환절제술후에 결정한다.

pTX	원발성 종양을 평가할 수 없는 경우(근치적 고환절제술을 하지 않았다면 TX로 분류한다.)
pT0	원발성 종양의 증거가 없는 경우(예, 고환에 조직학적 반흔만 있는 경우)
pTis	Intratubular germ cell neoplasia(carcinoma in situ)
pT1	혈관이나 림프관 침윤이 없이 고환과 부고환에 국한된 경우, 백색막에는 침윤하였으나 고환 집막에는 침윤하지 않은 경우
pT2	혈관이나 림프관 침윤이 있으면서 고환과 부고환에 국한된 경우, 백색막을 뚫고 고환집막을 침윤한 경우
pT3	혈관이나 림프관 침윤과는 관계없이 정삭을 침윤한 경우
pT4	혈관이나 림프관 침윤과는 관계없이 음낭을 침윤한 경우

국소 림프절 전이, 임상(N)

NX	국소 림프절 전이를 평가할 수 없는 경우
N0	국소 림프절 전이가 없는 경우
N1	한 개 혹은 여러 개의 림프절에 2 cm 이하의 크기로 전이한 경우
N2	한 개 혹은 여러 개의 림프절에 2 cm 초과 5 cm 이하의 크기로 전이한 경우
N3	5 cm 초과의 크기로 전이한 경우

국소 림프절 전이, 병리(pN)

pNX	국소 림프절 전이를 평가할 수 없는 경우
pN0	국소 림프절 전이가 없는 경우
pN1	한 개 혹은 5개 이하의 림프절에 2 cm 이하의 크기로 전이한 경우
pN2	한 개 혹은 5개 초과의 림프절에 2 cm 초과 5 cm 이하의 크기로 전이하거나 림프절외로 파급된 경우
pN3	5 cm 초과의 크기로 전이한 경우

원격 전이(M)

MX	원격 전이를 평가할 수 없는 경우
M0	원격 전이가 없는 경우
M1	원격 전이가 있는 경우 M1a. 원격 림프절이나 폐로 전이한 경우 M1b. 원격 림프절이나 폐 이외의 곳으로 전이한 경우

혈청 종양 지표(S)

SX	종양 지표 검사를 할 수 없는 경우
S0	종양 지표가 정상인 경우
S1	LDH 〈 1.5 x N* and hCG(mIU/ml) 〈 5000 and AFP(ng/ml) 〈 1000
S2	LDH 1.5-10 x N* or hCG(mIU/ml) 5000-50,000 or AFP(ng/ml) 1000-10,000
S3	LDH 〉 10 x N* or hCG(mIU/ml) 〉 50,000 or AFP(ng/ml) 〉 10,000

* N indicates the upper limit of normal for the LDH assay.

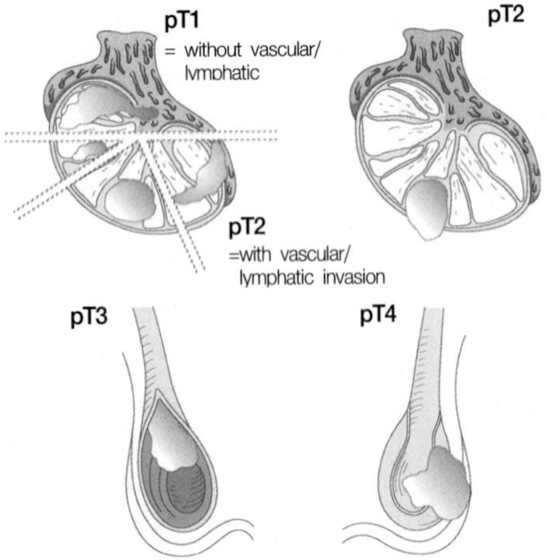

그림 8-4 고환암의 병리학적 병기

5) 진단양식

(1) Heading : 검체의 종류와 수술명

(2) 종양의 종류(Type), 등급(Grade), 크기(Size), 위치(Location)
종양의 범위(Extent)
림프절 및 혈관의 침윤 여부
절제연의 종양 여부
림프절의 전이 여부

3. 음경(Penis)

1) 육안검사

(1) 포피(Foreskin)

고정 후 절제연에 잉크를 칠하고 병변의 수, 크기, 위치, 모양 등을 잘 기술한다. 어른의 경우 육안으로 병변이 발견되지 않아도 초기 종양성 변화를 찾기 위하여 많은 절편을 채취한다. 상피 절제연이 절편에 포함되도록 수직 절편을 만든다.

(2) 음경절제술(Penectomy)

가. 절단하기 전에 검체의 표면을 잘 관찰하여 탈색되고 딱딱해진 부분이 있는지 확인한다. 이 때 포피를 당겨 접힌 면까지 확인한다.

나. 음경의 절제연을 shave한다.

다. 음경 귀두관(corona)에 부착된 부분을 5 mm 남기고 포피를 윤상(circular cut)으로 자른다. 자른 포피는 위와 같은 방법으로 절편을 만든다.

라. 검체의 근위부에서부터 종단면으로 음경 귀두관 1-2 cm까지 빵 자르듯이 자른다.

마. 남은 원위부의 음경은 가위로 6시 방향(복면 중앙선)에서 요도를 연 후 칼로 횡단면으로 반으로 절제한다. 반으로 자른 원위부 음경의 나머지는 앞서 자른 횡단면과 평행하게 연속 절편으로 자른다.

바. 종양의 위치, 크기, 침윤 정도 및 음경내 어떤 구조들이 침윤되어 있는지 들을 기술한다.

사. 육안사진을 찍고 다음의 절편을 채취한다.

피부, 발기체(erectile bodies), 요도가 포함된 음경간(shaft) 절제연

포피 절편

두 세개의 다른 level에서의 음경간의 종단 절편

요도를 포함한 귀두(glans)의 횡단 절편

종양과 인접 표피, 요도, 발기체와의 관계를 관찰하기 위한 절편

2) TNM Stage

원발성 종양(T)

TX	원발성 종양을 평가할 수 없는 경우
T0	원발성 종양의 증거가 없는 경우
Tis	상피내암,
Ta	비침윤성 유두상 상피암
T1	
T1a	상피하 조직으로 침윤한 경우로 lymphovascular invasion없고 poorly differenatied 아닌 경우
T1b	상피하 조직으로 침윤한 경우로 lymphovascular invasion있거나 poorly differenatied 인 경우
T2	요도해면체(corpus spongiosum)나 음경해면체(corpus cavernosum)로 침윤한 경우
T3	요도침윤
T4	전립선 포함한 주변 장기로 침윤한 경우

국소 림프절 전이(N)

pNX	국소 림프절 전이를 평가할 수 없는 경우
pN0	국소 림프절 전이가 없는 경우
pN1	metastasis in a single inguinal lymph node
pN2	metastasis in multiple or bilateral inguinal lymph nodes
pN3	extranodal extension of lymph node metastasis or pelvic lymph node(s), unilateral or bilateral

원격 전이(M)

MX	원격 전이를 평가할 수 없는 경우
M0	원격 전이가 없는 경우
M1	원격 전이가 있는 경우 (lymph node metastasis outside of the true pelvis도 포함)

3) 진단양식

(1) 검체의 종류와 수술명

(2) 종양의 종류(Type), 등급(Grade), 크기(Size), 위치(Location)
종양의 범위 (Extent)
림프절, 혈관 및 신경의 종양 침윤 여부
절제연의 종양 여부
림프절의 전이 여부

Catholic University of Korea 임상진료지침

09 여성생식계 병리

Pathology

1. 외음(VULVA)

1) 육안 검사

(1) **생검**(Biopsy) : 피부생검 시와 동일하게 한다.

(2) **외음부 절제**(Total vulvectomy)

임상의가 검체의 방향을 표시해 주어야 한다. 절단면에 잉크를 칠한다. periurethral 또는 vaginal margin 같이 특별한 절단면은 각기 다른 색깔로 표시한 다음 사진 촬영을 한다. 뚜렷한 종양일 때에는 반드시 종양에서 가장 가까운 주변부 절단면이 포함되는 절편과 침윤이 가장 깊은 곳의 절편을 채취한다. Paget disease인 경우에는 전체 검체를 5 mm 간격으로 잘라서 검체 모두를 조직검사를 하여서 주변부 절단면을 면밀하게 검사해야 한다.

2) 현미경적 소견

(1) **바르톨린 낭** : 관이 막히면 분비물이 축적되어 관이 낭성확장을 보이게 된다. 낭을 피복하는 세포는 편평상피세포, 이행세포, 점액분비세포까지 다양하게 관찰된다.

참고 : 바르톨린 농양 : 바르톨린 샘의 급성염증소견

(2) 감염

Candida

Syphilis

HPV infection

Herpes simplex virus

Molluscum contagiosum

(3) 비종양성 상피질환

경화성 태선

만성 단순태선

(4) 종양

가. 양성 상피성 종양

첨형콘딜로마(Condyloma acuminatum)

나. 상피내암과 악성 상피성 종양

a. 음문상피내종양(Vulvar intraepithelial neoplasia; VIN)

대부분 HPV 감염과 관련이 있지만 일반적으로 음문의 경우 두가지의 유형으로 나뉘게된다.

a) VIN of usual type(U-VIN)

HPV. 감염과 관련이 있고, 자궁경부나 질에서와 동일한 양상의 형성이상세포가 편평상피의 기저부부터 아래1/3을 침범하며 방향성이 소실된 병변을 VIN 1, 편평상피의 아래부터 2/3지점까지는 VIN2, 전층을 침범하는 세포학적 이형성을 보이며 방향성이 소실된 병변을 VIN3라고 한다.

b) VIN of differentiated type(D-VIN)

가시세포증(Acanthosis)과 함께 rete ridge가 길어지고, 이상각화증(Parakeratosis)을 특징으로한다. 이형성은 주로 기저층에서만 관찰되고 rete의 끝은 각화(Keratinization)소견을 관찰할 수 있다. HPV 감염과 관련이 없어 원반세포증을 관찰할 수 없고 오히려, 핵은 커지고 핵인이 뚜렷하며 세포사이로 부종이 있어 세포간 다리가 뚜렷하게 관찰된다.

b. 편평상피세포암

기저막을 뚫고 기질로의 침범을 보이는 경우

다. 파제트병(Paget disease)

비연속적인, 홍반성의 표피가 벗겨진 병변으로 조직학적으로 편평상피가 커진세포들에 의해 개개로 아니면 무리를 지어 침범되는 소견을 보인다. 이들은 풍부한 점액양 세포질을 가지고 있고 큰핵과 작은 핵인을 특징으로하며 종종 상피내에서 작은샘을 형성한다. 이러한 파제트 세포는 부속기를 침범하기도 하며 기질내로 침범한 경우는 제외된다.

WHO Histologic Classification of Tumors of Vulva Epithelial tumors

Squamous an related tumor and precursors
Squamous cell carcinoma, not otherwise specified
Keratinizing
Nonkeratinizing
Basaloid
Warty
Verrucous
Keratoacanthoma-like
Variant with tumor giant cells
Other
Basal cell carcinoma
Squamous intraepithelial neoplasia
Vulva intraepithelial neoplasia(VIN) 3/squamous cell carcinoma in situ
Benign squamous cell lesions
Condyloma acuminatum
Vestibular papilloma(micropapillomatosis)
Fibroepithelial polyp
Seborrheic and inverted follicular keratosis
Keratoacanthoma
Glandular tumors
Paget disease
Bartholin gland tumors
Tumors arising from specialized anogenital mammary-like glands
Adenocarcinoma of Skene gland type
Adenocarcinoma of other types
Adenoma of minor vestibular glands
Mixed tumor of the vulva
Tumors of skin appendage origin

Soft tissue tumors

Sarcoma botryoides
Leiomyosarcoma
Proximal epithelioid sarcoma
Alveolar soft part sarcoma
Liposarcoma
Dermatofibrosarcoma protuberans
Deep angiomyxoma
Superficial angiomyxoma
Angiomyofibroblastoma
Cellular angiofibroma
Leiomyoma
Granular cell tumor
Others

Melanocytic tumors
Miscellaneous tumors
Hepatopoetic and lymphoid tumors
Secondary tumors

2. 질(VAGINA)

1) 육안 검사

주변 장기의 악성 종양이 전파도리 때에 시행했던 pelvic exenteration은 최근에는 거의 시행하지 않는다. 생검조직은 다른 장기 때와 동일하다.

2) 현미경적 소견

(1) 양성질환

바르톨린 낭 : vulva 참고

(2) 양성종양

가. 상피성

첨형콘딜로마(Condyloma acuminatum) 유두상의 섬유혈관성 중심부를 가지고 편평상피세포로 피복되어 있으며 acanthosis, hyperkeratosis, parakeratosis와 함께 핵이 커지고 불규칙한 핵막, 응집된 염색질, 핵주변 빈공간, 양핵체 또는 다핵체형성 등의 특징을 보이는 원반세포증을 특징으로 한다.

나. 기질성

a. Angiomyofibroblastoma

주변과 경계가 좋은 0.5-14.0 cm의 흰색-황갈색의 종괴이다. 방추형세포의 다발로 이루어져 있고 각각의 세포는 풍부한 양의 호산성의 세포질을 가지고 있고 길게 늘어진 모양의 핵이 관찰되며 이형성은 없다. 세포들이 고밀도와 저밀도로 모여있는 부분이 교대로 관찰되며 고밀도로 관찰되는 부분에선 혈관주변으로 세포들이 모여있다.

b. Deep aggressive angiomyxoma

크기가 크고 젤리모양의 부드러운 절단면을 보인다. 이형성이 없고 세포질돌기가 있는 방추형의 세포가 저밀도의 점액성의 기질내에 흩어져있는 소견이다. 중간 또는 큰 크기의 두꺼운 벽을 가진 혈관들이 관찰되며 느슨한 미소섬유성(Fibrillar) 배열을 보이는 교원질이 혈관 주변으로 관찰된다. 기질세포들은 actin과 desmin에 양성소견을 보인다.

3) 악성종양

(1) 질상피내종양(Vaginal intraepithelial neoplasia; VAIN)

육안상 exophytic 또는 verrucopapillary한 양상을 보인다. 조직학적으로 핵이 커지고 과염색상, 불규칙한 핵막이 동반된 이형성을 관찰할 수 있으며 원반세포증과 함께 유사분열도 자주 관찰된다. 등급은 편평상피세포가 어느정도 두께까지 이형성을 보이는지에 달려있고 편평상피의 아래1/3을 침범하는 세포학적 이형성을 보이며 방향성이 소실된 병변을 VAIN 1, 편평상피의 아래부터 2/3지점까지는 VAIN2, 전층을 침범하는 세포학적 이형성을 보이며 방향성이 소실된 병변을 VAIN3라고 한다.

(2) 편평상피세포암

기저막을 뚫고 기질로의 침범을 보이는 경우

WHO Histologic Classification of Tumors of the Vagina

Epithelial tumors
Squamous tumors and precursors
Squamous cell carcinoma, not otherwise specified
Keratinizing
Nonkeratinizing
Basaloid
Verrucous
Warty
Squamous intraepithelial neoplasia
Benign squamous lesions
Condyloma acuminatum
Squamous papilloma(viginal micropapillomatosis)
Fibroepithelial polyp
Glandular tumors
Clear cell adenocarcinoma
Endometrioid adenocarcinoma
Mucinous adenocarcnoma
Mullerian papilloma
Adenoma
Other epithelial tumors

Mesenchymal tumors and tumorlike conditions
Sarcoma botryoides
Leiomyosarcoma
Endometrioid stromal sarcoma, low grade
Undifferentiated vagnial sarcoma
Leiomyoma
Genital rhabdomyoma
Deep angiomyxoma
Postoperative spindle cell nodule

Mixed epithelial and mesenchymal tumors
Melanocytic tumors
Miscellaneous tumors
Lymphoid and hematopoetic tumors
Secondary tumors

3. 난관(FALLOPIAN TUBE)

1) 육안 검사

(1) 자궁적출이나 난소 적출과 함께 떼어낸 경우

전체 길이와 직경을 재고 probe로 fimbriated end가 열려 있는지를 확인한다. 이상 소견이 없으면 isthmus, infundibular 그리고 ampullary portion 세 군데에서 횡단면 section을 각각 취한다.

(2) 자궁외 임신의 경우 세 군데 중 어느 부위인가를 기술하고 터진 곳이 있으면 기술하고 검체를 취한다. 태반조직이 관찰되는 부위를 채취하고 만약 태반조직이나 임신과 관련된 조직이 안보일 경우 난관벽의 출혈이나 내강에 혈액응고괴가 있는 부위를 중심으로 채취한다.

(3) 예방적 난관 적출

hereditary cancer syndrome이 있는 환자에서 예방적으로 자궁, 난소 및 난관을 적출 했을 때에는 fimbriated end쪽 2 cm은 따로 잘라 내어 열어 보고 전체를 종으로 잘라 넣는다. 남아 있는 난관도 모두 조직 절편을 만든다.

2) 현미경적 소견

(1) 급성난관염

(2) 만성난관염

(3) 자궁관임신(tubal pregnancy)

난관이 확장되고 출혈소견, 융모가 관찰되며 때로 배아를 관찰하기도 한다. 조직학적으로 융모나 영양모세포가 난관의 점막이나 벽에서 관찰되어야한다.

(4) 장액성 선암종(Serous adenocarcinoma)

WHO Histological Classification if Tumors of the Fallopian Tube
Epithelial tumors
Malignant
Serous adenocarcinoma
Mucinous adenocarcinoma
Endometrioid adenocarcinoma
Clear cell adenocarcinoma
Transitional cell carcinoma
Squamous cell carcinoma
Undifferentiated carcnioma
Others
Borderline tumor(of low malignant potential)
Serous borderline tumor
Mucinous borderline tumor
Others
Carcinoma in situ(specity type)
Benign tumors
Cystadenoma(specify type)
Adenofibroma
Cystadenofibroma
Endometrioid polyp
Papilloma(specify type)
Metaplastic papillary tumors
Others
Tumorlike epithelial lesions
Tubal epithelial hyperplasia
Salpingitis isthmica nodosa
Endosalpingiosis

Mixed epithelial-mesenchymal tumors
Soft tissue tumors
Mesothelial tumors
Germ cell tumors
Trophoblastic disease
Choriocarcinoma
Placental site trophoblastic tumor
Hydatidiform mole
Placental site nodule
Others

Lymphoid and hematopoetic tumors
Secondary tumors

4. 자궁(UTERUS)

1) 육안 검사

(1) 원추생검조직 ; 12시 방향을 중심으로 1-12시까지 시계방향으로 움직이며 12개의 절편을 평행하게 세로방향으로 만들어 전체조직을 검사한다. 편평상피-원주부 접합부위가 반드시 포함되어야 하고 병변의 절제연에의 침범이 중요하므로 절제연 및 기저부에 잉크칠을 한다.

(2) 일반 전자궁적출술 ; 자궁근종이나 샘근육증, 자궁탈출 등의 양성 병변이 있는 경우로 자궁을 눕히고 세로로 반으로 잘라 앞쪽 반 및 뒤쪽 반에서 각각 자궁경부 절편 한 개씩 채취한다. 자궁체부의 경우 자궁저부에서 적어도 두 개의 절편을 채취하며 자궁

내막과 자궁근층, 자궁장막이 포함되도록 한다. 자궁근종이 있는 경우 가능하면 자궁근종 한 개당 한 절편씩 채취하도록하며 육안적으로 이상소견이 있는 경우 좀 더 많이 절편을 채취한다. 샘근육증의 경우 자궁근층이 두꺼워지며 잔기둥의 형성과 작은 반점모양의 출혈이 보이는 부분을 집중적으로 채취하되 장막도 꼼꼼하게 관찰하여 출혈성 부분을 채취한다. 자궁탈출의 경우 자궁 체부보다 자궁경부와 질부위에서 집중적으로 검체를 채취하도록한다. 자궁내막 폴립이나 자궁경부의 폴립이 있는 경우 크기가 아주 크지 않으면 전체를 모두 채취하도록 한다. 그 외 이상소견이 있는 부분을 추가로 채취한다.

(3) 자궁경부에 편평상피세포암이나 전구단계 편평상피병변이 있을 경우 시행한 전자궁적 출술 또는 광범위 자궁적출술 ; External os로부터 약 2.5 cm 부위에서 자궁경부를 체부로부터 절단시킨다. 12시 방향에서 칼이나 가위로 자궁경부를 열어 원추생검때와 마찬가지로 1-12시까지 시계방향으로 움직이며 12개의 절편을 평행하게 세로방향으로 만들어 검사한다. 역시 편평상피-원주부 접합부위가 반드시 포함되어야하고 필요하면 기질부위는 손질해내도록 한다. 자궁체부와 부속기는 일반 자궁적출술 때와 동일하다.

(4) 자궁내막증식증이나 자궁내막암이 있는 경우 자궁적출술; 자궁을 눕히고 세로로 반으로 잘라 앞쪽 반및 뒤쪽 반 모두를 완전히 횡으로 평행하게 5 mm 간격으로 잘라 관찰한다. 적어도 한 절편은 자궁내막부터 장막까지 모두를 포함하고 있어야하며 그 외는 자궁내막이 두꺼워진 부위나 종괴를 형성하고 있는 부위를 집중적으로 절편을 만든다. 육안적으로 종괴가 있는 경우 자궁벽두께의 반을 넘어 침습하고 있는지 확인하는 것이 진단에 도움이 되며, 만약 장막까지 침범한 경우 장막에서 얼마나 떨어져 위치하는지도 기록해 두도록 한다. 자궁경부로 병변 침습이 의심되는 경우 자궁내막의 병변부위와 연결하여 절편을 채취하도록 한다. 그 외의 경우 자궁경부와 부속기는 일반 자궁적출술 때와 동일하다.

2) 진단별 육안/현미경적 소견

(1) 자궁경부(Uterine cervix)

가. 편평세포암및 전구단계 편평상피병변과 연관된 사람유두종 바이러스감염(HPV infection)

핵이 커지고 불규칙한 핵막, 응집된 염색질, 핵주변 빈공간, 양핵체 또는 다핵체형성 등의 특징을 보이는 원반세포증을 특징으로 한다.

나. 자궁목 상피내종양(CIN-(1))

편평상피층의 아래 1/3을 침범하는 세포학적 이형성을 보이며 방향성이 소실된 병변

다. 자궁목 상피내종양(CIN2-3)

편평상피의 아래부터 2/3지점까지(CIN2), 그이상 또는 전층(CIN3)을 침범하는 세포학적 이형성을 보이며 방향성이 소실된 병변

라. 편평상피암

편평상피세포종양이 기저막을 뚫고 기질내로 침습한 경우

a. 미세침윤 편평상피암

깊이 ≤3 mm, 너비 ≤7 mm의 병변

b. 편평상피암의 변형

a) keratinizing; keratin pearl이 있는 경우

b) non-keratinizing

c) 기저세포양 암종(Basaloid carcinoma)

d) 사마귀모양 암종(verrucous carcinoma)

e) 사마귀암종(warty carcinoma)

f) 유두상 편평상피암(papillary squamous cell carcinoma)

g) 림프상피양 암종(lymphopeithelioma-like carcinoma)

마. 샘세포종양및 전구병변

a. 샘상피내암종(AIS)

샘상피 기저막을 침범하지 않은 선암종의 전구병변으로 세포질내 점액소실, 세포층의 정렬이 소실되고 세포수가 증가하며 핵이 커지고 이형성, 유사분열 등이 관찰된다.

b. 미세침윤 선암종

편평상피암종과 같은 기준을 적용한다.

c. 선암종

a) 점액선암종

b) minimal deviation adenocarcinoma(adenoma malignum)

샘상피가 매우 정상세포와 닮아 생검이나 긁어냄술에서는 악성으로의 진단이 어려운 병변으로 약간의 유사분열이나 이형성이 부분적으로 동반될 수 있지만 결국 악성진단은 기질내로의 침습하는 양상이나 혈관 및 신경으로의 침습, 기질의 반응을 관찰하여 가능하다.

c) 자궁내막모양샘암종(Endometrioid adenocarcinoma)

d) 융모샘샘암종(Villoglandular adenocarcinoma)

e) 투명세포샘암종(Clear cell adenocarcinoma)

f) 장액성샘암종(Serous adenocarcinoma)

g) 중간콩팥샘암종(Mesonephric adenocarcinoma)

바. 신경내분비종양

폐의 신경내분비종양의 분류와 같다.

사. 그 외 종양

WHO histological classification of tumours of the uterine cervix

Epithelial tumours

Squamous tumours and precursors
- Squamous cell carcinoma, not otherwise specified
  - Keratinizing
  - Non-keratinizing
  - Basaloid
  - Verrucous
  - Warty
  - Papillary
  - Lymphoepithelioma-like
  - Squamotransitional
- Early invasive (microinvasive) squamous cell carcinoma

- Endometrioid adenocarcinoma
- Clear cell adenocarcinoma
- Serous adenocarcinoma
- Mesonephric adenocarcinoma

Early invasive adenocarcinoma
Adenocarcinoma in situ
Glandular dysplasia
Benign glandular lesions
- Müllerian papilloma
- Endocervical polyp

Other epithelial tumours
- Adenosquamous carcinoma
  - Glassy cell carcinoma variant
- Adenoid cystic carcinoma

Squamous intraepithelial neoplasia
  Cervical intraepithelial neoplasia (CIN 3)/
  Squamous cell carcinoma in situ
Benign squamous cell lesions
  Condyloma acuminatum
  Squamous papilloma
  Fibroepithelial polyp
Glandular tumours and precursors
  Adenocarcinoma
    Mucinous adenocarcinoma
      Endocervical
      Intestinal
      Signet-ring cell
      Minimal deviation
      Villoglandular
Adenoid basal carcinoma
Neuroendocrine tumours
  Carcinoid
  Atypical carcinoid
  Small cell carcinoma
  Large cell neuroendocrine carcinoma
Undifferentiated carcinoma

Mesenchymal tumours and tumour-like conditions
Mixed epithelial and mesenchymal tumours
Melanocytic tumors
Miscellaneous tumors
Lymphoid and hematopoietic tumors
Secondary tumors

(2) 자궁체부

가. 자궁내막용종(Endometrial polyp)

섬유성기질내에 자궁내막샘과 함께 두꺼운 벽을 갖는 혈관이 관찰된다.

나. 자궁내막증식증(Endometrial hyperplasia)

a. 단순(Simple)

샘과 기질의 비율이 약간 증가된 상태로 샘의 크기가 매우 다양하고 낭성확장을 보이는 경우

b. 복잡(Complex)

샘의 숫자가 많아지고 구조적으로 매우 복잡하며 샘과 샘사이 기질이 거의 관찰되지 않는 경우

자궁경부종양 보고서 (Cone/LEEP Biopsy)

Pathology Number:
Patient Name:
Hospital Number:

Operation: ___Conization, ___LEEP conization

Tumor Site
___ 12 to 3 o'clock
___ 3 to 6 o'clock
___ 6 to 9 o'clock
___ 9 to 12 o'clock
___ Not specified, ___Other (specify): ____________

Histologic Type
___ LSIL, ___HSIL (CIN __I, __ II, __III)
___ CIS (**pTis**)
___ Endocervical glandular dysplasia, high grade
___ AIS(**pTis**)
___ Microinvasive
___ Invasive
___Squamous cell carcinoma,
___ Keratinizing, ___ Nonkeratinizing
___Other (specify): ____________________
___Adenocarcinoma
___Mucinous (___ Endocervical, ___Intestinal)
___Endometrioid, ___Clear cell, ___ Serous_______
___Other (specify): ____________________
___Carcinoma, type cannot be determined

Stromal Invasion (Microinvasive Carcinoma)
Depth: ___mm
Horizontal extent: ___mm
___ Cannot be determined

Tumor Size (Invasive Carcinoma)
Dimensions: W___x L___ x D___mm
___ Cannot be determined

Margins
___ Cannot be assessed
Endocervical Margin:
___ Uninvolved by invasive carcinoma
___ Involved by invasive carcinoma
___ Uninvolved by intraepithelial neoplasia, high grade
___ Involved by intraepithelial neoplasia, high grade

Exocervical Margin:
___ Uninvolved by invasive carcinoma
___ Involved by invasive carcinoma
___ Uninvolved by intraepithelial neoplasia, high grade
___ Involved by intraepithelial neoplasia, high grade

Deep Margin:
___ Uninvolved by invasive carcinoma
___ Involved by invasive carcinoma
___ Uninvolved by intraepithelial neoplasia, high grade
___ Involved by intraepithelial neoplasia, high grade

Vascular/Lymphatic Invasion
Vascular invasion
___ Absent, ___ Present, ___ Indeterminate
Lymphatic invasion
___ Absent, ___ Present, ___ Indeterminate

Additional Pathologic Findings

Ancillary Study ____________________________

Comment(s):____________________________

Pathologist_________

Pathologic Staging (pTNM [FIGO])

Primary Tumor (pT)
__pTX [--]: Primary tumor cannot be assessed
__pT0 [--]: No evidence of primary tumor
__pTis [0]: Carcinoma in situ
pT1[I] : Invasive carcinoma confined to uterus(extension to the corpus should be disregarded)
pT1a: Invasive carcinoma diagnosed only by microscopy.
__pT1a1 [IA1]: Stromal invasion 3.0 mm or less in depth and horizontal spread 7.0 mm or less
__pT1a2 [IA2]: Stromal invasion > 3.0 mm, ≤ 5.0 mm in depth and horizontal spread 7.0 mm or less
pT1b: Clinically visible lesion confined to the cervix or microscopic lesion greater than T1a/IA2
__pT1b1 [IB1]: Clinically visible lesion ≤ 4.0 cm in greatest dimen.
__pT1b2 [IB2]: Clinically visible lesion > 4.0 cm in greatest dimen.
PT2[II] : Tumor invades beyond the uterus butnot to pelvic wall of to lower third of the vagina
__pT2a [IIA]: Tumor without parametrial invasion
__pT2b [IIB]: Tumor with parametrial invasion
pT3[III]: Tumor extends to the pelvic wall and/or involves lower third of vagina and/or causes hydronephrosis or nonfunctioning kidney
__pT3a [IIIA]: Tumor involves lower third of vagina, but not pelvic wall
__pT3b [IIIB]: Tumor extends to pelvic wall and/or causes hydronephrosis or nonfunctioning kidney
__pT4 [IVA]: Tumor invades the mucosa of bladder or rectum and/or extends beyond true pelvis (bullous edema is not sufficient evidence to classify a tumor as pT4)

그림 9-1 자궁경부 종양보고서(Cone/LEEP Biopsy)

자궁경부종양 보고서 (Hysterectomy)
Pathology number :
Patient ID:
Patient Name:

Operation
___ Total, ___ Radical hysterectomy
___ Oophorectomy, __Rt, __Lt
___ Salpingectomy, __Rt, __Lt
___ Pelvic exenteration
___ Others

Other Organs Present
___ None
___ Uterine corpus
___ Vagina
___ Urinary bladder
___ Rectum
___ Other(s) (specify):

Tumor Site
___ 12 to 3 o'clock
___ 3 to 6 o'clock
___ 6 to 9 o'clock
___ 9 to 12 o'clock
___ Not specified, ___Other (specify): ___________

Histologic Type
___ LSIL, __HSIL (CIN __I, __ II, __III)
___ CIS (**pTis**)
___ Endocervical glandular dysplasia, high grade
___ AIS(**pTis**)
___ Microinvasive
___ Invasive
__Squamous cell carcinoma
___ Keratinizing, ___ Nonkeratinizing
___Other (specify): ___________
__Adenocarcinoma
___Mucinous (___ Endocervical, ___Intestinal)
___Endometrioid, ___Clear cell, ___ Serous
__Other (specify): ___________
__Carcinoma, type cannot be determined

Tumor Size
Dimensions: W___ x L___ cm
Depth: ___/___total thickness cm
___ Cannot be determined

Margins
___ Cannot be assessed
___ Not applicable
Distal resected margin
___Uninvolved by carcinoma (HSIL, ___Absent, ___Present)
___Involved
Deep resected margin
__ Uninvolved
__Involved

Vascular/Lymphatic Invasion
Vascular : ___Absent, __Present, __Indeterminate
Lymphatic : ___Absent, ___Present, ___Indeterminate

Other Site Involvement
___ None
___ Corpus
___ Parametrium, __Rt. __Lt
___ Vagina, ___Upper two third, ___Lower one third
___ Pelvic wall
___ Mucosa of bladder
___ Mucosa of rectum
___ Other sites beyond true pelvis___________

Regional Lymph Nodes
___ Cannot be assessed
___ No regional lymph node metastasis
___ Metastasis in ___/___reginal lymph nodes.
Rt.: Paracervical__/__, Parametrial__/__, Obturator__/__,
External iliac__/__, Common iliac__/__, Presacral__/__
Lt.: Paracervical__/__, Parametrial__/__, Obturator__/__
External iliac__/__, Common iliac__/__ Presacral__/__
Others

Additional Pathologic Findings

Ancillary study:___________

Comments:___________

Pathologist___________

Pathologic Staging (pTNM [FIGO])

Primary Tumor (pT)
__pTX [--]: Primary tumor cannot be assessed
__pT0 [--]: No evidence of primary tumor
__pTis [0]: Carcinoma in situ
pT1 : Invasive carcinoma confined to uterus(extension to the corpus should be disregarded)
pT1a: Invasive carcinoma diagnosed only by microscopy.
__pT1a1 [IA1]: Stromal invasion 3.0 mm or less in depth and horizontal spread 7.0 mm or less
__pT1a2 [IA2]: Stromal invasion > 3.0 mm, ≤ 5.0 mm in depth and horizontal spread 7.0 mm or less
pT1b: Clinically visible lesion confined to the cervix or microscopic lesion greater than T1a/IA2
__pT1b1 [IB1]: Clinically visible lesion ≤ 4.0 cm in greatest dimen.
__pT1b2 [IB2]: Clinically visible lesion > 4.0 cm in greatest dimen.
PT2 : Tumor invades beyond the uterus butnot to pelvic wall of to lower third of the vagina
__pT2a [IIA]: Tumor without parametrial invasion
__pT2b [IIB]: Tumor with parametrial invasion
pT3: Tumor extends to the pelvic wall and/or involves lowe third of vagina and/or causes hydronephrosis or nonfunctioning kidney
__pT3a [IIIA]: Tumor involves lower third of vagina, but not pelvic wall
__pT3b [IIIB]: Tumor extends to pelvic wall and/or causes hydronephrosis or nonfunctioning kidney
__pT4 [IVA]: Tumor invades the mucosa of bladder or rectum and/or extends beyond true pelvis (bullous edema is not sufficient evidence to classify a tumor as pT4)

그림 9-2 자궁경부 종양보고서(Hysterectomy)

c. 이형성(비정형, Atypical)

단순 또는 복잡(합) 내막증식증에서 동반될 수 있으며 샘상피 세포의 이형성(비정형성)으로 판단한다. 핵의 크기가 커지고 난원형이 아닌 구형으로 변하며 거친 응집된 염색질을 보이고 뚜렷한 핵인이 관찰되는 경우로한다.

다. 악성상피암

a. 자궁내막양 샘암종(Endometrioid adenocarcinoma)

비정형자궁내막증식증을 지나 선암종으로 진행한 진단을 위해서는 다음과 같은 기준을 적용한다.

첫째, 샘이 섬유성기질을 동반한 상태로 불규칙하게 침습하는 양상이 관찰될 때, 둘째, 샘끼리 합쳐지는 양상(Confluent glandular pattern) 셋째, 심한 유두상 증식양상(적어도 지름 4.2 mm 정도) 악성으로 진단시 조직학적 등급은 FIGO grading system을 따른다.

FIGO 등급체계

Grade1	샘암종의 분화를 보이지 않는 고형성 부위가 5% 이하인 경우
Grade2	6~50% 부위가 고형성으로 증식할 때
Grade3	고형성 부위가 50%를 능가하는 경우

단, 편평상피 성분은 고형성에 포함시키지 않으며, 심한 핵 이형성이 있으면 등급을 한단계 높인다.

b. 장액성샘암종(Serous adenocarcinoma)

c. 투명세포샘암종(Clear cell adenocarcinoma)

*참고: 장액성 및 투명세포암종은 핵으로 등급을 매긴다.

d. 악성혼합뮐러종양(Malignant mixed mullerian tumor, MMMT)

악성상피성종양과 기질성종양이 혼재되어 있는 상태. 대부분 상피성 종양은 선암종이고 기질성종양은 미분화육종이나 평활근, 연골 또는 횡문근으로의 분화를 보이는 육종으로 구성되어있다.

e. 그 외 종양

자궁체부종양 보고서 (Epithelial Tumor)

Pathology Number :
Patient Name:
Hospital Number:

Operation
___Curettage, ___Hysterectomy,
___with Salpingectomy (__Rt, __Lt)
___with Oophorectomy (__Rt, __Lt)
___with Pelvic exenteration

Tumor Site
___ Fundus, ___ Low uterine segment
___ Anterior wall, ___ Posterior wall
___ Not specified

Tumor Size
Greatest dimension: ___ cm
Additional dimensions: ___ x ___ cm
___ Cannot be determined

Histologic Type
___ Endometrioid (___with Squamous differentiation)
___ Mucinous
___ Serous
___ Clear cell
___ Squamous cell
___ Small cell neuroendocrine
___ Mixed (Types and Percentages__________ ___)
___ MMMT : ___Homologous, ___ Heterologous

Histologic Grade
___ GX: Cannot be assessed
___ G1: 5% or less nonsquamous solid growth
___ G2: 6% to 50% nonsquamous solid growth
___ G3: More than 50% nonsquamous solid growth

Myometrial invasion
___ No
___ Superficial (<1/2) , ___ Deep (>1/2)
(___mm of total thickness)
___ Cannot be determined (___ mm from the serosa)

Lymphatic Invasion : __Absent, __ Present
Blood Vessel Invasion : __Absent, __ Present

Cervical involvement
___ No
___ Low uterine segment
___ Endocervical surface and/or glands
___ Cervical stroma invasion

Margins
___ Cannot be assessed
___ Uninvolved (distance from the closest margin)
__ mm from vaginal margin
__ mm from serosal surface
__ mm from parametrial margin, Rt
__ mm from parametrial margin, Lt
___ Involved by invasive carcinoma
___ Vaginal, ___ Serosal surface
___ Parametrium ,Rt, ___Parametrium, Lt

Additional Pathologic Findings
___ None identified
___ Simple hyperplasia, ___ Complex hyperplasia
___ with atypia, ___ without atypia
___ Endometrial intraepithelial carcinoma (EIC)
___ Other (specify): ______________________

LN Metastasis
___ No metastasis in all ___ regional nodes
___ Metastasis in ___/___ regional nodes
Rt.: Obturator___/___, Common iliac___/___,
External iliac___/___, Parametrial___/___, Sacral___/___
Lt.: Obturator___/___, Common iliac___/___,
External iliac___/___, Parametrial___/___, Sacral___/___

Other Organs : ______________________

Ancillary Study : ______________________

Comment : ______________________

Pathologist________

Pathologic Staging (pTNM [FIGO])

Primary Tumor (pT)
__pTX [--]: Primary tumor cannot be assessed
__pT0 [--]: No evidence of primary tumor
__pTis [0]: Carcinoma in situ
pT1 [I]: Tumor confined to corpus uteri
__pT1a [IA]: Tumor limited to endometrium or invades less than 1/2 of the myometrium
__pT1b [IB]: Tumor invades 1/2 or more of the myometrium
pT2 [II]: Tumor invades cervix, but not extend beyond uterus
__pT2a [IIA]: Endocervical glandular involvement only
__pT2b [IIB]: Cervical stromal Invasion
pT3 [III]: Local and/or regional spread
__pT3a [IIIA]: Tumor involves serosa, parametria, and/or adnexa(direct extension or metastasis) and/or cancer cells in ascites or peritoneal washings
__pT3b [IIIB]: Involvement of vagina, rectal or bladder wall (without mucosal involvement), or pelvic wall(s) (frozen pelvis)
__pT4 [IVA]: Tumor invades bladder mucosa and/or bowel mucosa

Regional Lymph Nodes (pN)
__pNX: Cannot be assessed
__pN0: No regional lymph node metastasis
__pN1 [IIIC]: Regional lymph node metastasis

Distant Metastasis (pM)
__pMX: Cannot be assessed
__pM1 [IVB]: Distant metastasis

그림 9-3 자궁체부 종양보고서(Epithelial Tumor)

라. 자궁내막버팀질종양

a. 자궁내막버팀질 결절(Endometrial stromal nodule)

황갈색 또는 노란색의 주변과 경계가 좋은 종양으로 0.5~12.0

cm까지 관찰된다. 주로 자궁근층에 위치하며 자궁내막과의 연결성이 진단에 꼭 필요한 조건은 아니다. 조직학적으로 극소량의 세포질을 갖는 작은 세포들로 이루어져 있으며 동반된 혈관은 증식기 자궁내막에서 관찰되는 나선형 세동맥과 유사한 양상을 보인다. 면역염색상 CD10에 양성, desmin에 음성 소견을 보인다.

b. 자궁내막버팀질육종(Endometrial stromal sarcoma)

황갈색 또는 노란색으로 주변의 자궁근층으로 침습하는 양상을 보인다. 조직학적으로 자궁내막버팀질 결절과 유사한 세포로 구성되어 있으나, 유사분열 빈도가 조금 더 높고 이형성이 조금 더 심하나 림프관이나 주변의 자궁근층으로의 침윤이 결정적인 감별 소견이 된다.

c. 미분화자궁내막육종(Undifferentiated endometiral sarcoma)

이형성 및 다형성이 심한 미분화 세포로 이루어져있고 유사분열수가 매우 높다(≥10). 자궁내막버팀질결절과 육종에서 관찰되던 혈관의 특징적인 배열양상은 관찰하기 어렵다.

마. 평활근종양

a. 평활근종(Leiomyoma)

주변과 경계가 좋은 종양으로 흰색-황갈색의 탄성이 있는 절단면을 보인다. 조직학적 소견 상 촘촘하게 배열된 평활근세포로 이루어진 다발이 서로 교차되어있는 양상으로 구성되어 있고 일양한 늘어진 모양의 핵과 호산성의 세포질로 구성되어 있다. 변성변화인 유리질 양 변화(Hyaline change), 응고성 괴사(Coagulative necrosis), 수포변성(hydropic degeneration) 등이 관찰될 수 있다. 면역염색상 actin과 desmin에 양성, CD10에 음성이다.

b. 양성전이성평활근종(Benign metastasizing leiomyoma)

원래의 평활근종과 동일한 소견이다. 폐, 림프절 복부에서 관찰될 수 있다.

c. 평활근육종(Leiomyosarcoma)

불규칙한 모양으로 부드럽고 생선살양상의 분홍-황갈색의 절단면을 가지며 주변과의 경계가 불분명하고 주변으로 침습하는 양상이다. 조직학적 소견상 다형성을 가지는 방추형세포로 이루어져있고 특징적으로 늘어진 핵, 고도의 세포학적 이형성, 높은 유사분열수를 관찰할 수 있다.

d. STUMP(Smooth muscle tumor of uncertain malignant potential)

양성 평활근종과 평활근육종의 사이에 위치하고 있는 자궁의 평활근세포종양이라 할 수 있다.

바. 그외 자궁근육층 질환

a. 샘근육증(Adenomyosis)

양성 자궁내막샘이 자궁내막기질에 둘러싸여 있는 형태로 자궁 근층에 존재하는 소견(자궁내막과 근층의 경계부위에서 2.5 mm 떨어져서). 육안소견 상 자궁근층 내 잔기둥의 형성과 작은 반점모양의 출혈을 특징으로한다.

b. 샘육종(Adenosarcoma)

자궁강내로 폴립양으로 자라는 양상이며 드물게 자궁경부까지 탈출하기도한다. 양성 샘조직이 악성기질내에 관찰되며 기질부분은 세포밀도의 증가, 다형성, 증가된 유사분열 수를 보이며 특징적으로 샘주변으로 기질이 농축되어 고밀도로 존재하는 양상이 관찰된다.

사. 장막성질환

a. 자궁내막증(Endometriosis)

가장 흔히 침범되는 부위는 난소, 자궁장막, 난관, 복막, 더글라스 막힌 주머니(Cul-de-sac)로서 자궁내막샘이 자궁내막기질에 둘러싸여 있어야하며 hemosiderin 색소침착과 만성염증이 흔히 동반된다.

b. 샘종양종양(Adenomatoid tumor)

1-2cm 정도의 주변과 경계가 좋은 결절로 황갈색을 띤다. 조

직학적 소견상 납작한 입방형의 세포로 내부에 피복되어있는 관모양 또는 slitlike space를 형성하며 세포의 이형성은 없다.

자궁체부종양 보고서 (Mesenchymal Tumor)
Pathology Number: :
Patient Name:
Hospital Number:

Operation
___ Curettage, ___ Hysterectomy,
___ with Salpingectomy(__Rt, __Lt)
___ with Oophorectomy(__Rt, __Lt)
___ with Pelvic exenteration

Tumor Site
___ Fundus , ___ Low uterine segment
___ Anterior wall, ___ Posterior wall
___ Not specified

Tumor Size
Greatest dimension: ___ cm
Additional dimensions: ___ x ___ cm
___ Cannot be determined

Histologic Type (WHO)

Smooth Muscle Tumors
__Leiomyoma, not otherwise specified
__Leiomyoma, histological variants
__Cellular
__Atypical
__Mitotically active
__Hemorrhagic cellular
__Myxoid
__Epithelioid
__Lipoleiomyoma
__Leiomyoma, growth pattern variants
__Diffuse leiomyomatosis
__Dissecting leiomyoma
__Intravenous leiomyomatosis
__Metastasizing leiomyoma
__ Smooth muscle tumor of uncertain malignant potential
__Leiomyosarcoma, not otherwise specified
__Myxoid variant
__Epithelioid variant
Endometrial Stromal & Related Tumors
__Endometrial stromal nodule
__Endometrial stromal sarcoma, low grade
__Undifferentiated endometrial sarcoma
Miscellaneous Mesenchymal Tumors
__Mixed endometrial stromal & smooth muscle tumor
__Perivascular epithelioid cell tumor
__Adenomatoid tumor
__Other malignant mesenchymal tumors
__Other benign mesenchymal tumors

Histologic Findings
Cytologic atypia
___ None to mild: ___ Focal, ___ Diffuse
___ Moderate to severe: ___ Focal, ___ Diffuse
Mitotic index : ___ MF/ 10 HPF
Coagulative tumor cell necrosis
___ Absent, ___ Present

Relation to Surrounding Normal Structure
___ Well circumscribed margin
___ Infiltrative margin
___ Intravascular growth
Extrauterine spread
__ Serosa, __ Adnexa, ___ Vagina, ___ Bladder mucosa,
__ Bowel mucosa
Margins
___ Cannot be assessed
___ Uninvolved (distance from closest margin)
___mm from vaginal margin
___mm from serosal surface
___ mm from parametrial margin, Rt
___mm from parametrial margin, Lt
___ Involved
___Vaginal, ___Serosal surface
___Parametrium, Rt, ___Parametrium, Lt

LN metastasis
___ No metastasis in all ___ regional nodes
___ Metastasis in__/__ regional nodes
Rt.: Obturator__/__, Common iliac__/__,
External iliac__/__, Parametrial__/__, Sacral__/__
Lt.: Obturator__/__, Common iliac__/__,
External iliac__/__, Parametrial__/__, Sacral__/__

Stage : ________

Other organs : ______________________

Ancillary study : ______________________

Comment : ______________________

Pathologist__________

그림 9-4 자궁체부 종양보고서(Mesenchymal Tumor)

WHO histological classification of tumors of the uterine corpus

Epithelial tumors and related lesions
Endometrial carcinoma
  Endometrioid adenocarcinoma
    variant with squamous differentiation
  Mucinous adenocarcinoma
  Serous adenocarcinoma
  Clear cell adenocarcinoma
  Mixed cell adenocarcinoma
  Squamous cell carcinoma
  Transitional cell carcinoma
  Small cell carcinoma
  Undifferentiated carcinoma
Endometrial hyperplasia
  Nonatypical hyperplasia
    Simple
    Complex (adenomatous)
  Atypical hyperplasia
    Simple
    Complex
Endometrial polyp
Tamoxifen-related lesions

Mesenchymal tumors
Endometrial Stromal and related tumors
  Endometrial stromal sarcoma, low grade
  Endometrial stromal nodule
  Undifferentiated endometrial sarcoma
Smooth Muscle Tumors
  Leiomyosarcoma, not otherwise specified
    Myxoid variant
    Epithelioid variant
  Smooth muscle tumor of uncertain malignant potential
  Leiomyoma, not otherwise specified
    Histological variants
    Mitotically active
    Cellular
    Hemorrhagic cellular
    Epithelioid
    Myxoid
    Atypical
    Lipoleiomyoma
  Growth pattern variants
    Diffuse leiomyomatosis
    Dissectiing leiomyoma
    Intravenous leiomyomatosis
    Metastasizing leiomyoma
Miscellaneous mesenchymal tumors

Mixed epithelial and mesenchymal tumours
Carcinosarcoma (malignant mullerian mixed tumor; metaplastic carcinoma)
Adenosarcoma
Carcinofibroma
Adenofibroma
Adenomyoma
  Atypical polypoid variant

Gestational trophoblastic disease
Trophophoblastic neoplasms
  Choriocarcinoma
  Placental site trophoblastic tumor
  Epithelioid trophoblastic tumor
Molar pregnancies
  Hydatidiform mole
    complete, partial, invasive, metastatic
  Non-neoplastic, non-molar trophoblastic lesions
    Placental site nodule and plaque
    Exaggerated placental site

Miscellaneous Tumors
Lymphoid and hematopoietic tumors
Secondary tumors

5. 난소(Ovary)

1) 육안 검사

육안적으로 이상소견이 없을 경우 전체 단면이 포함되도록 시상(Sagittal)으로 한 개의 절편을 만든다. 낭성병변인 경우 유두상으로 작은 결절을 형성하거나 낭벽이 두꺼워진 부분을 중심으로 절편을 채취한다. 경계영역성 병변이 의심되는 경우 종괴크기가 10 cm 미만이면 종괴직경 1 cm 마다 1개의 절편을, 10 cm 이상이면 1 cm 마다 2개의 절편을 절취하는 것이 권장되고 있다. 악성종양이 의심되는 고형성 병소의 경우 난소표면의 침범이나 종양의 파열부위는 반드시 절편에 포함시킨다.

2) 진단별 육안/현미경적 소견

(1) 낭성병변

가. 상피성봉입낭종(Epithelial inclusion cyst)

1.0 cm 이하의 병변으로 한층의 납작한, 입방형 또는 때로 섬모가 있는 원주형의 세포로 피복되어있다.

나. 난포낭(Follicular cyst)

2.5-10.0 cm정도로 안쪽으로 과립층세포(Granulosa cell), 바깥쪽으로 난포막세포(Thecal cell)로 피복되어 있다.

다. 황체낭종(Corpus luteum cyst)

2.5-5.0 cm 정도의 크기로 황체화된 과립층세포로 피복되어있다.

라. 부난소낭종(Paraovarian cyst) 및 부난관낭종(paratubal cyst)

중간콩팥(Mesonephric)낭은 중신관(Wolffian duct)의 잔유물이고 단순 입방형세포로 피복되어있고 낭벽에 평활근을 관찰할 수 있다. 중간콩팥곁(Paramesonephric) 낭은 뮐러관의 잔유물로 원주형세포로 피복되어있으며 섬모가 있을 수 있다. 부난소낭종은 중피세포로 피복될 수도 있다.

마. 자궁내막양 낭종(Endometriotic cyst)

자궁내막낭종은 chocolate-colored(초콜릿 색깔) 액체로 차있고 조직학적소견상 자궁내막의 상피나 샘조직과 함께 자궁내막기질이 관찰되며 hemosiderin 과립침착과 만성염증이 흔히 동반된다.

(2) 종양

가. 표면상피종양

a. 장액성

a) 양성

낭으로 관찰되며 조직학적 소견상 한 층으로 섬모가 있는 원주형세포로 난관의 상피와 유사한 세포로 피복되어 있다.

b) 경계영역성

유두상 돌출물(Excrescence)이 있고 구조적으로 복잡한 branching, tufting양상을 보이며 자란다. 피복하는 상피는 중첩되어 있고 경도에서 중등도까지의 세포학적 이형성소견을 보인다.

c) 미세침윤을 동반한 경계영역성

경계영역성 병변의 정의상 기질내로의 침습소견은 없어야 한다. 그러나, 미세침윤의 경우(3 mm, 5 mm or volume of 10 mm^2) 경계영역성 병변으로 분류한다.

d) 미세유두상 경계영역성

길쭉한 손가락모양의 미세유두가 nonhierarchial fashion으로 자라나올 때. 중심부에 결합조직이 거의 관찰되지 않으며 너비보다 길이가 5배 이상 길고 한 슬라이드내에 직경 5 mm 이상 이러한 소견이 관찰될 경우 미세유두상 종양으로 따로 분류한다.

e) 악성

다방성의 큰 종괴로 유듀상으로 자라는 고형성부분이 관찰되며 흔히 출혈과 괴사가 동반된다. 불규칙한 모양의 샘 또는 유두상 종양이 기질내로 침습하는 소견이 관찰되며 주변으로 섬유성기질이 관찰된다.

b. 점액성

a) 양성

주로 다방성으로 비교적 크기가 크고 20 cm 이상인 경우도 종종 관찰된다. 조직소견상 한층의 원주형세포로 피복되고 섬모는 없으며 끝부분에 점액이 관찰되며 술잔세포가 관찰되기도 한다.

b) 경계영역성

다방성으로 두꺼워진 낭벽이 관찰된다. 대부분의 경계영역성 종양은 술잔세포가 많이 관찰되며 여러층으로 중첩된다. 경도 또는 중등도의 세포학적 이형성을 관찰할 수 있다.

c) 미세침윤을 동반한 경계영역성

정의상 기질내로의 침습소견은 없어야한다. 그러나, 미세침윤의 경우(3 mm, 5 mm or volume of 10 mm^2) 장액성과 마찬가지로 경계영역성 병변으로 분류한다.

d) 상피내암종을 동반한 경계영역성

심한 세포학적 이형성을 동반하는 경우

e) 악성

다방성이며 과다증식된 고형성 결절이 관찰되며 출혈, 괴사를 동반한다. 미세침윤의 범위를 넘어선 기질내로의 침습소견이 관찰되거나, 복잡한 back-to-back양상으로 상피가 맞붙어있고 사이에 간질조직이 관찰되지 않는 부분이 3 mm, 5 mm, 또는 volume of 10 mm^2로 관찰될 때 암종으로 진단한다.

c. 자궁내막모양

a) 양성

b) 경계영역성

c) 악성

자궁내막에서 관찰할 수 있는 관모양샘 또는 융모성 유두상 구조로 이루어져있고 세포는 중첩되어 있으며 비교적 매끈한 내강을 가지고 있다. 정의상 섬유성 기질반응을 보이는 침습소견이 관찰된다.

d. 투명세포

a) 양성

b) 경계영역성

c) 악성

흰색-황갈색-노랑색의 종괴로 고형성-낭성종괴의 소견을 보인다. 조직소견상 고형성, 관낭성(Tubulocystic), 유두상의 다양한 양상을 보인다. 세포는 크고 투명한 풍부한 세포질을 가지며 항상 고도의 핵이형성증을 보인다. 내강으로 돌출되어 자라는 양상 때문에 hobnail 양상을 보이고 때때로 hyaline globule을 보인다.

e. 브레너종양(Brenner tumor)과 이행세포종양(Transitional cell tumor)

a) 양성

흰색-황갈색 또는 노랑색의 절단면을 보이며 낭을 형성하거나 석회화를 보일 수도 있다. 조직학적으로 크기가 작은 고형성 또는 낭성의 nest를 형성하며 풍부한 양의 섬유성 기질에 의해 둘러싸여있다. 이형성이 없는 이행세포로 구성되어있고 세로의 고랑을 핵내에서 관찰할 수 있으며 25%에서 양성점액성낭부분이 동반되어 관찰된다.

b) 경계영역성

육안적으로 낭성종괴로 유두상 돌출물을 보인다. 현미경소견상 낭과 유두상 구조는 중첩되어 관찰되는 이행세포로 피복되어있어 비침윤성 유두상 요로상피암종과 유사한 소견을 보인다. 기질의 침습은 관찰되지 않는다.

c) 악성

유두상 구조를 가지고 있으며 표면이 중첩된 이형성세포로 피복되어있어 방광의 이행세포암과 유사한 소견을 보인다. 정의상 브레너종양 부분이 관찰되지 말아야하며 만약 관찰이 되면 악성브레너종양으로 분류한다.

f. 암육종(Carcinosarcoma)

난소종양 보고서
Pathology Number:
Patient Name:
Hospital Number :

Operation: ___ TAH, ___BSO, ___LSO, ___RSO,
___Omentectomy
___Pelvic LND
___Paraaortic LND
___Others________________________

Tumor Site
___Ovary (__Rt, __Lt)
___Salpinx (__ Rt, __ Lt)
___Peritoneum
___Others____________________

Tumor Size: 1)___x___x___cm, 2) ___x___x___ cm
___Not applicable

Histologic Type
___Serous (___Benign, ___Borderline, ___Malignant)
__Surface papillary
___Mucinous (___Benign, ___Borderline, ___Malignant)
__Intestinal, ___Endocervical,, __with Mural Nodule
___Endometrioid carcinoma
___Clear cell carcinoma
___Brenner tumor(__Benign, __Borderline, __Malignant)
___Transitional cell carcinoma
___Mixed epithelial tumor (__Benign, __Borderline, __Malignant)
___Undifferentiated carcinoma
___Adenocarcinoma, NOS
___Malignant mullerian mixed tumor
___Granulosa cell tumor (__Adult type, ___Juvenile type)
___Thecoma (__ Typical, __Lutenized)
___Fibroma (__ Cellular, __Fibrosarcoma)
___Sertoli-Leydig cell tumor (__WD, __ID, __PD)
__Retiform, __with Heterologous Element
___Mature (cystic) teratoma
___Immature teratoma (__G1, __G2, __G3)
___Dysgerminoma
___Yolk sac tumor
___Embryonal carcinoma
___Choriocarcinoma
___Malignant mixed germ cell tumor (% of each component)
___Others

Histologic Grade
__FIGO (__G1, __G2, __G3)
__Silverberg (__G1, __G2, __G3)
__Nuclear grade (___G1,___G2,___G3)

Tumor Extension
Ovarian surface involvement: ___Absent, ___Present
Ovarian capsule: ___Intact, ___Ruptured
Extraovarian extension/ Implants (*site, largest size*):
__Invasive implant(s) ________________________,
__Noninvasive implant(s) (__Epithelial, __Desmoplastic)

Regional Lymph Nodes
__Cannot be assessed
__No metastasis/involvement
__LN Metastasis in __/__Regional Nodes
Rt: Obturator __/__, Common Iliac __/__, External Iliac __/__,
Lateral Sacral__/__, Paraaortic__/__, Inguinal__/__
Lt: Obturator __/__, Common Iliac __/__, External Iliac __/__ ,
Lateral Sacral__/__, Paraaortic __/__ , Inguinal__/__
Others_________

Lymphatic invasion: ___Absent, ___Present
Blood Vessel invasion: ___Absent, ___Present

Additional Pathologic Findings
___Not identified,
___Endometriosis, __Endosalpingiosis _________
___Others ______________

Other organs: ______________________________

Ancillary study: ______________________________

Comments: ______________________________

Pathologist _______________

Pathologic Staging (pTNM [FIGO]) Primary Tumor (pT):
__pTX [--]: Cannot be assessed
__pT0 [--]: No evidence of primary tumor
pT1 [I]: Tumor limited to ovaries (1 or both)
*___ pT1a [IA]: Tumor limited to one ovary, capsule intact,
No tumor on ovarian surface.
No malignant cells in ascites or peritoneal washings
___ pT1b [IB]: Tumor limited to both ovaries;
Capsule intact, no tumor on ovarian surface.
No malignant cells in ascites or peritoneal washings,
___pT1c [IC]: Tumor limited to 1 or both ovaries with any of the following: (capsule ruptured, tumor on ovarian surface, malignant cells in ascites or peritoneal washings)
pT2 [II]: Tumor involves 1 or both ovaries with pelvic extension and/or implants
___ pT2a [IIA]: Extension and/or implants on uterus and/or tube(s)
No malignant cells in ascites or peritoneal washings
___pT2b [IIB]: Extension to other pelvic tissues.,
No malignant cells in ascites or peritoneal washings
___ pT2c [IIC]: Pelvic extension and/or implants (T2a or T2b / IIa or IIb) with malignant cells in ascites or peritoneal washings
pT3a and/or N1 [III]: Tumor involves one or both ovaries with pelvic extension
___pT3a [IIIA]: Microscopic peritoneal metastasis beyond pelvis with malignant cells in ascites or peritoneal washings
___ pT3b [IIIB]: Macroscopic peritoneal metastasis beyond pelvis (2 cm or less in greatest dimension)
___ pT3c and/or N1[IIIC]: Peritoneal metastasis beyond pelvis (more than 2 cm in greatest dimension, and/or regional lymph node metastasis)
pM1 [IV]: Distant metastasis (excluding peritoneal metastasis) (Liver parenchymal metastasis, Pleural effusion with positive cytology)

Regional Lymph Nodes (pN)
___ pNX: Cannot be assessed
___ pN0: No regional lymph node metastasis
___ pN1 [IIIC]: Regional lymph node metastasis

Distant Metastasis (pM)
___ pMX: Cannot be assessed
___ pM0: No distant metastasis
___ pM1 [IV]: Distant metastasis

그림 9-5 난소종양 보고서

난소상피암종의 등급

FIGO 등급체계

Grade1 샘암종의 분화를 보이지 않는 고형성 부위가 5% 이하인 경우
Grade2 6~50% 부위가 고형성으로 증식할 때
Grade3 고형성 부위가 50%를 능가하는 경우
단, 심한 핵 이형성이 있으면 등급을 한단계 높인다.

표 9-1 난소 암종의 Silverberg 등급 체계

점수	구조	핵이형성	유사분열수/10 HPF*
1	샘구조(Glandular)	미약	0-9
2	유두상(Papillary)	중등도	10-24
3	고형성(Solid)	심함	≥25

*가장 증식성이 높아 보이는 부위에서 측정

총점수 3~5: grade I, 6~7: grade II, 8~9:grade III.

나. 성끈간질종양(Sex cord-stromal tumor)

a. 과립층세포종양

a) 성인(adult)

대부분 〉10 cm 이고 단측성으로 발생한다. 절단면상 부드럽고 노랑색-황갈색으로 낭성변화와 출혈이 동반된다. 다양한 조직학적 양상을 보이며 미세소포, 거대세포, watered-silk, gyriform, 고형성 등의 양상을 보인다. 둥글거나 난원형의 과립층세포로 이루어져있고 세포질은 거의 관찰되지 않으며 둥글거나 각진 핵과 종대의 핵고랑을 관찰할 수 있다. 세포학적 이형성은 미미하며 유사분열은 흔하지 않다. 미세소포성이나 고형성 유형은 특징적으로 호산성의 물질이 과립층세포에 둘러싸여있는 형태의 Call-Exner body를 관찰할 수 있다. 면역염색상 Inhibin에 양성소견을 보인다.

b) 청소년형(Juvenile)

육안소견은 성인형(Adult form)과 같다. 고형성 판을 형성

하며 호염기성 또는 호산성의 분비물을 함유하고 과립성세포로 피복된 미성숙 소포구조와 혼재되어있다. 황체화소견이 흔하고 adult form에 비해 조금 더 세포학적 이형성이 관찰되며 유사분열이 조금 더 흔하다. 면역염색상 inhibin에 양성소견을 보인다.

b. 난포막종(Thecoma)과 섬유종(Fibroma)

a) 난포막종(Thecoma)

대부분 단측성이고 장경 10 cm까지 관찰된다. 육안상 소엽상이고 고형성이며, 노랑색-황갈색으로 출혈이나 낭성변화, 괴사, 또는 석회화소견이 동반될 수 있다. 조직소견상 지방이 함유된 난포막세포의 판상구조로 이루어져있고 다양한 정도의 섬유성 기질을 가지고 있다. 난포막 세포들은 둥글거나 방추형의 핵을 가지고 있고 이형성은 미미하며 유사분열은 드물다. 면역염색상 inhibin에 양성이고 Oil red O 염색에 세포내 지방이 염색된다.

b) 섬유종(Fibroma)

고형성이고 소엽성으로 단단하고 흰색-회색의 절단면을 보인다. 대개 양측성이고 평균 5 cm 정도의 크기이다. 방추형세포가 서로 교차하거나 회오리모양으로 관찰되고 이형성은 없으며 유사분열도 관찰되지 않는다.

c. Sertoli-Leydig cell tumor(SLCT)

평균 10 cm 크기로 노랑색이거나 붉은색-갈색을 띈다. 고분화 SCLT는 잘 형성된 세관구조를 보이며 사이사이 풍부한 호산성 세포질의 Leydig cell의 군집을 관찰할 수 있다. 중등도 분화의 SCLT의 경우 세포의 밀도가 높아지며 잘 형성된 세관구조는 드물게 관찰되고 그보다 미성숙한 과염색질의 Sertoli cell이 더 많이 관찰된다. 저분화 SCLT의 경우 촘촘하게 밀집된 방추형의 이형성을 보이는 세포가 관찰된다. Heterologous element(대부분 소화기나 신경내분비계 상피)는 20%에서 관찰된다.

d. 경화성기질종양(Sclerosing stromal tumor)

육안상 단단하고 흰색으로 낭성변화가 관찰될 수 있다. 조직소견상 방추형 또는 공포화를 보이는 세포들이 모인 소엽들이 교원질의 침착 또는 부종을 보이는 결합조직에 의해 떨어져있다.

다. 배세포종양(Germ cell tumor)

a. 기형종(Teratoma)

a) 성숙

낭성 또는 고형성으로 낭성종양은 머리카락이나 각질 덩어리, 이빨, 그리고 다른 여러 조직성분을 포함할 수 있다. 세 배엽층 모두로(외배엽 ; 피부와 신경조직, 중배엽; 평활근, 이빨, 뼈, 내배엽 ; 호흡기상피, 소화기계상피, 갑상선)부터 유래한 조직이 혼재할 수 있다. 가장 흔한 것은 유피낭(dermoid cyst)이라 하는 성숙낭성 기형종이며 이때 피부부속기를 포함한 편평상피로 피복되어있다.

b) 미성숙

단측성이고 고형성 또는 낭성이다. 조직소견 상 미성숙 또는 원시조직이 성숙조직과 혼재되어있다. 가장 흔한 미성숙조직은 신경외배엽조직으로 원시 신경세포의 rosette이나 덩어리, 세관구조로 관찰된다.

미성숙 기형종의 등급

원시신경 외배엽조직(primitive neuroectodermal tissue)의 양에 따라 등급을 정한다.

Grade 1 미성숙 신경성 조직이 슬라이드당 1개의 저배율 시야(low power field) 미만에서 드물게 관찰되는 경우

Grade 2 미성숙 신경성 조직이 슬라이드당 1개 이상 3개 이하의 저배율 시야에서 관찰되는 경우

Grade 3 미성숙 신경성 조직이 슬라이드당 3개를 넘는 저배율 시야에서 다량 관찰되는 경우

최근, Grade 1을 저등급(low grade). Grade2와 3을 묶어서 고등급(high grade)로 분류하기도 한다.

c) 난소갑상샘증(Struma ovarii)

특이한 형태의 단배엽성 기형종으로 성숙 갑상선조직으로 이루어져있다.

b. 미분화세포종(Dysgerminoma)

크기가 크고 고형성이며 매끈한 겉표면과 소엽성의 회색-황갈색의 단면을 보인다. 고환의 생식세포종(Seminoma)와 동일한 조직학적 소견을 보이며 비교적 일양한, 크기가 크고 둥글며 풍부한 투명세포질을 갖는 세포의 덩어리 또는 판이 관찰되며, 사이사이 림프구의 침윤이 많은 섬유성 기질로 이루어져 있다. 종종 육아종성 반응소견이 관찰되기도 하고 융합세포영양막 세포가 관찰되기도 한다. 면역염색상 placental alkaline phosphatase(PLAP)와 c-Kit에 양성이고 EMA에는 음성이다.

c. 난황낭종양(Yolk sac tumor)

대부분 단측성이고 크기가 크며 매끈한 겉표면과 다양한 양상의 고형성 또는 낭성의 노란색-황갈색 단면을 보인다. 여러 다양항 형태의 조직학적 유형이 관찰되며 망상(Reticular), endodermal sinus, polyvesicular-vitelline, hepatoid, glandular pattern을 포함한다. 망상 유형이 가장 흔하며 이때는 작은 낭성구조를 형성하며 투명세포질과 크고 과염색된 핵을 가진 입방형 또는 원주형의 세포로 피복되어 있다. Endodermal sinus pattern이 두 번째로 흔하며 이는 특징적으로 Schiller-Duvall bodies(둥근모양의 유두상 구조로서 내부에 하나의 혈관을 포함함)를 관찰할 수 있다. 면역염색상 AFP에 양성이고 EMA에는 음성이다.

d. 배아암종(Embryonal carcinoma)

매끈한 겉표면과 노랑색-회색-황갈색의 단면을 보이며 흔히 출혈과 괴사를 동반한다. 조직소견상 크기가 큰 역형성세포가 판이나 덩어리구조를 형성한다. 종양세포의 핵은 크고 과염색되거나 소낭성(Vesicular)으로 뚜렷한 핵인을 관찰할 수 있다. 유사분열이 항상 관찰되고 융합세포영양막 세포와 유사한 다핵세포들이 관찰되기도 한다. 면역염색상 Cyokeratin과 CD30에 양성이다.

e. 융모막암종(Choriocarcinoma)

난소에서 순수하게 생기는 융모막암종은 매우 드물고 대부분 혼합 생식세포종양의 형태로 관찰된다. 육안상 종괴내에 출혈이 심하고 조직학적 소견상 세포영양모세포, 융합세포영양막이 혼재되어 있다. 융합세포영양막은 면역염색상 hCG에 양성 소견을 보인다.

라. 전이성종양

Krukenberg tumor

전이성 점액성/반지세포 선암종을 일컬으며 소화기계, 특히 대장이나 위에서부터 기인한다.

WHO histological classification of tumors of ovary

Surface epithelial-stromal tumors
Serous tumors: malignant, borderline, benign
Mucinous tumors: malignant, borderline, benign Mucinous cystic tumor with mural nodule Mucinous cystic tumor with pseudomyxoma peritonei
Endometrioid tumors including variants with squamous differentiation :
  malignant
    Adenocarcinoma, NOS
    Malignant mullerian mixed tumor
  borderline, benign
Clear cell tumors: malignant, borderline, benign
Transitional cell tumors:
  malignant
    Transitional cell carcinoma(non-Brenner type)
    Malignant Brenner tumor
  borderline
    Borderline Brenner tumor
  benign

Sertoli-stromal cell tumors
  Sertoli-Leydig stromal cell group (androblastomas)
    well-differentiated
    of intermediate differentiation
    poorly differentiated (sarcomatoid)
    retiform
  Sertoli cell tumor
    Stromal-Leydig cell tumor
Sex cord-stromal tumor of mixed or unclassified cell types
  Sex cord tumor with annular tubules
Steroid cell tumors

Germ cell tumors
Primitive germ cell tumros
  Dysgerminoma
  Yolk sac tumor
  Embryonal carcinoma
  Polyembryoma
  Non-gestational Choriocarcinoma
  Mixed germ cell tumor(specify components)
Biphasic or triphasic Teratomas:

Benign Brenner tumor
Squamous cell tumors
Squamous cell carcinoma
Mixed epithelial tumors (specify components): malignant, borderline, benign
Undifferentiated and unclassified tumors
Undifferentiated carcinoma

Sex cord-stromal tumors
Granulosa-stromal cell tumors:
Granulosa cell tumor group
Adult granulosa cell tumor
Juvenile granulosa cell tumor
Thecoma-fibroma group
Thecoma
Fibroma
Cellular fibroma
Fibrosarcoma
Stromal tumor with minor sex cord elements
Sclerosing stromal tumor
Signet ring stromal tumor
Unclassified(fibrothecoma)

immature teratoma
mature teratoma
solid
cystic(Dermoid cyst)
Monodermal teratoma and somatic-type tumors associated with dermoid cysts
Thyroid tumor group
struma ovarii
Benign
Malignant
Carcinoid group
Neuroectodermal tumor group
Carcinoma group

Germ cell sex cord-stromal group
Gonadoblastoma

Tumors of rete ovarii
Miscellaneous tumors
Small cell carcinoma, hypercalcemic type
Small cell carcinoma, pulmonary type

Tumor-like conditions
Lymphoid and hematopoietic tumors
Secondary tumors

6. 태반

1) 육안 검사

태반의 모양, 크기, 무게, 제대의 길이, 굵기, 삽입부위 등에서 비정상의 여부를 관찰한다.

(1) **태아막** ; 태아막의 색깔을 관찰 후 태아막을 말아서 membrane role을 만들어 면을 관찰한다.

(2) **제대** ; 중심부에서 한 개의 절편을 채취하며 혈관의 비정상여부를 관찰한다. 모체면을 위로해서 놓고 한손으로 태반을 잡고 다른 손으로 1 cm 간격으로 태반실질을 절단한다. 절단면에서 경색이나 비정상적

인 출혈소견이 관찰되면 그 부분을 중심으로 절편을 채취하며 융모판과 모체쪽 표면이 포함되어야한다. 쌍생아의 태반은 위와 동일한 방법으로 시행하되 태아막, 제대, 태반실질을 각각 따로 채취하며 분리막(Dividing membrane)에서도 절편을 채취한다.

2) 진단별 육안/현미경적 소견

(1) 융모양막염(Chorioamnionitis)

태아막의 염증

(2) 다태임신(Multiple gestation)

가. monochorionic-monoamniotic

나. monochorionic-diamniotic

다. dichorionic-diamniotic

라. dichorionic-diamniotic(Fused)

3) 임신영양모세포병(Gestational trophoblastic disease)

(1) 포상기태(Hydatidiform mole)

가. 완전포상기태(Complete mole)

심하게 커진 융모를 관찰할 수 있으며 중심부에 공간이 생기고 주변을 둘러싸는 융모표면은 영양모세포의 심한 증식이 관찰된다.

나. 부분적포상기태(partial mole)

두 부류의 융모로 구성되어 있다. 한 부류는 정상융모의 모양을 하고있고, 다른 하나는 융모가 커져있고 내부에 약간의 공간형성, 불규칙한 융모의 윤곽, 경한 영양모세포의 증식을 관찰할 수 있다.

다. 침윤성포상기태(invasive mole)

부분 또는 완전 포상기태의 형태로서 융모나 영양모세포가 자궁근층을 침윤하고 혈관을 침습하는 병변으로 때로 혈관을 타고 이동되어 자궁외 조직에서 관찰될 수도 있다.

(2) 영양막종양

가. 융모막암종(Choriocarcinoma)

육안소견상 출혈과 괴사가 매우 심하다. 조직학적 소견상 매우 이형성이 심한 영양모세포의 증식을 관찰할 수 있고 구성하는 세포는 세포영양모세포, 융합세포영양막, 중간영양모세포로 혼재되어 있으며 융모는 관찰되지 않는다. 면역염색상 hCG, Mel-CAM, hPL, placental alkaline phosphatase에 양성이다.

나. 태반부위 영양막종양(placental site trophoblastic tumor)
중간영양모세포와 세포영양모세포로 구성되어있다. 풍부한 호산성의 섬유소모양의 침착과 함께 종양세포가 평활근세포를 가르며 자궁근층을 침윤하는 양상이 특징적이다.

참고문헌

1. 대한병리학회 산부인과 병리연구회 병리보고서 양식
2. 자궁경부종양 보고서(Cone/LEEP Biopsy)
3. 자궁경부종양 보고서(Hysterectomy)
4. 자궁체부종양 보고서(Epithelial Tumor)
5. 자궁체부종양 보고서(Mesenchymal Tumor)
6. 난소종양 보고서

Catholic University of Korea 임상진료지침

10 Pathology

유방 병리

1. 육안검사

1) 육안검사의 원칙

(1) 병리학 - 방사선학적 상관관계(Pathologic-radiologic correlation)가 모든 경우에서 필수이다. - 육안 소견의 정확한 기술이 정확한 병리진단에 매우 중요하다(세심한 촉지, 특히 절제연의 평가(margin assessment)가 중요).

(2) 각 조각(fragment)의 무게(weight), 칫수(dimension), 숫자(number)를 기술

(3) 색(color), 경도(consistency), 주변 조직으로의 침윤과 각기 다른 절편의 모양을 기술.

(4) 동반된 병리학적 소견이 있을 시 기술(예를 들면 낭종(cysts), 섬유증(fibrosis), 출혈에 의한 염증변화(inflammation of hemorrhagic foci), 괴사(necrosis), 단단한 부위(firm areas), 그리고 분필 같은 (백악질) 선(chalky streak)을 동반한 과립성 변성(granular degeneration) (표1참조).

(5) 유방촬영에서 미세석회화(microcalcification)가 있을 경우 검체 촬영술(spepcimen mammography)로 반드시 확인.

2) 동결 절편(Frozen section)

(1) 유방촬영에서 확인된 병변이 1.0 cm 미만인 경우 절대로 동결절편 검사를 시행하지 않는 것을 원칙으로 한다. 불가피한 경우 병변의 절반 이상은 영구절편 제작을 위해 반드시 남겨두어야 한다(조직의 절개로 인해 조직의 손실과 함께 조변조직의 형태가 변형되고, 이로 인해 침습암종, 반흔, 또는 선증식증 등의 침습암종과 육안으로 구별되지 않는 병변의 감별에 방해가 될 수도 있기 때문이다).

(2) 가장 의심스러운 부위를 주의 깊게 선택 한다

(3) 동결절편에서 판독하기 위해서는 단편(조각)의 두께는 0.5cm 이하여야 한다.

(4) 증상이 없는 소엽내암종(lobular carcinoma in situ)의 경우 검사한 블록(block) 수에 비례하여 발견된다,

(5) 소엽내암종(Lobular carcinoma in situ), 관내유두종(intraductal papilloma)와 분화가 매우 좋은 유두암종(papillary carcinoma) 등은 병소 부위가 1.0cm 미만일 경우 위양성이나 위음성 결과를 피하기 위해 수술 중 도말이나 각인(intraoperative smears or imprints)이 동결절편 보다 판독이 더 쉬울 수 있다.

3) 침생검(Core Needle Biopsy)

(1) 조직 core의 모양, 크기, 색깔을 기술 후 카세트에 평행하게 맞추어 넣는다. 각 파라핀 블록에서 최소 3개의 조직학적 층(three histological level)을 만든다.

(2) 침 생검 결과가 유방촬영소견과 일치 하지 않거나 표본(sample)이 불충분할 경우 외과적 생검(surgical biopsy)을 시행한다.

가. 유방촬영 영상에서 종괴가 있으나 조직학적으로 확실치 않을 경우-추가층(additional level)에서 조직을 얻는다.

나. 조직학적으로 석회화가 없을 경우 - calcium oxalate를 위해 polaize slide를 사용. 추가층(additional level)에서 조직을

얻고, 파라핀블록을 촬영한다.

다. 조직학적으로 드문 산란 칼슘(rare scattered calcium)으로 석회화가 의심이 될 경우 - 추가층(additional levels)을 얻고 파라핀블록을 촬영한다.

(3) 임상에서 치료 방향을 정할 수 있도록 충분한 정보를 제공하나 과진단(over diagnosis)은 피한다.

4) 절제생검 검체(Excisional biopsy specimen)

(1) 국소절제 Local excision(덩이절제술 Lumpectomy, tylectomy, quadarantectomy) 검체

모든 조직(oriented or non-oriented)은 절단(section) 전에 잉크로 표시한 후 3-내지 5-mm 간격으로 연속적으로 자른다(대개는 검체의 장축(long axis)에 직각으로, 유륜하부절개 검체(subareolar excision specimen)는 피부표면에 평행으로).

종양의 크기와 절제연까지의 거리(distance to the margins)를 기술한다.

6개의 경계부에서 각각 1-2개의 수직 절편을 만든다.

종양 부위에서는 2–5 절편을 만든다.

가. 2가지 수술적절제연 평가 기법(Two techniques of surgical margin assessment);

- perpendicular inked method(수직잉크법)(그림 10-1)
- Tangential shaved method(비스듬깎음법)(그림 10-2)

(2) 방향 유지를 위해 각기 다른 색깔의 잉크로 검체에 표시한다(그림 10-3).

가. 방향의 식별(Identification of orientation)

Long stitch-lateral

Short stitch-superior

나. Ink the margin

Superior - yellow

Inferior - blue

Medial - black

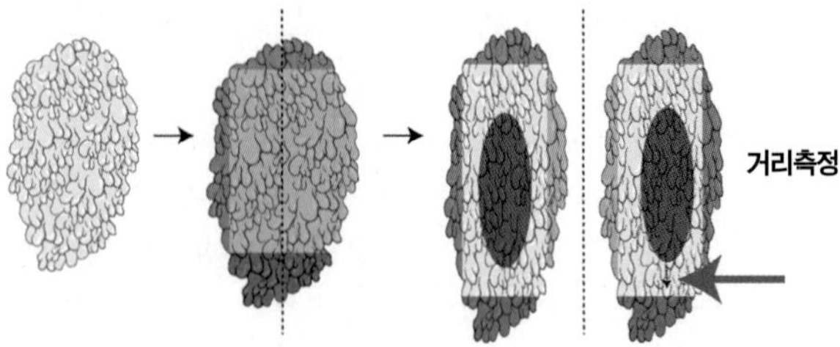

그림 10-1 수직잉크법(perpendicular inked mergin technique)

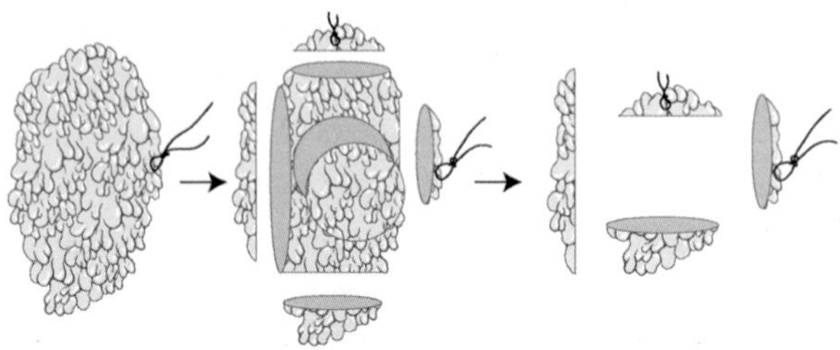

그림 10-2 비스듬깍음법(Tangential shaved method)

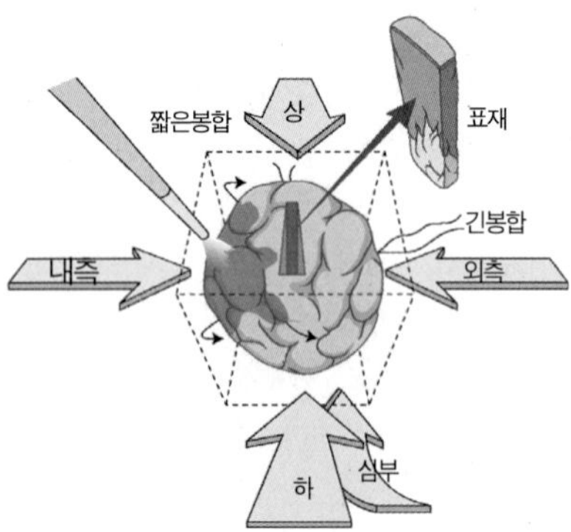

그림 10-3 국소절제검체

Lateral - black

Anterior - red

Posterior - green

(3) 종괴병소(Mass lesions)

가. 종괴의 정확한 크기(mm까지), 경도(consistency-젤라틴모양 gelatinous, 고무같은 rubbery, 견고한 firm 또는 굳은 hard), 성장양상 growth pattern(well-circumscribed, infiltrated, rounded), 절제연까지의 거리(distance to the margins)를 기술한다.

나. 생검 공간(biopsy cavity)의 존재 유무와 크기를 반드시 기술한다.

다. 양성으로 생각되는 잘 국한된 병소(well- circumscribed lesion)의 경우 centimeter 당 1개의 절편(one section/ centimeter)이면 대개는 충분.

라. 불분명하고 의심이 되는 병소(ill-defined and suspicious lesion)의 장경이 1-1.5 cm 일 경우 모두 넣는다. 대개는 종괴에서 4개의 절편일 경우 충분하다고 본다. 이 경우 1개 또는 그 이상의 경계부위가 종괴와 가까울 경우 이들 절제연은 종괴를 따라서 방사모양(radial fashion)으로 체취하고 먼쪽 절제연(distant margins)의 대표하는 절편(reprentative shave section)은 모두 요구됨. 대개는 작은 검체의 경우 10개 카세트(cassetts) 이하.

마. 작은 생검(Small biopsies) (일반적으로 잘랐을 경우 6-8개 블록 또는 그 이하시)는 모두 넣는다.

바. 동결절편검사상 비정형관상피증식으로 진단된 경우, 모든 절단조직을 채취한다.

(4) 미세석회화를 위해 절제된 검체(Specimens excised for microcalcifications)

가. 일반적으로 섬유화 부위를 모두 넣고. 가능하면 검체를 병소의 3차원의 측면(three-dimensional aspects)으로 재구성한다. 원칙적으로 석회화 때문에 제거 된 조직은 반드시 석회화 병변이 절제 되었는지 확인하기 위하여 조직을 방사선학적으로 검사 하여야 한다.

나. 유방촬영술로 확인 된 석회화가 H&E 염색에서 확인되는 것은 hydroxyapatite이고 calcium oxalate crystal은 잘 보이지 않으니 편광현미경으로 감사 하거나 ph7.0에서 alizarin red S로 duataor하여 관찰한다.

(5) 절제연과 생검-재-절제(Margin and biopsy-re-excisions)

가. 내암종(in situ carcinoma) 진단 후에 재절제(re-excsion)시 잔류병변이나 동반된 침윤성암의 발견을 위해 광범위하게 체취한다.

나. 이전의 검사로 관내상피암(DCIS)의 진단이 있는 경우 침윤의 가능성, 완전한 절제연 평가와 침윤정도를 위해 모든 검체의 연속 순차적 체취(serial sequential sampling)하여 검사

다. 관내 상피암(DCIS)이 경계부위에 있을 경우 절제연 침윤 정도(extendt of margin involvment)를 기술

- Focal(eg. DCIS at the margin in a 〈0.1 cm area in 1 block)
- Minimal/moderate(between focal and extensive)
- Extensive(eg, DCIS at the margin in an area 〉1.5 cm or 5 or more low-power fields and /or in 8 or more blocks)

4) 유방절제술(Mastectomy specimens)

(1) 단순피부보존유방절제술 simple skin-sparing mastectomy(which only removes the nipple-areol complex)

(2) 변형근치유방절제술 modified radical mastectomy(including axillary lymph nodes)

(3) 근치적유방절제술 radical mastectomy(including pectoral muscles)

가. 먼저 액와 지방조직을 떼어 내고 상부 와 하부로 나누고 각각에서 림프절을 찾는다(modified radical mastectomy의 경우는 상하부를 나눌 수 없는 경우가 대부분이다).

나. 유두룰 중심으로 4등분이 되도록 십자를 그린 후 유우돠 우륜을 떼어 내고 시상방향으로 2cm간격으로 절개한다.

다. 병변의 위치(상안, 상밖, 하안, 하밖) 병변과 피부, 유두 와

절제심연으로 부터의 거리를 기술한다.

라. 유두와 유륜은 0.3cm 간격으로 잘라 전부 포매한다.

마. 절개심연은 먹물을 칠한 후 병변이 확실하지 않을 때는 빈 공간 주위의 실질을 수 개의 절편으로 포매한다.

5) 감시 림프절(Sentinel lymph nodes)

(1) 원발 종양으로부터 림프관을 따라 암이 최초로 전이되는 림프절을 의미한다. 따라서 암이 첫 번째로 전이되는 감시 림프절은 영역 림프절의 암 전이 상태를 가장 잘 반영하는 림프절이다.

(2) 각 림프절은 macrometastases(〉0.2cm)를 찾기위해 1-2 mm간격으로 자르고 육안 소견 상 전이가 없으면 모두 넣는다(그림 10-4)

(3) 1개 림프절 당 1개의 카세트에 넣는다(One cassette per node or ink each node a different color).

(4) cytokeratin 단크론 항체를 이용한 면역조직화확염색을 시행하여 세포 군집(cluster)의 직경이 2mm 이하인 현미경적 미세전이를 진단하기도 한다.

6) 액와 림프절 Nonsentinel(axillary) lymph nodes

(1) 0.4 cm보다 작은 림프절은 무손상(intact) 상태로 넣는다.

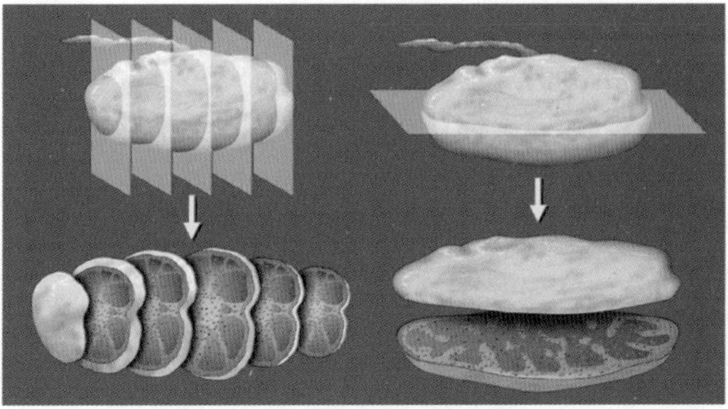

그림 10-4 감시 림프절 절제 방법

(2) 큰 림프절의 경우 이등분 또는 삼등분하여 넣는다.
(3) 가능하면 육안상 양성결절의 가장 큰 결절의 크기를 측정하고 각각을 한 절편씩 넣는다.

2. 육안 소견의 기술

1) 생검이나 절제

General features;

Size

Consistency

Other features(e.g., presence of cysts)

Dominant lesion(when present);

Size(maximum diameter most important)

Outline; irregular or smooth/ clearly or poorly defined

Relationship to surrounding tissue(e.g., protrudes from or contracts into)

Texture/consistency

Color

Proximity to specimen margins

2) Invasive Cancer 기술

Specimen condition : fresh in formalin intact cut margin inked

Specimen type : excision lumpectomy with lymph node dissection
simple mastectomy modified radical mastectomy

Lymph node sampling : absent present

Specimen size : cm

Tumor Description:

No definite mass formation

Site : UOQ LOQ UIQ LIQ Central

Tumor size : cm

Tumor margins : infiltrative circumscribed mixed

Distance of the tumor from nearest surgical margins :   cm

Texture of the tumor : soft fleshy hard gritty cut surface

Paraffin block key :

3) 침윤성 암종과 fibroadenoma의 육안소견의 비교(표 10-1)

4) 육안소견에서 악성과 유사한 양성 병변

Radical scar(방사형반흔)

Ductal adenoma

Duct ectasia(유관확장증)

Reactive fibrosis around cysts

2. 면역조직화학염색(Immnohistochemistry)

1) 근육상피세포를 위한 항체(Antibodies for myoepithelial cells(MECs) in the breast)(표10-1);

S-100 protein; not sensitive

Smooth muscle myosin heavy chain(SMMHC); immnostaining of vascular wall

Calponin,

p63; advantage in the diagnosis of stromal invasion(present only

표 10-1 contrasting gross features of typical infetraty carcinoma and fibroadenoma

	침윤성 암종	Fibroadenoma
Outline	irregular	Smooth; may be rounded or lobulated
Relationship to surrounding tissue	Fixed; concave cut face	Mobile, protruding, convex cut face
Texture/consistency	Hard; gritty	Rubbery; uniform; may have a clefted cut face
Color	Variable; often streaked with yellow(elastic tissue)	Variable but uniform in any one lesion; often glistening

in the nucleus)

CD10

High-molecular-weight cytokeratin(CK7, CK8 and CK18)

2) Microglandular adenosis; SMMHC(-), p63(-) ,S-100(+), EMA(+), ER/PR(-), GCDFP15(-)

3) 경화샘증(Sclerosing adenosis) and 관상암종(tubular carcinoma); S-100(-)

4) 유두병소의 근육상피세포(표 10-3) ;

가. 유두종의 증식성세포성분(proliferative cellular compoment)에서 양성

나. 비정형상피과형성(atypical ductal epithelial hyperplasia) 이나 관내세포암종(DCIS)에서는 음성.

다. 유두종, 비정형유두종과 관내상피암종의 유두종 병변의 주변부 근처에서 균등하게 나타나나, 낭내 그리고 고형성-유두암종(intracystic and solid-papillary carcinomas)의 경우는 주변부위에서 음성 소견을 보인다.

5) 정상 유방 근육상피세포와 관강세포(luminal cells); 34betaE12-양성

비정형상피과형성(Atypical ductal hyperplasia) - 음성

관내세포암(DCIS) ; 음성(81-100%)

6) 관암종 대 소엽암종(Ductal versus lobular) ;

가. ECAD 염색 ;

나. p120 ;

- E-cadherin(ECAD)과 p120; 정상 관과 관 병변에서는 막염색(membranous staining)을 보임
- ECAD는 소엽병소에 음성
- ECAD염색 음성과 p120이 강하게 세포질 염색이 될 경우 침윤성 소엽상피내암과 소엽내암종(lobular carcinoma in situ) 그리고 비정형상피과형성(atypical lobular hyperplasia)이 의심된다.

7) 침윤상 미세유두암(Invasive micropapillary carcinoma) EMA(or MUC1)이 기저표면염색(basal surface staining)

8) Basal-like carcinoma
triple 음성(ER/PR/HER2-)이며 기저형(basal-type) cytokeratin(CK5/6+, CK14+, CK17+, EGFR+/-, vimentin+ and p53+)이 양성이다.
9) 유방병변에서 근상피세포 염색성의 차이(표 10-2)
10) Tubular Carcinoma, Microglandular Adenosis, Tubular Adenosis and Sclerosing Adenosis의 면역조직화학염색 차이(표 10-3)
11) Distribution of MECs and Clinical Behavior in Papillary Lesions (표 10-4)

표 10-2 Antibodies for myoepithelial cells(MECs) in the Breast

Antibody	Localization	근상피세포	Myofibroblast	Microvasculature	관상피 암종
S-100	Cytoplasm	Weak	Variabale	Negative	Variable
SMA	Cytoplasm	Strong	Moderate	Strong	Rare
Calponin	Cytoplasm	Strong	Weak-moderate	Strong	Rare
SMMHC	Cytoplasm	Strong	Rare	Strong	Negative
p63	Nucleus	Strong	Negative	Negative	Rare nuclei

표 10-3 Adenosis versus Tubular carcinomas

Diagnosis	MECs	Collagen IV	Other IHC
Tubular carcinoma	Absent	Absent	EMA+, ER/PR+
Microglandular adenosis	Absent	Present	S-100+, EMA-, ER/PR-, GCDFP15-
Tubular adenosis	Present	Present	S-100-
Sclerosing adenosis	Present	Present	S-100-

표 10-4 Distribution of Myoepithelial cells Clinical Behavior in Papillary Lesions

Papillary lesion	Myoepithelial cells	Clinical Behavior
Papilloma	Present within and around ducts	Benign
Papilloma with ADH/DCIS or papillary DCIS	Reduced/absent within, present around ducts	Risk for invasive malignancy
Encapsulated papillary carcinoma	Absent within, rare+/-around ducts	Similar to DCIS, unless frankly invasive
Solid Papillary carcinoma	Absent within, rare+/-around ducts	Similar to DCIS, unless frankly invasive

Catholic University of Korea 임상진료지침

11 Pathology

내분비 병리

1. 갑상샘

1) 정상구조

갑상샘은 좌우 비대칭적인 2개의 측엽과 이들을 연결하는 협부로 구성되며, 약 40%에서는 추체엽(pyramidal lobe)이 위로 돌출 될 수 있다. 정상 성인의 평균 무게는 20-25 gm이다. 엽절제술의 경우 협부가 갑상선의 내하부에 위치하므로 후면이 기관지에 의해 오목한 모양을 보이는 것으로 해부학적 위치를 잡는다.

2) 육안검사

표본이 너무 크거나 두껍지 않게 얇게 잘라 충분히 고정되도록 한다. 동결 절편이 왔을 때 신선한 조직 표본의 절단면으로부터 접착도말(imprint)을 시행하면 빠르고 용이한 세포학적 소견을 이용하여 도움을 받을 수 있다. 특히 석회화가 심하여 동결 절편으로 자르는데 어려움이 있을 경우 많은 도움을 받을 수 있다.

(1) 미만성으로 커져있는 병변과 염증성 병변은 좌우 각엽에서 3개와 협부에서 1개씩 조직 절편을 채취.

(2) 피막에 쌓인 5 cm 미만의 단일 종괴 : 종괴의 일부(1 cm 마다 1개의 표본)와 종괴의 경계를 모두 관찰한다. 5 cm 이상의 경우

종괴의 경계 부위를 추가되는 직경 1 cm 마다 1개씩 표본 추가.

(3) 결절성 증식 : 각 결절마다 결절과 주위 실질과의 경계부위를 한 개씩 채취하며 갑상선이 매우 커져 있으며 단면 소견상 여러개의 결절, 출혈, 석회화, 괴사의 소견을 보이는 경우가 있는데 이 경우 불필요하게 표본 채취가 많아지지 않게 하며 대신에 육안 사진 촬영과 육안 소견에 기술한다.

(4) 유두상 암종 : 종양 전체를 넣고 수술 변연부도 따로 채취

(5) 유두상 암종 외에 육안소견상 침윤성 암종을 보이는 경우 : 종양에서 3개, 비종양 부위에서 3개, 수술연은 따로 검색한다. 여포성 종양(follicular neoplasm)이 의심되는 경우에는 종양의 피막 및 혈관침윤의 관찰이 중요한데 육안소견으로는 관찰이 어려우므로 피막 부위가 전부 관찰되도록 충분한 표본을 만든다. 다발성 내분비선종증(multiple endocrine neoplasm) 환자로부터 제거된 갑상선의 경우 충분한 조직 검색이 필요하다.

(6) 경부 림파절 : 외과 의사가 경부의 각 부위를 표시해준 경우 부위에 따라 따로 절제하여 검색하며 크기, 전이된 숫자, 가장 큰 전이 림프절의 크기 및 림프절 피막의 침윤 여부를 기술한다.

3) 외과병리 보고서에 기록 되어야 할 육안 소견 :

(1) 수술명과 기타장기 : 엽절제술, 아전절제술, 전적출술 등의 수술명을 기록하며 이소성 갑상선의 존재여부에 주의를 기울이고 특히 갑상선의 후면에서는 부갑상선과 림프절, 전면부에 부착된 횡문근의 여부를 관찰한다.

(2) 표본의 크기, 무게, 모양, 색깔 및 경도 : 갑상선의 무게와 크기를 측정하고 외형을 기술한다. 단면을 내기전에 촉지하여 경도(consistency)와 종괴의 유무를 관찰한다. 외면에 잉크칠을 하고, 엽절제술의 경우에는 협부연(isthmic margin)을 얇게 횡절단한다. 국소 병변과 갑상선 피막과의 관계가 잘 관찰되도록 각 엽의 횡축 혹은 장축과 수직이 되도록 5 mm 간격으로 연속 절편을 한

다. 결절이 비스듬히 잘리는 경우 현미경 검색시 종양의 피막 침윤 여부의 감별이 어려울 수 있으므로 표본을 여러번 문지르듯이 자르지 말고 결절의 중앙에서 피막과 수직이 되도록 한번에 자른다.

(3) 단면 : 병변이 미만성인지 결절성인지 관찰한다. 미만성인 경우 대칭적 혹은 비대칭인지, 병변이 갑상선에 국한 혹은 갑상선 피막을 넘어 주위 연부 조직까지 침범되었는지, 병변이 낭성인지, 부두러운지, 단단한지를 관찰한다. 결절성인 경우 결절의 갯수, 위치, 크기, 모양(낭성, 석회화, 출혈, 괴사), 피막의 존재 여부와 침범 여부, 수술연과의 거리를 기술한다.

4) 유두상 암종과 여포성 암종에 대한 외과 병리 보고서에 포함되어야 할 현미경적 소견

Diagnosis

Thyroid gland, right/left lobe, bilateral lobes, lobectomy, total thyroidectomy ; papiallry carcinoma/follicular carcinoma

Microscopic description

a) site; right / left lobe
b) tumor size : x x cm
c) histologic type : classic type
follicular variant
solid/tubular variant
diffuse sclerosing variant
tall cell variant
columnar cell variant
minimally invasive follicular carcinoma
widely invasive follicular carcinoma
area of poorly differentiated carcinoma
area of undifferentiated carcinoma
d) tumor encapsulation; absent partially present present*
e) necrosi; absent present
f) thyroid capsule invasion; absent present
g) extrathyroid extension; absent present(muscle invasion:absent present)
h) lymphatic invasion; absent present(+, ++, +++)
i) vascular invasion; absent present(+, ++, +++)
j) perineural invasion ; absent present(+, ++, +++)
k) multiplicity; absent present
l) lymph node metastasis; absent(0/전체 갯수) present(전이된 수/전체갯수)

* follicular carcinoma 시에는 제외

표 11-1 WHO Histological Classification of Thyroid tumors

Thyroid carcinomas
- papillary carcinoma
- follicular carcinoma
- poorly dofferentiated carcinoma
- undifferentiated(anaplastic) carcinoma
- squamous cell carcinoma
- mucoepidermoid carcinoma
- medullary carcinoma
- mixed medullary and follicular carcinoma
- spindle cell tumor with thymus-like differentiation
- carcinoma showing hymus-like differentiation

Thyroid adenoma and related tumors
- follicular adenoma
- hyalinizing trabecular tumor

Other thyroid tumors
- teratoma
- primary lymphoma and plasmacytoma
- ectopic thymoma
- angiosarcoma
- smooth muscle tumors
- peripheral nerve sheath tumors
- paraganglioma
- solitary fibrous tumor
- follicular dendritic cell tumor
- langerhans cell histiocytosis
- secondary tumors

표 11-2 단일 갑상샘 소포성 병변의 양성과 악성 감별의 조직학적 특징

	양성	악성
피막 양상	완전하고 얇은 양상	두껍고 둘러싸는 양상
종양피막 침범	(-)	(+)
혈관 침범	(-)	(+)

표 11-3 갑상샘 유두암종 진단의 조직학적 소견

- 분명한 유두상 구조
- 사종체
- 핵내 봉입체
- 핵내 고랑
- 간유리 또는 Orphan Annie's eye 라고 불리우는 맑고 텅 비어 있는 것 같은 핵질
- 불규칙한 모양과 찌그러진 핵

표 11-4 Tumor, node, metastasis(TNM) staging scheme for tumors of the thyroid

primary tumor(T)	
TX	primary tumor connot be assessed
TO	no evidence of primary tumor
T1	tumor ≤2 cm greatest dimension limited to the thyroid
T2	tumor >2 cm but not >4 cm limited to the thyroid
T3	tumor >4 cm in greatest dimension limited to the thyroid or any tumor with minimal extrathyroid extension(e.g., extension to sternothyroid muscle or perithyroid soft tissues)
T4a	tumor of any size extending beyond the thyroid capsule to invade subcutaneous soft tisues, larynx, trachea, esophagus, or recurrent laryngeal nerve
T4b	tumor invades prevertebral fascia or encases carotid artery or mediastinal vessels
	all anaplastic carcinomas are considered T4 tumors
	intrathyroidal anaplastic carcinoma-surgically resectable
	extrathyroidal anaplastic carcinoma-surgically unresectable
regional lymph nodes(N)	
NX	regional lymph nodes cannot be assessed
NO	no regional lymph node metastasis
N1a	metastasis to Level VI(pretracheal, paratracheal, and prelaryngeal/Delphian lymph nodes
N1b	metastasis to unilateral, bilateral, or contralateral cervical or supreior mediastinal lymph nodes
distant metastasis(M)	
MX	distant metastasis connot be assessed
MO	no distant metastasis
M1	distant metastasis

2. 부갑상선

외과 병리에서 부갑상선은 대개 과칼슘혈증 환자로부터 제거되며 수술장에서 동결절편으로 검색되어지는 경우가 많다. 외과의사는 부갑상선 존재여부, 부갑상선이라면 정상 혹은 증식성 병변여부, 증식증과 선종과의 감별에 대해 알고 싶어한다. 따라서 병리 검사시 다음과 같은 두가지 기본적인 질문에 신속한 답변을 필요로 한다.

1) 정상 구조

부갑상선의 크기 : 조직학적 검색으로 부갑상선의 존재 여부를 아는 것은 용이하나, 정상과 증식성 병변의 감별은 어렵다. 가장 좋은 감별 방법은 주위 지방 조직을 제거한 후 무게를 밀리그램까지 정확히 재는 것이다. 정상 성인의 총 부갑상선(4개 모두)의 무게는 80-90 mg이다

2) 육안검사

부갑상선 조직의 확인 : 부갑상선은 난형의 피막을 가진 결절의 형태를 보이며 단면은 균일한 적갈색을 띤다. 이러한 육안 소견은 특이적이라기보다는 림프절이나 갑상선 결절과 감별을 요하나, 이 점은 동결절편이나 신선 조직의 접착도말로 감별할 수 있다. 동결 절편시 때때로 갑상선이나 흉선의 일부를 받을 수도 있는데, 부갑상선은 이러한 기관의 실질내에 감추어져 위치 할 수 있으므로 무게를 잰 후 전체를 연속 절편하여 관찰하고 부갑상선으로 생각되는 조직이 있는 경우 제거하여 무게를 재고 단면을 기술한다. 이들 장기에서 육안 소견상 부갑상선을 인지 할 수 없는 경우에는 받은 표본 전체를 조직 검색해야 한다.

3) 외과병리 보고서에 기록되어야 할 내용

(1) 수술명과 받은 장기

(2) 부갑상선의 존재여부

(3) 무게(밀리그램까지 정확하게)

(4) 무게와 조직학적 소견에 근거하여, 조직이 정상, 결절성 증식, 혹은 선종중 어느 것에 가장 합당한가?

(5) 암종의 경우 크기, 피막, 및 혈관 침윤, 주위 장기 및 연부조직 침윤, 그리고 수술연의 침범 여부를 기술한다.

4) 부갑상선 암종의 외과병리 보고서에 포함되어야 할 현미경학적 소견

Diagnosis

parathyroid gland, excision ;

Microscopic description

a) site:
b) tumor size : x cm
c) histologic type: nodular, trabecular, solid, others(   )
d) encapsulation: absent present
e) capsular invasion : absent present
f) lymphatic invasion : absent present(+, ++, +++)
g) vascular invasion : absent present(+, ++, +++)
h) perineural invasion : absent present(+, ++, +++)
i) mitotic activity : /50HPF
j) nuclear atypia with macronucleoli : absent present
k) fibrous band : absent present
l) necrosis : absent present
m) lymph node metastasis : absent present
n) surgical margin involvement : absent present
o) Ki-67 proliferation index : %

표 11-5 WHO histological classification of parathyroid tumors

parathyroid carcinoma
parathyroid adenoma
secondary tumors

표 11-6 부갑상샘 암종의 조직학적 특징

두꺼운 피막	*혈관 침범
섬유성 벤드	*신경주위 침범
*피막 침습	심한 세포학적 이상
*연부조직으로의 침범	유사분열
괴사	방추상 종양세포

*가장 유용하고 특징적인 소견

3. 부신

1) 정상구조

- 우측은 피라미드형, 좌측은 초승달모양
- 성인에서 각각의 평균 무게는 4 gm이며 6 gm이면 비정상
- 오목한 부위가 신장과 접하는 부분이므로 해부학적 위치를 잡기는 비교적 용이
- 두부, 체부, 미부의 3부분으로 나뉨
- 두부는 가장 두껍고 넓은 부위로 내측에 위치
- 중간 1/3이 체부이며 미부는 가장 얇고 외측 1/3을 차지

2) 육안검사

(1) 크기와 무게 및 기타 장기 : 외형 관찰시 동출된 부위가 있으면 이곳이 수술연이 되므로 잉크칠을 한다. 크기와 무게를 잰 후 부신이 커져 있으면 단일 결절인지 혹은 미만성 증식인지 기술한다. 신장, 간, 복벽 등의 인접 장기가 광범위 절제된 경우, 각 장기의 모양과 부신과의 관계를 기술한다. 주위의 지방을 모두 제거항 후 무게를 정확히 재는 것이 중요한데 이것은 피질선종의 경우 50 g 이상이면 carcinoma로 진단하는 기준이 되기 때문이다.

(2) 단면 : 부신의 장측과 수직 방향으로 3 mm 간격으로 연속 절편한다. 단면상 수질은 회백색으로 갈색의 망상대(zona reticulosa)와 잘 구분되며 두부에서 가장 풍부하게 관찰된다. 부신 피질은 망상대에 해당하는 안쪽의 갈색부위와 사구대(zona glimerulosa)와 속상대(zona fasciculosa)에 해당하는 바깥쪽의 노란색 부위로 구분된다. 두부, 체부, 미부의 각 부위에서 수질과 피질의 두께를 측정한다.

가. 국소적 병변 : 피질 기원인지 수질 기원인지를 구분하고 종양의 경우 정확한 크기와 단면을 기술한다(색깔, 괴사, 출혈, 피막의 존재여부, 혈관 및 피막 혹은 주위 연부조직의 침범여부). 부신의 수술연 뿐만 아니라 광범위 절제로 받은 신장

과 복벽 등의 수술연도 잉크칠하여 검색하며 크기가 큰 경우 단면상 다양하게 보이는 모든 성분이 조직 검사에 포함 되도록 한다. 종양 주변의 정상 부신이나 특별한 병변이 관찰되지 않는 부신의 경우, 두부, 체부, 미부에서 각각 대표적인 표본을 관찰한다. 국소 림프절은 잘 발견 되지 않고 따로 받게 되는데 모든 림프절을 검색한다.

나. 미만성 병변 : 커진 부위가 피질인지 수질인지 구분하고 비교적 균일하게 커져 있는지 다발성 결절에 의해 커져 있는지 기술한다.

(3) 포르말린 고정 전에 특수 검사를 위한 조직의 보관 여부를 결정한다. 수질 종양의 경우 중크롬산염(dichromate)으로 고정하면 과립내에 저장되어 있는 catecholamine이 산화 및 중합 작용을 일으켜 갈색 또는 적갈색으로 변하는 것을 관찰할 수 있는데 오늘날에는 환자의 혈청에서 catecholamine이 정확하게 측정되므로 이러한 검색의 가치가 떨어진다. pheochromocytoma가 의심되는 경우 Zenker's solution에 고정하면 과립(granule)을 잘 볼 수 있다. 신선 조직 보관은 소아의 부신종양, 특히 신경모세포종이 의심될 때 세포유전학적, 분자생물학적(N-myc amplification 등), 혹은 전자 현미경 검색을 행하는 경우에 필요하다.

3) 부신의 외과 병리 보고서에 기술 되어야 할 현미경학적 소견

Adrenal gland, right, left, adrenalectomy

a) histologic type; cortical tumors(adenoma carcinoma myelolipoma) medullary tumors(pheochromocytoma, neuroblastoma, ganglioneuroblastoma ganglIioneuroma)
b) nuclear atypia; low intermediate high
c) mitotic rate ; /10HPF
d) necrosis ; absent present(+, minimal, extensive)
e) extent of invasion
f) venous/lymphatic vessel invasion; basent present
g) margins involvement; absent present
h) regional lymph node involvement; absent present
i) additional pathologic findings, if present(eg, hyperplasia)

표 11-7 TNM staging for tumors of the adrenal gland

primary tumor(T)

T1	tumor 5cm or less, no invasion
T2	tumor greater than 5 cm, no invasion
T3	tumor of any size, locally invasive but not involving adjacent organs
T4	tumor of ant size with invasion of adjacent organs

regional lymph nodes(N)

N0	negative regional nodes
N1	positive regional nodes

distant metastasis(M)

M0	no distant metastasis
M1	distant metastasis

표 11-8 WHO Histological Classification of Tumors of Adrenal Gland and with Additional Entities

Adrenal cortical tumors	**Secondary or metastatic tumors**
Adrenal cortical adenoma	**Extra-adrenal paraganglioma**
Adrenal cortical carcinoma	Jugulotympanic
Adrenal medullary tumors	Vagal
Benign pheochromocytoma	Laryngeal
Malignant pheochromocytoma	Orbital nasopharyngeal
Composite pheochromocytoma	Carotid body
Other adrenal tumors	Aorticopulmonary
Adenomatoid tumor	Gangliocytic
Sex cord-stroma tumor	Cauda equine
Soft tissue and germ cell tumors	Cervical paravertebral
Myelolipoma	Intrathoracic
Teratoma	Intra-abdominal
Schwannoma	Superior para-aortic
Ganglioneuroma	Inferior para-aortic
Angiosarcoma	Urinary bladder
Leiomyoma	
Wilms tumor(extrarenal	

Catholic University of Korea 임상진료지침

12 Pathology

피부 병리

I. 육안검사

1. 양성병변

1) 표피의 크기가 0.3 cm 이내 두께인 경우는 자르지 않는다.
2) 표피의 크기가 0.4-0.6 cm인 경우는 수직 방향으로 반으로 자른다.
   단, 수포성 병변은 자르지 않는다.
   탈모증 병변의 검사를 위한 두피 생검의 경우 0.2-0.3 cm 간격으로 수평으로 자른다.
3) 0.7 cm 이상 일 경우에는 병변을 지나는 단면을 1개를 취한다.
4) 타원형 생검 또는 절제인 경우 2-3 mm 간격으로 순차적으로 자른다.

2. 악성병변

- 절연을 모두 먹칠하고 종양의 중앙을 지나는 횡단과 이에 수직인 종단을 각각 취한다.
  예(악성 흑색종)
  받은 조직은 포르말린에 담긴 타원형 피부 조직으로 넓이는 2×

1 cm이며, 피하 조직까지 0.3 cm 두께이다. 피부면은 둥글고 불규칙한 경계와 검은색을 띠고 궤양을 동반한 융기된 병변(계란형의 뚜렷한 경계와 검은색을 띠는 약간 함몰된 병변)을 보이는데 0.5×0.9 cm이며 가장 근접한 절연으로부터 0.6 cm 떨어져 있다. 연속절편하여 대표절편포매.

Ⅱ. 피부병리 조직 소견의 기본적인 용어

1) 극세포해리(Acantholysis) : 표피의 각질형성세포의 교소체의 파열로 표피 세포간의 결합이 상실된 상태
2) 극세포증(Acanthosis) : 표피층의 두께가 비후된 것
3) 이각화증(Dyskeratosis) : 표피세포의 불완전한 미숙한 각질화를 보이는 비정상 각질화
4) 표피친화성(Epidermotropism) : 표피로 세포의 유출되는 경향
5) 세포외유출(Exocytosis) : 다양한 세포들이 진피로부터 표피층으로 이주하는 과정
6) 과과립증(Hypergranulosis) : 과립층의 두께의 증가
7) 저과립층(Hypogranulosis) : 과립층 두께의 감소 내지는 소실된 상태
8) 과각화증(Hyperkeratosis) : 각질층 두께의 증가
8) 이상각화증(Parakeratosis) : 각질층에 핵이 남아있는 것
9) 해면화(Spongiosis) : 표피세포간의 부종으로 세포간이 넓어지는 것
10) 액화변성(Liquefaction degeneration, hydrophic degeneration) : 기저세포층을 침범하는 공포성 액화변화
11) 공포화(Vacuolizaton) : 세포내 또는 세포에 이웃하여 공포가 형성되어 있는 것
12) 유두종증(Papillomatosis) : 유두진피의 유두가 표피의 기저 유두상 증식

III. 멜라닌세포성 종양(Melanocytic tumors)

1. 양성 멜라닌세포 증식성 병변 - 단순흑자(lentigo simplex)

: 멜라닌 세포가 기저세포층에 연하여 선상으로 증식해 있으며 표피 기저세포층의 과색소침착이 관찰된다.

2. 세포학적 이형성이 없거나 매우 미미한 양성 멜라닌 세포성 종양
(benign melanocytic tumors with little or no cytologic atypia)

1) 후천성 모반(acquired nevus)

: 멜라닌 세포로 구성된 색소성 모반으로 다음 3가지로 나뉜다.

(1) 경계 모반(junctional nevus)

: 모반세포 집단이 표피-진피 경계부에만 국한되어 존재한다.

(2) 복합 모반(compound nevus)

: 표피-진피 경계부위의 모반세포들이 증식하여 집단을 형성하고 일부는 진피내로 들어가 뚜렷한 병소를 형성한다.

(3) 진피내 모반(intradermal nevus)

: 모든 모반 세포가 진피내에만 존재하는 것으로 상부 진피에서는 유상피세포처럼 둥글고 난원형의 핵을 가지며 흔히 멜라닌 색소를 가지나(type A), 진피내로 들어감에 따라 멜라닌 색소도 결핍되고 세포의 크기도 작아져 마치 림프구처럼 보인다(type B). 더 아래 하부 진피에서는 섬유 아세포나 Schwann 세포와 유사하게 되는데 (type C) 이런 현상을 성숙패턴이라 하고 악성흑색종과의 중요한 감별점이다.

2) 선천성 모반(congenital nevus)

: 모반세포가 모낭, 한선, 피지선 등의 피부부속기와 기모근을 침범

하며 피하지방층까지 침범하는 경우가 많으며, 이 모반에서 악성흑색종이 생기는 빈도가 다른 모반에 비해 높다.

3) 달무리 모반(halo nevus)

: 임상적으로 중앙부에 색소성 모반과 주위에 탈색된 부위가 달무리처럼 있는 것이 특징으로 중심부의 모반은 복합 또는 진피내 모반이며 주변부에 림프구, 조직구 및 멜라닌 탐식구가 함께 섞여 있다.

4) 청색 모반(blue nevus)

: 멜라닌색소 침착이 많은 수지상의 방추형 세포가 진피내에 존재한다.

3. 세포학적 이형성이 있는 양성 멜라닌 세포성 종양 : 스피츠 모반

(benign melanocytic tumors with cytologic atypia - spitz nevus)

: 주로 소아의 안면과 사지에 호발하는 질환으로 방추형 세포와 상피세포양 세포로 구성되며 거대세포나 다핵 거대세포도 관찰된다. 특히 세섬유상의 미세구조를 가지는 호산성의 소구체(globule)이 관찰된다.

4. 구조적 및 세포학적 이형성이 있는 멜라닌 세포 모반 : 이형성 모반

(Nevus with architectural disorder & cytologic atypia : dysplastic nevus)

: 직경 5-10 mm의 후천성 색소성판 또는 구진으로 경계부가 각이 지고 주변과의 경계가 불분명하다. 조직학적으로 표피능의 융합, 어깨효과 같은 구조 이상과 핵의 크기 및 농염성 증가 등의 세포학적 이상을 동반하며 층판성 섬유증의 소견이 특징이다.

표 12-1 양성 모반과 악성 흑색종과의 감별

현미경 소견	양성 모반	악성 흑색종
대칭성	+	- or +
주변과의 경계 명확성	+	- or +
군집하는 멜라닌세포	+	- or +
결합하는 군집	+	- or +
뚜렷한 핵인	-	+
비전형 유사분열	-	- or +
심부 유사분열	-	+

표 12-2 스피츠 모반과 악성 흑색종과의 감별

스피츠 모반	악성 흑색종
구조적 특징	
지름 〈6 mm	〉6 mm
대칭성	비대칭성
망상진피내로 개개의 세포가 들어가는 양상 뚜렷하지 않은 파제트병양 확산	망상진피내로 개개의 세포보다는 군집 또는 다발로 들어가는 양상
표피 증식, 과각화증, 과과립증이 뚜렷함	표피내로 뚜렷한 파제트병양 확산
병변의 표피부분은 병변의 측면 부분을 넘어가지 않음	표피의 변화는 미미함
	측면 확대가 흔함
둥근 종양소가 표피의 수직방향으로 성장	종양소의 크기, 모양, 성장방향이 다양함
표피하부의 경계부분에 불연속적으로 종양세포가 관찰됨	표피하부의 경계부분에 연속적으로 종양세포가 성장함
색소침착이 적음	심한 색소침착
진피기저부위에 작고 균일한 크기의 종양소	진피기저부위에 크고 불규칙한 크기의 종양소
세포적 특징	
균질한 핵 염색질	
핵막이 규칙적이고 매끄러움	과염색질 또는 응축된 염색질을 가지는 핵
표피나 표층 진피에 호산성의 소구체 관찰됨	핵막이 불규칙하고 거침
유사분열은 없거나 드묾	유사분열이 자주 관찰됨
비전형 유사분열 없음	비전형 유사분열 흔함
병변 심부로 갈수록 성숙패턴이 관찰됨	성숙패턴이 관찰되지 않음

표 11-3 이형성 모반과 악성 흑색종과의 감별

이형성 모반	표재확장성 흑색종
구조적 특징	
지름 〈6 mm	보통 지름 6 mm 이상, 때때로 10 mm 이상
대칭성	비대칭성
개개의 세포보다 세포소가 더 많음	개개의 세포가 더 많음
파제트병양 확산 뚜렷하지 않음	파제트병양 확산 뚜렷함
유두진피에 부분적인 림프구 침윤	유두진피에 현저한 림프구 침윤
세포적 특징	
세포의 비정형성이 일부에서만 관찰됨 (무작위 비전형성)	세포의 비전형성이 대부분의 세포에서 관찰됨 (균일한 비전형성)
상피내 유사분열 드뭄	상피내 유사분열이 자주 관찰됨
진피내 세포크기는 상피내 세포보다 작음	진피내 세포크기는 상피내 세포와 비슷

5. 악성 흑색종(Malignant melanoma)

1) 임상적 진단에 중요한 "ABCD"법칙

: 비대칭성(Asymmetry), 불규칙한 경계(Irregular Border), 불규칙한 색조변화(Uneven Colour), 직경 6 mm 이상(Diameter 〉 6 mm)

2) 임상 및 조직학적으로 4가지 형으로 분류

(1) 악성흑점 흑색종(lentigo maligna melanoma)

: 중년 내지 노년층의 햇빛을 많이 받는 안면부에 호발하며 위축된 표피의 기저부를 연해 비정형의 멜라닌 세포가 증식되어 있다.

(2) 표재확장성 흑색종(superficial spreading melanoma)

: 평균 50대이며, 남성에서는 등과 가슴, 여성에서는 하지가 호발부위로, 비전형성을 지닌 흑색종 세포들이 표피에 단독 또는 집단으로 있는 수평증식기를 수개월 또는 수년간 가지다가 병변이 진전되면 진피내로 침윤한다. 특징적으로 단일세포가 표피위층으로 침윤하는 파제트병양 확산 소견을 보인다.

(3) 선단흑점양 흑색종(acral-lentiginous melanoma)

: 동양인에서 빈도가 높으며 사지 말단부위(손가락, 발가락의 말단

지골부), 손바닥이나 발바닥에서 생긴다. 표피내에 증식하고 있는 종양세포는 악성흑점 흑색종과 유사하나 표피증식과 수지상 돌기를 지닌 흑색종 세포들이 다수 관찰된다.

(4) 결절성 흑색종(nodular melanoma)

: 임상적으로 흑갈색 또는 흑색의 결절로 나타나며 병소는 비전형성의 멜라닌 세포의 수직성 성장을 보이며 주변부에 수평증식이 결여되어 있다.

3) 현미경적 staging

(1) Breslow 법(Breslow thickness)

: 표피의 과립층부터 진피의 가장 깊이 침범된 부위까지 깊이를 측정한다.

(2) 궤양(ulceration)

: 궤양의 유무를 육안 및 현미경 소견에 기술한다.

(3) Clark 법(Clark level)

1 : 표피에 국한(melanoma is confined to the epidermis)
2 : 유두 진피에 국한(extension of malignant melanocytes into the papillary dermis)
3 : 표재 혈관층에 국한(malignant melanocytes fill the papillary dermis and extend superficially into the reticular dermis)
4 : 망상진피에 국한(melanomas with significant extension into the reticular dermis)
5 : 피하지방층까지 침윤(melanomas extend into the subcutis)

* 흑색종의 TNM 분류

Primary tumor(T)	
Tis	melanoma in situ(Clark level 1)
T1	Tumor $\leq$ 1 mm in thickness
	T1a : clark level II or III, without ulceration
	T1b : clark level IV or V, or with ulceration
T2	Tumor 〉 1 mm but not 〉2 mm in thickness
	T2a : without ulceration
	T2b : with ulceration
T3	Tumor 〉 2 mm but not 〉4 mm in thickness
	T3a : without ulceration

	T3b : with ulceration
T4	Tumor 〉 4 mm in thickness T4a : without ulceration T4b : with ulceration

Regional lymph nodes(N)

N0	No regional lymph node metastasis
N1	metastasis in one regional lymph node N1a : only microscopic metastasis(clinically occult) N1b : macroscopic metastasis(clinically apparent)
N2	metastasis in two or three regional lymph nodes or intralymphatic regional metastasis N2a : only microscopic nodal metastasis N2b : macroscopic nodal metastasis N2c : satellite or in-transit metastasis without regional nodal metastasis
N3	metastasis in four or more regional lymph nodes, or matted metastatic regional lymph nodes, or satellite or in-transit metastasis with regional nodal metastasis

Distant metastasis(M)

M0	No distant metastasis
M1	distant metastasis M1a : skin, subcutaneous tissue or lymph node beyond the regional LN M1b : lung M1c : other sites, or any suit with elevated serum LDH

Ⅳ. 각질 세포성 종양(Keratinocytic tumors)

1. 광선 각화증(Actinic keratosis)

: 표피에 나타나는 이형성 변화(dysplasia)로 표피의 하층에 세포학적 이형성을 갖는 세포가 관찰된다. 또한 진피에 탄력섬유증(elastosis)라는 비후된 청회색의 탄력섬유들이 관찰된다.

2. 보웬병(Bowen's disease : squamous cell carcinoma in situ)

: 피부 및 점막에 발생하는 표피내암종으로 표피의 전층에 비정형성을 갖는 세포들이 존재하나 아직은 기저막을 뚫고 진피로 침윤하지 않는다.

3. 편평세포암종(Invasive squamous cell carcinoma)

: 암종세포들이 기저막을 뚫고 진피내로 증식해 들어가며 조직학적 형태에 따라 분화성(differentiated), 극세포해리성(acantholytic type), 방추상(spindle), 사마귀양(verrucous type) 편평세포암으로 나뉜다.

4. 기저세포암(Basal cell carcinoma)

: 태양 광선에 오랫동안 노출된 부위에 호발하는데 조직학적으로 3가지의 특징을 갖는다.

1) 충실성 성장을 하는 세포집단을 형성하고 세포소 변방 부위의 세포는 병행렬을 이루고 있다.
2) 종양과 간질 사이가 벌어져 분리된다(retraction artifact).
3) 간질에 점액양 변성(myxoid stroma)가 관찰된다.

: 조직학적으로 표재성(superficial type), 결절성(nodular type), 미세결절성(micronodular type), 침윤성(infiltrating type), 색소성(pigmented type)으로 나뉜다.

표 12-4 기저세포암과 모낭상피종(trichoepithelioma)의 면역조직화학염색 감별

	기저세포암	모낭상피종
CK 15	-	+
CD 34	-	기질 세포에서 +
bcl-2	미만성으로 +	종양의 주변부에서만 +

* 피부암의 TNM 분류

Primary tumor(T)

Tis	carcinoma in situ
T1	<2 cm in greater dimension
T2	≥2 cm, but <5 cm in greater dimension
T3	>5 cm in greater dimension
T4	Tumor invase deep extradermal structures, i.e. cartilage, skeletal muscle, or bone

* In the case of multiple simultaneous tumors, the tumor with the highest T category is classified and the number of separate tumor is indicated in parentheses, e.g. T2(5)

Regional lymph nodes(N)

N0	No regional lymph node metastasis
N1	regional lymph node metastasis

Distant metastasis(M)

M0	No distant metastasis
M1	distant metastasis

V. 피부 부속기 종양(Appendageal tumors)

: 모낭, 피지선 및 아포크린선과 에크린선에서 유래하는 종양으로 나뉜다.

1. 양성 종양

1) 에크린 분화 종양

(1) 한관종(syringoma)

: 진피내에 두층 세포로 이루어진 선상 구조물이 관찰되며 올챙이 꼬리를 닮은 쉼표 모양의 한선을 형성한다.

표 12-5 에크린선 종양과 아포크린선 종양의 감별

	에크린선 종양	아포크린선 종양
H & E 염색	아포크린 돌출(sprout) (-)	아포크린 돌출(sprout) (+)
면역조직화학염색	S-100 protein, CEA	GCDFP15, LeuM1, lysozyme

(2) 연골양 한관종(chondroid syringoma)

: 종양이 상피와 간질 성분 두가지로 구성되는데, 상피세포들은 세관성, 낭성 및 분지성 관강을 보이며 성장하고, 간질은 섬유무성, 점액성, 초자양, 연골양 또는 진성 연골 분화를 보인다.

(3) 에크린 나선종(eccrine spiradenoma)

: 저배율 소견에서 경계가 분명한 종양 소엽들이 진피 하부에서 관찰되고, 소엽내에 세관 또는 소포 형태를 이룬다. 세관을 구성하는 종양세포는 두 종류의 세포인데, 내측은 크고 투명한 세포, 외측은 작고 어두운 세포로 구성된다.

(4) 에크린 한공종(eccrine poroma)

: 기저세포보다 약간 큰 종양 세포들이 표피내에서 문합성 대를 형성하고, 종양세포들은 멜라닌 색소가 없고 세포간교가 보인다.

(5) 에크린 선단공한선종(eccrine acrospiroma)

: 투명세포한선종(clear cell hidradenoma), 고형성 낭성 한선종(soild cystic hidradenoma), 소결절성 한선종(nodular hidradenoma)과 동의어이다

: 경계가 잘 되는 상피세포로 구성된 다엽성 종양이 진피내에 위치하며, 투명세포와 호산성 세포로 구성된다.

2) 아포크린 분화 종양

(1) 아포크린 한선낭종(apocrine cystadenoma)

: 진피에 단발성 또는 다발성 낭 구조로 이루어져 있고, 낭은 아포크린형의 분비세포와 관강세포로 피복된다.

(2) 유두상 한선종(hidradenoma papilliferum)

: 주로 여성의 외음부나. 유두, 외이도에서 발생하고, 종양은 유두상이나 선상구조를 보인다. 관강을 피복하는 종양세포들은 두층인데, 내층은 아포크린형의 원주세포로, 외층은 호염기성을 지닌 입방세포로 구성된다.

(3) 유두상 한관선종(syringocystoma papilliferum)

: 입방세포와 원주세포 두 층의 종양세포들이 가낭내로 유두상 증식을 한다.

(4) 관상 아포크린 선종(tubular apocrine adenoma)

: 진피내에 경계가 좋으며 대칭적인 종양으로 나타난다. 종양세포들은 고형성 부위를 형성하거나 종양세포소 또는 소엽상의 구조를 가지고, 세관은 내층의 원주세포, 외층의 입방세포로 구성되어 있는데 원주세포는 아포크린 분화를 보인다.

3) 모낭 분화 종양

(1) 모낭선종(trichoepithelioma)

: 각질성 낭종과 기저양세포로 구성된 종양소가 관찰된다.

(2) 모낭모세포종(trichoblastoma)

: 작고 일양한 기저양세포들이 종양 소엽을 형성하고 소엽의 가장자리는 원주상피가 책상배열을 보인다.

(3) 모기질종(pilomatricoma)

: 보통 경계가 좋으며, 종양세포 군집은 호염기성의 기저양세포와 잔영세포 두 종류의 세포로 구성된다.

(4) 모종(tricholemmoma)

: 경계가 분명한 판 또는 엽상의 상피 종양이 표피 또는 모피지선 단위에 연결된다. 종양세포는 세포질에 당원이 풍부하여 세포질이 연한 호산성이거나 투명하다.

4) 피지선 분화 종양

(1) 피지선 선종(sebaceous adenoma)

: 주위 조직과 경계가 잘 지워진 다엽상 종양으로 종양세포들은 피지선세포와 기저양세포로 구성된다.

(2) 피지선 상피종(sebaceous epithelioma)

: 종양 구성 세포는 피지선 선종과 유사하나 피지선 선종에서 미분화성 기저양세포들의 백분율이 낮은데 비하여 피지선 상피종은 일반적으로 기저양세포가 종양의 50% 이상을 차지한다.

2. 악성 종양

1) 에크린 분화 종양

(1) 악성 에크린 한공종(porocarcinoma)

: 악성 에크린 한공종의 인접 부위에서 양성 에크린 한공종 부위가 함께 보이며 대개 진피내로 침습을 보인다. 종양세포들은 비전형성을 보이며 세포질내에는 당원이 풍부하다.

(2) 에크린 선암종(eccrine adenocarcinoma)

: 암종세포들이 간질 내에서 불규칙한 크기의 코오드, 가닥, 세포소, 세관을 형성한다. 작은 관강을 보이는 관 구조는 한두층의 상피세포들로 피복된다.

(3) 점액 암종(mucinous carcinoma)

: 다량의 호염기성 점액 풀이 진피 또는 피하지방내에서 관찰되며 점액 내에 종양세포 코오드, 종양소, 소엽 또는 개개의 역행성 종양세포들이 떠있거나, 관강이 있는 세관을 형성한다.

(4) 선양 낭성 암종(adenoid cystic carcinoma)

: 종양세포들이 다양한 크기의 낭 구조들이 밀접되어 특징적인 선양(adenoid) 또는 사상(cribriform)을 형성한다.

(5) 소낭성 부속기 암종(microcystic adnexal carcinoma)

: 종양 상부는 다양한 크기의 다발성 각질낭들이 관찰되고, 중간부는 입방세포로 피복된 작은 선 관강이 관찰되며, 심층부에는 더 작아진 종양 세포소가 관찰된다. 섬유결합조직이 증가하여 경화되고, 종양세포들은 간질로 침윤성 성장을 한다.

2) 아포크린 분화 종양

(1) 아포크린 선암종(apocrine adenocarcinoma)

: 종양은 피막이 없으며, 표피나 피하지방조직으로 침습해 들어간다. 분화 정도는 다양하여, 정상 아포크린선과 유사한 선으로 구성된 분화가 매우 좋은 종양부터 분화가 중등도 또는 나쁜 종양까지 나타난다.

3) 모낭 분화 종양

(1) 악성 모기질종(pilomatrical carcinoma)

: 종양 중심부에서 양성 모기질종처럼 호염기성 기저양세포들이 호산성 잔영세포로 이행하는 부위가 관찰되나, 기저양세포들의 핵이 크고 과염색증, 비정형성의 세포분열을 보인다. 또한 기저양 종양세포들의 가닥들이 주위 간질로 침윤한다.

(2) 모암종(trichilemmal carcinoma)

: 종양은 외모근초세포와 유사한 비전형성의 투명세포로 구성되고 소엽상으로 성장하며, 모종과 비슷하다.

4) 피지선 분화 종양

(1) 피지선 암종(sebaceous carcinoma)

표 11-6 악성 부속기 종양과 양성 부속기 종양의 감별

	악성 종양	양성 종양
경계	불규칙함, 비대칭성	매끈한 경계, 대칭성
성장 방향	수평방향으로 성장	수직방향으로 성장
세포 군집	크기, 모양이 불규칙한 군집	크기, 모양이 대체적으로 균일한 군집
괴사	있음	없음
침윤성	있음	없음
유사분열	자주 관찰됨, 비전형성 유사분열 있음	다양하게 관찰되나 대부분 전형성 유사분열임
기질	별로 없거나 때때로 점액성임	밀집된 섬유성 기질
세포핵	다형성	단형성

: 종양은 다발성 소엽으로 구성되거나, 또는 소엽 형성이 뚜렷하지 않으면서 침습성을 보이는 불규칙한 종양 군집으로 구성된다. 구성 세포들은 비전형성을 보이는 미분화성 세포들이며 중심부에 분화가 잘되고 포말성 세포질은 지닌 피지선세포들을 쉽게 볼 수 있다.

* 피부 부속기 종양의 TNM 분류

Primary tumor(T)

Tis	carcinoma in situ
T1	〈2 cm in greater dimension
T2	≥2 cm, but 〈5 cm in greater dimension
T3	〉5 cm in greater dimension
T4	Tumor invase deep extradermal structures, i.e. cartilage, skeletal muscle, or bone

* In the case of multiple simultaneous tumors, the tumor with the highest T category is classified and the number of separate tumor is indicated in parentheses, e.g. T2(5)

Regional lymph nodes(N)

N0	No regional lymph node metastasis
N1	regional lymph node metastasis

Distant metastasis(M)

M0	No distant metastasis
M1	distant metastasis

VI. 비종양성 병변

1. 해면성 피부염(Spongiotic dermatitis) 소견이 관찰되면서

: characterized by expanded space between adjacent keratinocytes of the spinous layer

- 림프구 침윤이 동반된 피부염 ; 화폐상 습진(nummular dermatitis)
- 호산구 침윤이 동반된 피부염 ; 알레르기성 접촉피부염(allergic contact dermatitis)
- 중성구 침윤이 동반된 피부염 ; 지루피부염(seborrheic dermatitis)
- 적혈구의 extravasated 소견이 관찰되는 경우 ; 장미색 비강진(pityriasis rosea)

2. 위축 피부염(Atrophic dermatitis) 소견이 관찰되면서

: superficial dermatitis with epidermal atrophy

- 염증세포의 침윤이 거의 없는 경우 ; 방사선 피부염(radiation dermatitis)
- 림프구 침윤이 동반된 경우 ; 피부근염(dermatomyositis)
- 유두 진피의 경화를 동반한 경우 ; 경화 위축성 태선(lichen sclerosus et atrophicus)

3. 표피진피 경계면 피부염(Interface dermatitis) 소견이 관찰되면서

: characterized by basal keratinocyte damage

- 아포프토시스(apoptotic)/괴사(necrotic) 세포가 뚜렷한 경우 ;
  다형홍반(erythema multiforme)
  고정약진(fixed drug eruption)
  이식편 대 숙주질환(host disease) 중 급성기
- 아포프토시스 세포가 없는 경우 ; 피부근염(dermatomyositis)
- 아포프토시스가 다양하게 관찰될 경우 ; 아급성 피부 홍반성 루푸스(acute cutaneous LE)
- 기저막 비후를 동반한 경우 ; 원판상 홍반성 루푸스(discoid lupus erythematosus)

4. 태선모양 피부염(Lichenoid dermatitis) 소견이 관찰되면서

: superficial dermatitis with epidermal atrophy

- 거의 림프구의 침윤만이 관찰되는 경우 ; 편평 대선(lichen planus)
- 림프구의 침윤이 현저한 경우 ; 편평 태선양 각화증(lichen planus-like keratosis)

- 호산구가 관찰될 경우 ; 태선양 약진(lichenoid drug eruption)
- 형질 세포가 관찰될 경우 ; 태선양 광선 각화증(lichenoid actinic keratosis), 2차성 매독(secondary syphilis)
- 비만 세포가 현저할 경우 ; 색소성 두드러기(urticaria pigmentosa)
- 조직구가 현저할 경우 ; 광택 태선(lichen nitidus)

5. 건성양 피부염(psoriasiform dermatitis) 소견이 관찰되면서

: characterized by regular elongation of rete

- 대부분 림프구인 경우 ; 모공성 홍색 비강진(pityriasis rubra pilaris)
- 형질 세포가 관찰될 경우 ; 만성 단순 태선(lichen simplex chronicus)
- 호산구의 침윤도 관찰되는 경우 ; 만성 알레르기성 피부염
- 중성구의 침윤이 현저한 경우 ; 건선(psoriasis vulgaris)

6. 수포성 질환(Vesiculobullous disorder)

1) subcorneal or intracorneal 층의 분리

- 염증세포 침윤이 거의 없는 경우 ; 낙엽상 천포창(pemphigus foliaceus)
- 중성구의 침윤이 현저한 경우 ; 전염성 농가진(impetigo contagiosa)
- 호산구의 침윤이 현저한 경우 ; 독성 신생아 홍반(erythema toxicum neonatorum)

2) intraspinous 각질세포의 분리(acantholytic)

- 염증세포 침윤이 거의 없는 경우 ; Hailey-Hailey 병, Grover's 병
- 림프구의 침윤이 현저한 경우 ; 단순포진(herpes simplex)
- 림프구 및 호산구도 관찰되는 경우 ; 증식성 천포창(pemphigus vegetans)

3) suprabasal 각질세포의 분리

- 염증세포 침윤이 거의 없는 경우 ; Darier's 병
- 림프구, 호산구 같이 관찰되는 경우 ; 심상성 천포창(pemphigus vulgaris)

4) subepidermal vesicular dermatitis

- 염증세포 침윤이 거의 없는 경우 ; 만발성 피부포르피린증(porphyria cutaneous tarda)
- 림프구의 침윤이 현저한 경우 ; 수포성 편평 태선(bullous lichen planus) 다형광발진(polymorphous light eruption)
- 중성구의 침윤이 현저한 경우 ; 포진상 피부염(dermatitis herpetiformis) 선상 IgA 수포성 피부염(linear immunoglobulin A dermatosis)
- 호산구 침윤이 현저한 경우 ; 수포성 유천포창(bullous pemphigoid) 임신성 포진(herpes gestationis)

7. 지방층염(Panniculitis)

1) 혈관염을 동반하지 않는 중격(septal) 지방층염

- 림프구 및 다양한 염증세포 침윤 ; 결절 홍반(erythema nodosum)
- 육아종성 염증 ; 피하 윤상 육아종(subcutaneous granuloma annulare)
- 경화성 ; 경피증(scleroderma & morphea)

2) 혈관염을 동반하지 않는 소엽성(lobular) 지방층염

- 림프구의 침윤이 현저한 경우 ; 홍반성 루프스 지방층염
- 육아종성 염증 ; 유육종증(subcutaneous sarcoidosis)
- embryonic 지방 pattern ; 국한성 지방이영양증 & 지방이형성증 (localized lipoatrophy and lipodystrophy)

3) 혈관염이 동반되는 중격 또는 소엽성 지방층염

- 중성구성 혈관염 ; 결절성 다발성 동맥염(subcutaneous polyarteritis nodosa)
- 육아종성 혈관염 ; 경결 홍반(erythema induratum)

참고문헌

1. Philip E. LeBoit, Gunter Burg, David Weedon, Alain Sarasin. WHO classification of tumors, Skin tumors, 2006
2. David E. Elder, Rosalie Elenitsas, Bernett Johnson, Jr. Michael loffreda, Jeffrey Miller, O.Fred Miller. Atlas and synopsis of Lever's histopathology of the skin, 2nd edition
3. David E. Elder, Rosalie Elenitsas, Bernett Johnson, Jr. George F. Murphy, Xiaowei Xu. Lever's histopathology of the skin, 10th edition.
4. Peter A. Humphrey, Louis P. Dehner, John D. Pfeifer. The Washington manaul of surgical pathology
5. 정수일, 강석진. 피부부속기 종양

Catholic University of Korea 임상진료지침

13 연부조직 병리

Pathology

1. 육안검사(Gross examination)

1) 생검조직

임상적으로 연부조직 종양이 의심될 때 바늘 생검이나 절개 생검을 한다. 채취 후 바로 10% 포르말린에 고정한다. 병리과에 접수된 생검조직에 대한 육안검사시 절편의 수와 크기를 기록하고 모든 조직을 캡슐에 넣어 블록을 제작한다. H&E 염색을 우선적으로 하되, 검체가 아주 작은 경우 조직이 낭비되는 것을 막기 위하여 H&E용 절편 제작시 아예 면역조직화학염색용 절편을 추가적으로 해두는 것도 좋다.

2) 수술 검체

사진 촬영을 한 후, 검체가 작은 경우 모든 경계면을 잉크로 칠하고 검체가 큰 경우 종양에 가장 가까운 경계부위 주변을 잉크로 칠한 다음, 경계면 상태를 기록한다. 1 cm 간격으로 자르고, 종양의 위치, 확장범위, 모양을 기술하고, 종양 절단면의 색깔과 밀도, 출혈이나 괴사 여부(%), 석회화, 골화, 낭성 여부, 최장 길이와 종양으로부터 가장 가까운 경계까지의 거리를 기록한다. 2 cm 이하의 작은 검체는 모두 넣고, 큰 검체는 일반적으로 cm 당 1 절편을 넣되, 가장 가까운 수술 경계 부위를 꼭 포함시킨다. 이때 종양 크기가 너무 크거나 지방 종양이면 충분

히 잘 고정되도록 다음날 절편 채취를 한다.

생검에서 정확한 진단이 되지 않은 경우, 전자현미경 검사나 세포유전학적 분석을 위한 신선 조직이 필요할 수 있으므로 이에 대한 대비가 권장된다. 또한 추가적 분자병리 검사를 위하여 신선 조직이 있으면 일부 급속 냉동시켜 보관한다.

3) 근육 생검

(1) Preparation of skeletal muscle biopsies
조직병리검사를 위한 골격근의 생검은 절개생검이든 바늘생검이든 근육병증이 의심되는 환자의 진단에 중요하다. 보통의 포르말린 고정과 파라핀 과정 이외에 효소조직화학검사를 위한 동결과정도 필요하다. 또한 전자현미경 검사를 위하여 glutaraldehyde 고정도 필요하다. 골격근의 조직 검사는 신경근육 질환의 진단에 중요하며 다양한 유전성, 염증성, 독성근육병증의 진단에 이용될 수 있지만, 병력과 혈중 creatine kinase 측정과 같은 적절한 검사, 근전도검사와 함께 병행해서 수행되어야 한다.

(2) Muscular dystrophies와 다른 선천성 근육병증은 일차적으로 임상적, 근전도적 특징에 의해 진단된다. 유전적 질환이 증가함에 따라 근생검을 통한 조직병리검사는 유전검사에 의해 점점 밀려나고 있다.

(3) Mitochondrial myopathies는 Gomori trichrome 염색에서 소위 ragged-red fiber로 진단하였으나 최근 미토콘드리아의 유전적 이상에 의한 질환임이 밝혀지면서 유전검사가 늘어나고 있다.

2. 진단 원칙 및 기준

대개의 연부조직 종양은 균질하지 않기 때문에(특히 생검 판독시) 임상 정보와 방사선 소견이 매우 중요하며 이들을 모두 종합하여 판단해야 한다.

수술 검체 판독시 종양의 위치와 깊이, 수술명, 종양의 크기, 조직학적 타입, 생물학적 잠재성(양성, 중간, 악성)을 포함하여, 종양괴사의 정도와 경계의 상태를 기술한다.

연부조직종양은 WHO 분류에 따라 양성(benign), 국소적으로 공격적인 중등도(intermediate, locally aggressive), 드물게 전이하는 중등도(intermediate, rarely metastasizing), 악성(malignant) 등 네 가지로 나누는 데, 이는 다양한 연부조직종양의 생물학적 잠재성을 나타내는 기준이 된다.

3. 치료 및 예후

양성종양은 국소적으로 재발하지 않으며 만약 재발한다 해도 전형적으로 파괴적이지 않다. 치료는 완전국소절제(complete local excision)이다(예. 지방종). 국소적으로 공격적인 중등도 종양은 국소적으로 파괴적일 수 있으며 침윤하면서 자라는 형태를 보이고, 가끔 재발하지만 전이는 하지 않는다. 치료는 광범위 절제(wide resection)이다(예. desmoid fibromatosis). 드물게 전이하는 중등도 종양은 국소적으로 파괴적이며 침윤 성장을 하는 데, 2% 미만이지만 전이도 한다. 전이 가능성은 외형적 특징으로 예측할 수 없다(예. congenital-infantile fibrosarcoma, dermatofibrosarcoma protuberans, angiomatoid fibrous histiocytoma). 악성종양은 파괴적이고 침윤 성장을 하며, 자주 전이한다. 저등급 육종의 전이율은 2-10%이고, 고등급 육종의 전이율은 20-100%이다.

4. 각 질환의 진단적 특징

1) 지방성 종양(Adipocytic tumors)

(1) 양성

가. 지방종(lipoma)

연부조직 종양 중 가장 흔한 종양으로 40대와 50대에 호발한다.

주위와의 경계가 명확하며 균질성의 연노랑색 단면을 보이는데 어린이에서 발생한 지방종은 단면이 흰색이다. 해부학적 위치와 상관없이 종양은 소엽으로 나뉘어진 성숙한 지방세포로 구성되어 있다. 여러 가지 조직학적 아형이 있으나 예후적 중요성은 없다.

- angiolipoma : 전형적으로 피하조직에서 발생하며 성숙한 지방세포와 미세혈전이 산재되어 있는 다양하고 뚜렷한 모세혈관망으로 이루어져 있다.
- myolipoma(intramuscular lipoma) : 복강, 서혜부, 복막뒤의 심층 연부조직에서 발견된다. 성숙한 지방조직과 성숙한 평활근, 골격근이 섞여있다.
- chondrolipoma : limb girdle과 사지의 근위부에서 발생한다. 성숙된 지방세포 뿐 아니라 지방모세포도 점액상(myxoid)의 유리질화(hyalinized)된 chondrooid 기질에 존재한다.
- spindle cell and pleomorphic lipoma : 목의 뒤편과 어깨부위에서 중년에서부터 노년의 남자에게서 주로 발생한다(여성에서 10% 발생). 진피 또는 피하의 유동성 결절로 수년 동안 존재한다. 현미경적으로 성숙 지방세포사이에 단조로운 방추형세포와 밀집된 collagen 다발로 구성되어져 있는 것에서부터 성숙 지방세포 사이에 작은 과염색(hyperchromatic) 세포와 다핵(multinucleated) 거대세포가 섞여 있는 것까지 다양하다. 방추형 세포는 CD34에 면역학적으로 양성이며 일부는 S-100 단백에도 반응한다.

나. Lipoblastoma

5세 이하의 어린이에서 나타나며 하지에서 호발하나 목, 종격동, 배에서도 나타날 수 있다. 국소적이고 경계가 명확할 수도 있고(lipoblastoma) 광범위하게 침윤되어(lipoblastomatosis) 나타날 수도 있다. 다른 지방성 종양처럼 소엽화 된 구조를 보이며 성숙 지방세포와 미성숙 지방세포, 다양한 수의 지방모세포(lipoblast), 성상형의 간충세포(mesenchymal cell)가 혼합되어 있다. 육안상으로 회색빛의 점액성으로 보이는 곳은 현미경적으로 myxoid liposarcoma와 비슷해서 감별을 요한다. lipoblastoma는 비정형핵이 없고 소엽 모양이 더 심하며 분화나 성숙의 범위가 넓다. 세포밀도가 높은 부위나 소낭형성도 거의 관찰되지 않는다. 미성숙 지방세포가 있음에도 불구하고 양성이며 전이하지 않으나, 9-22%에서 특히 불완전 절제 또는 미만성, 침윤성일 때 재발한다.

다. Hibernoma

갈색지방과 전통적 지방세포의 혼합으로 이루어진 종양으로 젊은 성인에서 발생하며 머리, 목, 몸통, 상지 뿐 하니라 허벅지에서도 나타난다. 절단면은 노란색에서 갈색을 띠며 기름이 많고 해면상 조직을 보인다. 소엽화 되어 있을 수 있으나 경계는 분명하며 5-10 cm 크기이다. 현미경적으로 갈색 지방의 소엽은 성숙 지방세포와 분리 또는 혼재되어 있다.

(2) Intermediate

가. Atypical lipomatous tumor/well-differentiated liposarcoma(ALT/WDLPS)

40-60대의 성인에서 주로 나타나며 소아에서는 아주 드물다. 피하조직이나 근육에서 발생한 경우 atypical lipomatous tumor라 한다. 하지, 복막뒤공간(retroperitoneum), 고환 곁조직(paratesticular), 종격동의 심층 연부조직이 호발 부위이다. 복막뒤공간에서 발생 시 20 cm 이상으로 나타날 수 있다. 소엽화되어 있으며 절단면은 지방세포, 섬유성, 점액성 조직의 구성 정도에 따라 색은 흰색에서 노란색, 경도는 부드러움에서 단단함으로 다양하게 나타날 수 있다. 현미경적으로 lipoma와 유사하나, 과염색성(hyperchromatic) 세포, 다핵화 세포, 공포화(vacuolated) 세포가 보인다. 예후는 해부학적 위치와 크기에 따라 다르다. 크기가 작고 표재성일수록 완전 절제가 가능하지만 복막뒤공간 또는 종격(mediastinum)에서 발생한 종양은 완전 절제가 어려워 재발이 잘

된다. 5-15%에서 역분화 지방육종(dedifferentiated liposarcoma)이 이차적으로 발생한다.

(3) 악성

가. Dedifferentiated liposarcoma

ALT/WDLPS가 다형성(pleomorphic) 또는 고등급(high-grade)의 nonlipogenic sarcoma와 공존하는 지방육종을 일컫는다. 원발성 ALT/ WDLPS에서 발생할 수 도 있고(85-90%) 재발하면서 발생할 수도 있다(10-15%). ALT/WDLPS의 형태와 고등급의 육종의 경계는 항상 뚜렷하며 역분화된 곳이 국소적으로 한정되어 있기 때문에 표본 추출과 현미경 검사시 주의 깊게 검사하여 역분화가 있음을 확인하는 것이 중요하다. 역분화가 1-2 cm 이하이면 minimal or early dedifferentiation으로 부른다. 역분화 부위는 대개 fibrosarcoma나 MFH와 유사한 소견을 보이며 저등급 역분화와 고등급 역분화가 있다.

나. Myxoid liposarcoma/round cell liposarcoma

30-40대에서 가장 많이 나타나며 사지의 심층 연부조직에서 주로 발생하나(2/3이상이 허벅지 근육에서 발생), 간혹 복막뒤공간 또는 피하조직에서 발생할 수도 있다. 점액성 지방육종은 절단면이 황갈색으로 빛나고 젤리(gelatinous)같으며, 점액성 기질에 원형에서 타원형의 모양을 갖는 원시 비지방성 간엽세포와 작은 지방모세포가 있고 분지형의 모세혈관망(crow's feet vessels)이 있다. 중심부보다 가장자리의 세포밀도가 높으며 기질 점액이 모여 낭포를 이루기도 한다. 원형세포 지방육종은 절단면이 흰색으로 fleshy하고 비교적 균일한 원형세포의 판상 배열로 나타나며 간혹 분화한 지방모세포가 섞여 있다. 저등급인 점액성 종양에서 원형지방모세포가 5-25% 정도이면 중등급 혼합형(mixed myxoid/round cell liposarcoma)으로 간주한다. 원형세포 지방육종은 원형지방모세포가 25% 이상일 경우를 말하며 점액성 지방육종에

비해 예후가 나쁘다. 동일한 fusion transcripts가 이 두 가지 종양에서 모두 보이지만 예후와 관련은 없다.

다. Pleomorphic liposarcoma

다양한 수의 다형태 지방모세포로 이루어진 지방육종 중 가장 드물게 발생하는 고등급의 육종이다. 이 종양은 주로 사지에서 발생하며 항상 10 cm을 초과하고 거의 40세 이상에서 발생한다. 경계가 분명하거나 침윤이 있을 수 있으며 절단면은 고형성, 낭포성, 괴사성, 출혈성, 점액성 등의 다양한 모습을 보인다. 고도로 비정형적 역형성 원형세포, 방추세포, 다핵성 거대 종양세포들 증식 사이에 커다란 과색소성의 핵을 갖는 다형태 지방모세포가 관찰된다. 역형성 유사분열도 종종 보인다. 지방모세포가 없다면 다형성 육종(pleomorphic sarcoma)이라 할 수 있다.

2) 섬유성 종양 및 종양성 병변

(1) 양성

가. Nodular fasciitis

20-40세에 많고 호발 부위는 상지이지만 몸통, 머리와 목, 하지에서도 발생한다. 어린이의 경우 몸통, 머리, 목에 비교적 흔하다. 특징적으로 자라는 속도는 빠르나 무통성으로 크기가 작다(〈2 cm). 진피의 침범은 흔하지 않다. 침윤성 경계를 보이며 유사분열도 자주 관찰되어 육종으로 오인되기 쉽다. 육안적으로 회백색이며 피막이 없고 때때로 주위로 침윤하는 듯한 양상의 섬유성, 점액성 기질을 나타낸다. 현미경소견은 병변이 생긴 시기에 따라 다양하게 나타난다. 초기에는 세포밀도가 매우 높아 미성숙 섬유모세포가 활발한 유사분열을 보이며 과도하게 증식하고 점액성 기질에 혈관 증식, 림프구 침윤, 미세한 출혈과 거대세포가 관찰된다. 점차 세포밀도가 감소하면서 미세한 낭성 변화를 보이기도 한다. 좀 더 시기가 지나면 혈철소침착과 교원질의 증가로 반흔 같은 부위가 나타난다. 다형태 세포나 비정형 유사분열이 관찰되

지 않고 병변내 부위에 따라 소견이 다르며 수 주내 빨리 자란 점에서 육종과 감별된다. 면역조직화학염색상 vimentin, smooth muscle actin, CD10 양성이다.

나. Proliferative fasciitis와 proliferative myositis

Nodular fasciitis보다 훨씬 빈도가 낮고 septal distribution을 보인다. 보통 45세 이상 성인에서 발생하나 간혹 어린이에게서도 발생한다. 상지의 피하조직이 가장 흔한 발생 장소이나 몸통과 하지에서 발생하기도 한다. proliferative myositis는 proliferative fasciitis가 근육내 발생한 경우로서 몸통, 어깨, 상완에서 발생하며 두 병변 모두 빠르게 자라고 3-5 cm 정도 크기이다. 점액성, 아교질성 기질에 특징적으로 신경절세포나 횡문근모세포와 유사한 세포들이 관찰된다.

다. Ischemic fasciitis

노년층의 움직이지 않는 부위에서 지속적인 압력이 가해지며 혈액 순환이 떨어지는 뼈의 돌출부위에서 발생한다. 혈관과 섬유모세포 증식이 있는 점액성의 변화가 나타나는 주변지역과 응고성 괴사가 나타나는 중심 지역으로 구성된다.

라. Myositis ossificans와 Fibro-osseous pseudotumor

다양한 연령에서 나타나지만 젊은 성인에서 주로 발생한다. 특히 myositis ossificans는 50% 이상에서 이전의 손상과 관련이 있어서 운동을 좋아하는 젊은 남자에 호발하고, 상완, 허벅지 등에 생긴다. zonal phenominon(central cellular area + middle area of osteoid formation + peripheral new bone formation)이 특징이다. fibro-osseous pseudotumor는 손가락이나 발가락의 근위부 피하 조직에서 발생하고, fasciitis-like lesion에 osteoid 형성이 특징이다. zoning pattern이 없어서 myositis ossificans와 감별되고, osteosarcoma는 손, 발에 매우 드물어 감별 가능하며, Nora's lesion(bizarre parosteal osteochodromatous proliferation)과 달리 bone과의 연결은 없다. 두 가지 종양 모두 연부조직의 손상 후

초기에 nodular fasciitis와 유사한 섬유모세포의 과잉 증식이 중심부에 형성되고 그 다음 골모세포 증식과 함께 주변에 골 화생(osseous metaplasia)에 의해 발생한다고 생각된다.

마. Elastofibroma

주로 50세 이상에서 흉벽과 견갑골 하부 사이, rhomboid major와 latissimus dorsi 안쪽의 결합조직에서 발생한다. 이 종양은 일측성 또는 양측성으로 나타날 수 있으며 절단면이 회백색이고, 고무양, 섬유성으로 경계가 불분명하다. 세포밀도가 매우 낮은 아교질성 기질에 thickened serrated deeply eosinophilic elastic fibrils, 소위 "beads on a string"이 특징으로, elastic 또는 pentachrome 염색으로 잘 볼 수 있다.

바. Fibrous harmartoma of infancy

어린이의 섬유성 종양의 하나로 20%는 선천적이며 보통 2세 전의 아동에서 발생한다. 겨드랑이, 팔, 어깨, 등, 허벅지, 사타구니가 호발부위이다. 이 종양은 진피나 피하조직에서 불분명한 경계를 보이며, 현미경적으로 다양한 두께의 섬유성 밴드, neuroid nodule이라 불리우는 미성숙 기질의 결절과 성숙 지방세포군이 존재한다. 미성숙 결절이 없다면 lipomatosis와 감별해야 하고, 섬유성 요소가 많고 지방군이 안보인다면 fibromatosis나 desmoid tumor와 감별해야 한다. fibrous harmatoma의 재발율(10-15%)이 낮기 때문에 이들을 구별하는 것은 중요하다.

사. Myofibroma-myofibromatosis

어린이에게서 나타나는 또 다른 섬유성 종양이다. 간혹 성인에게서도 나타난다. 근수축성 myoid cell로 구성되며 작은 혈관에서 발생하는 것으로 보이고, 주위 진피, 피하조직, 다양한 장기와 뼈로 확장된다. 머리와 목, 또는 몸통에 solitary, multicentric, generalized 세 가지 형태로 나타나는데 solitary가 가장 많다. 크기는 3-4 cm 이내이고 절단면은 단단한 섬유성을 보이며 낭포나 출혈을 동반하기도 한다. 미성숙 방추세포들은 섬유점액성

(fibromyxoid) 기질내 평활근종같은 다발을 이루고(vimentin과 SMA 양성), 중심부에 종종 허혈성 또는 출혈성 부위, 이형성 석회화, 유기질화를 동반하는 hemangiopericytoma-like 소견이 관찰된다(CD34 양성).

아. Angiomyofibroblastoma

희귀한 종양으로 가임 여성의 골반회음부(음문과 질)에 경계가 뚜렷하고 천천히 자라는 〈5 cm 정도 크기의 무통성이다. 남성에서는 항상 고환주위의 연부조직에서 발생한다. 현미경적으로 세포성 부위와 점액성 부위가 혼재하고 지방도 보일 수 있다. 확장된 혈관 주위에 유상피세포가 단독으로 혹은 무리지어 나타난다. 일부에서는 둥근-방추형 근섬유모세포의 밀도가 높고 pseudovascular space를 이루기도 한다. vimentin 양성, desmin 대개 양성, SMA 음성, CD34 음성, ER & PR 양성이다. cellular angiofibroma나 deep aggressive angiomyxoma와 감별이 필요하다.

자. Cellular angiofibroma

회음, 후복막, 가슴의 피하조직뿐 아니라 음문(vulva)과 음낭주위(inguinoscrotal) 연부조직에서 발생한다. 육안상 여성에서는 3cm 미만, 남성에서는 10 cm 미만으로 경계가 분명하며 절단면은 노란색-황갈색을 띠고 연하거나 고무양 질감을 보인다. 약간의 호산성 세포질을 가진 통통한 방추형 세포로 구성되며, 비정형 세포나 유사분열은 없고 확장 혈관 주위에 유기질화가 관찰된다. 미세한 출혈, 혈철색소침착, 낭포성 변화, 혈관내 혈전 등의 퇴행성변화 또한 보일 수 있다.

차. Giant cell angiofibroma

천천히 자라며 때때로 통증을 수반한다. 성인의 눈 주위와 눈꺼풀에서 주로 발생한다. 이 종양은 항상 대략 3 cm 정도의 크기이며 경계가 뚜렷하며 피막으로 둘러 싸여 있고 낭포성 또는 출혈성 육안소견을 보인다. 현미경적으로는 작은-중간 크기의 혈관을 가진 점액성, 아교질성 기질에 둥근-방추형 세포들이 다핵세포와 함께 관찰된다. 이들은 모두 CD34, CD99 양성이고, 간혹 BCL2에 양성이다.

카. Giant cell fibroblastoma

10세 이하에서 주로 등, 허벅지에 발생한다. 섬유점액성, 아교질성 기질에 다핵성 거대세포가 보인다.

타. Nuchal type fibroma와 Gardner-associated fibroma

실제적으로 동일한 용어이며 이는 현미경적으로 밀집된 세포밀도가 낮은 아교질성 다발이 과성장되어 진피, 피하조직, 심층 연부조직을 차지하고 있는 것을 말한다. 재발하면 desmoid fibromatosis와 구별이 안 될 수 있으며 이 종양이 있으면 Gardner 증후군의 가능성을 생각해보아야한다.

파. Calcifying aponeurotic fibroma

주로 청소년의 손, 손목에서 발생하는 경계가 불분명한 무통성 종양이다. 석회화를 동반하는 미만성 섬유모세포 증식이 특징으로 비정형 세포나 유사분열은 관찰되지 않는다. 어떤 세포는 연골세포와 유사하기 때문에 연골에서 유래한다는 추측도 있다.

하. Fibroma of tendon sheath

성인의 손, 발 tendon이나 tendon sheath에 인접해서 천천히 자라는 경계가 뚜렷한 종양으로 결절성 아교질성-유리질화 섬유조직에 혈관과 틈새가 관찰된다.

(2) Intermediate(locally aggressive)

가. Superficial fibromatosis(palmar/plantar fibromatosis)

Palmar fibromatosis는 30세 이상 주로 남성에서(남성과 여성의 비율은 4:1) 무증상의 단단한 결절로서 발생하며 침범된 주위 손가락과 결절 사이에 끈 같은 밴드로 연결된다. plantar fibromatosis는 어린아이와 청소년에서 더욱 자주 나타나며 통증성 피하조직 결절로 나타난다. 현미경상 초반에는 세포밀도가 매우 높은데 교원과 가느다란 혈관 주위에 단일 섬유모세포 다발이 보이고 유사분열은 낮으나, 오래된 병변은 세포밀도가 낮은 유기질화 아교질로 구성된다. 수술 절제 범위에 따라 재발이 가능하다.

나. Desmoid-type fibromatosis

보통 어린이의 머리와 목을 침범하며 청소년과 여성에서는 사지의 근위부와 배벽을 침범한다. 연부조직과 mesenteric desmoid 모두 Gardner 증후군과 관련이 있다. 5-10 cm 크기로 절단면은 단단하고 흰색이고 경계가 잘 지워져 있는 듯하나, 현미경상 침윤성 경계를 보인다. 섬유모세포, 근섬유모세포의 증식이 다발을 이루고 작은 혈관이 특징적으로 존재하며 유사분열이 소수 보일 수 있다. 미세한 출혈이 있을 때 nodular fasciitis와 유사하게 보일 수 있다. SMA 양성이 흔하게 나타나며 46-50%에서 B-catenin에 대하여 핵에 양성 반응이 나타난다.

다. Lipofibromatosis(infantile subcutaneous fibromatosis)

어린이에서 천천히 자라고 통증이 없고 사지 원위부 등 다양한 위치에서 발생한다. 육안상으로 경계가 불명확하며 흰색-황갈색을 띠고 크기는 5 cm 미만이다. 방추형의 섬유모세포는 밴드를 형성해서 지방을 소엽으로 나눈다. fibrous hamartoma와 유사하나 미성숙 간질 결절이 없다.

라. Infantile digital fibroma-fibromatosis

엄지 손가락과 엄지 발가락을 제외한 손가락과 발가락에서 발생한다(30%는 다발성으로 나타난다). 단단한 결절로서 섬유성 증식은 desmoid tumor와 비슷하게 침윤성이고 골격근을 포함하는 심층 연부조직과 진피를 대체한다. actin microfilament로 구성된 eosinophilic globular intracytoplasmic paranuclear body가 특징적이다.

(3) Intermediate(rarely metastasizing)

가. solitary fibrous tumor와 hemangiopericytoma

최근 WHO의 분류에서 하나로 통일되었다.

- Solitary fibrous tumor는 전형적으로 흉막에서 발생하지만 다양한 연령대와 다양한 부위에서 발생한다. 육안상 경계가 분명하나 피막은 없으며 단단하고 8 cm 이하의 흰색으로, 출혈과 국소적으로 점액성 변화도 보일 수 있다. 현미경적으로 방추형 세포는 patternless 구조를 이루고 hemangiopericytoma-like vascular pattern을 보인다. 세포밀도는 다양하며 세포밀도가 낮은 부위는 점액성, 섬유성 기질을 보여 nerve sheath tumor와 비슷할 수 있다. 면역학적으로 vimentin, CD34, CD99에 양성이나 간혹 SMA, BCL2, EMA, desmin, cytokeratin, S-100에도 국소적으로 양성반응을 보인다.

  5-10%에서 malignant behavior를 보이는데, 비록 임상적 행태가 항상 조직학적 형태와 관계가 있는 것은 아니나 malignant solitary fibrous tumor는 유사분열이 많고(〉4/10HPF), 국소적 괴사, 세포밀도 증가, 세포 비정형성, 침윤성 경계가 특징이다.
- Hemangiopericytoma는 WHO의 분류법에서 solitary fibrous tumor의 cellular 부위와 형태적으로 유사하고 면역학적으로도 유사한 연부조직 종양으로 정의한다. 따라서 골반의 후복막과 같이 심층 연부조직에서 발생하는 것 뿐 아니라 limb girdle과 사지 근위부에서 발생하는 것들이 포함되며 대부분의 경우에 15 cm 미만이며 성숙된 지방세포가 드물게 존재한다.

나. Inflammatory myofibroblastic tumor

어린이와 젊은 성인에서 주로 장간막, 소장(ileocecal region), 폐, 방광에서 발생한다. 압박에 의한 국소적 증상과 함께 5-10%에서는 IL-6와 같은 cytokine의 생성에 의해 발열, 식욕저하, 체중 감소, hypochromic microcystic anemia, thrombocytosis, hypergammaglobulinemia 등의 증상이 나타난다. 육안상 흰색-황갈색을 띠며 whorled, fleshy, 점액성인 1-25 cm 크기로 괴사, 출혈, 석회화를 보일 수 있다. 대개 plasma cell, lymphocytes, eosinophil을 동반하는 방추세포 다발이나, nodular fasciitis와 유사한

부위, 그리고 세포밀도가 낮은 아교질 부위가 관찰된다. 면역조직화학적으로 vimentin, SMA에 양성이고 일부에서 MSA, desmin, cytokeratin에 반응한다. ALK 유전자의 rearrangement가 있어서 anti-ALK에 세포질이 염색된다. ALK에 양성인 경우가 음성인 경우보다 임상적 예후가 양호하다. 10-25%에서 국소 재발이 있고 〈5%에서 전이가 발생한다.

다. Congenital-infantile fibrosarcoma

신생아나 2세 이하의 영아에서 발생한다. 사지의 원위부에서 호발하며 몸통, 머리, 목, 내장 기관에서도 발생할 수 있다. 10-15 cm정도의 크기로 절단면은 흰색-황갈색이고 fleshy to firm, 출혈, 괴사, 낭포성, 점액성 변성이 나타날 수 있으며 경계는 침윤성으로 불규칙하다. 세포밀도가 높은 섬유모세포들이 서로 교차하는 다발을 형성하여 성인의 fibrosarcoma 또는 monophasic synovial sarcoma에서 나타나는 herringbone 형태와 비슷하다. 괴사나 출혈이 간혹 보이고 유사분열도 보인다.

(4) 악성

가. Adult fibrosarcoma

다른 타입의 spindle cell sarcoma(SS/LMS/MPNST/SFT/DFSP)를 면역조직화학적으로 배제해야한다. 50-75세의 성인 머리와 목, 몸통, 사지의 심층 연부조직에 호발한다. 섬유육종은 경계가 잘 지어지고 절단면은 흰색에서 황갈색을 띠며 단단한 밀도를 갖는다. 밀집된 방추세포의 다발은 herringbone 형태를 띠게 되며 기질은 아교질성이다. 면역학적으로는 vimentin, SMA에 국소적으로 양성이다.

나. Sclerosing epithelioid fibrosarcoma

흔하지 않은 fibrosarcoma의 변이형으로 다양한 연령대에서 발생하며 항상 하지나 limb girdle의 심층 연부조직에서 발생한다. 종양은 경계가 명확하며 20 cm까지 자란다. 단단한 절단면을 갖지만 낭포성이나 점액성을 띠는 영역도 나타날 수 있다. 유상피세포가 아교질성 기질에서 끈을 이루며 전형적인 fibrosarcoma의 양상을 보이는 부분도 관찰된다. 종양세포는 vimentin 양성, CD34, HMB-45, CD-45는 음성이다. 일부 증례에서 국소적으로 약하게 EMA와 cytokeratin에 양성 반응을 보인다.

다. low-grade fibromyxoid sarcoma

Evans에 의해 처음 기술되었고, 대부분 20-50세 성인에서 발생하지만 어린이에서도 보고되었다. 심층 연부조직의 무통성 종양으로 현미경적으로는 피막 또는 거짓피막이 방추형세포의 증식을 둘러싸고 있으며 이 세포의 밀도에 따라 섬유성에서 점액성을 띠게 된다. 유사분열은 드물고 40%에서 거대 아교질 로제트(중심에 hyalinized core가 있고 주위에 epithelioid fibroblast rim으로 구성)가 관찰된다. t(7;16)과 t(11;16) 전위가 발견되며 fusion-gene-positive 종양은 보통 EMA에 양성이며 CD99, BCL2에도 양성이나 SMA, S-100, desmin은 음성이다.

라. Myxofibrosarcoma

myxoid MFH로 불리던 병변으로 전 연령대에서 발생하지만 주로 60대 이상에서 나타난다. 대부분 진피와 피하조직에서 발생하며 1/3은 심층 연부조직에서 발생한다. myxofibrosarcoma는 사지에서 발생하며 육안상 보이는 점액성 성질은 liposarcoma와 비슷하지만 주변으로의 침윤이 심하다. 다결절성이고 점액성 기질속에 다양한 세포밀도를 보인다. 저등급은 세포 밀도가 낮고 유사분열도 매우 적으며 명확한 점액성 기질로 구성된다. 고등급은 세포 다형성과 다핵성 거대 세포, 비정형 유사분열, 고형성 부위를 보인다. 종양 세포는 vimentin을 발현하지만 기타 면역학적 특징은 없다.

마. Acral myxoinflammatory fibroblastic sarcoma

주로 손, 발의 관절과 관절주위(articular-juxta-articular)에서 발생한다. myxofibrosarcoma와 유사하나 좀 더 고형성 섬유성 부위, 염증반응, RS-like epithelioid cell, pseudolipoblast가 관찰된다.

3) 섬유조직구성 종양(Fibrohistiocytic tumors)

이 종양은 이름이 암시하듯 섬유조직구 모양을 갖는 세포들로 구성된다. 그러나 사실 전자현미경과 면역조직화학적으로 세포들은 조직구가 아니며 원시 간질세포, 섬유모세포, 근섬유모세포이다.

(1) Benign

가. Giant cell tumor of tendon sheath(GCTTS)

관절, 윤활낭, tendon sheath 또는 그 주위 조직에서 발생하는 국소적 종양이다. 성인의 주로 손, 간혹 손목, 발목, 발, 무릎, 엉덩이 등 다양한 위치에서 무통으로 발생한다. GCTTS는 단단한 소엽성의 노란색에서 황갈색을 띠는 경계가 명확하고 크기는 0.5-4cm 정도 되고 크기가 큰 경우 주위 뼈로 침윤하기도 한다. 구형에서 방추형의 모양을 갖는 단핵세포, 큰포식세포, 철포식세포, 다핵성 거대세포와 유리질화된 기질로 구성된다.

나. Diffuse-type giant cell tumor(pigmented villonodular tenosynovitis)

관절 안에서 발생 시에는 주로 무릎과 엉덩이 관절에서 나타나고 관절 밖에서 발생 시에는 관절주위 연부조직을 침범하며 주로 무릎과 허벅지에서 발생한다. GCTTS와 비슷하나 거대세포 수가 적다. 단일형의 단핵세포 증식이 있고 혈액으로 차있는 pseudoalveolar space가 흔하게 나타나며 유사분열은 관찰되지만 비정형 유사분열은 없다. 이 종양은 intermediate(locally aggressive) type으로 사실 관절 안에서 발생시 45% 이상, 관절 밖에서 발생시 50%에 가까운 재발율을 보인다.

다. Deep benign fibrous histiocytoma

주로 사지의 피하조직, 심층 연부조직에 약간 융기된 결절로 주위와 경계가 뚜렷하다. 단일 형태의 방추세포의 짧은 다발이 서로 교차하거나 수레바퀴 모양을 보이며, 다형태는 심하지 않고 유사분열은 드물다.

(2) Intermediate(rarely metastasizing)

가. Dermatofibrosarcoma protuberans

주위 조직으로 침윤해서 경계가 불분명하고 현미경상 방추세포가 뚜렷한 수레바퀴 모양을 이루고 다형태는 없고 유사분열은 가끔 보인다. 주위로 침윤하기때문에 국소적으로 재발하기 쉬우므로 광범위 국소절제를 해야 한다. CD34 양성이다.

(3) Malignant

가. Pleomorphic malignant fibrous histiocytoma(MFH) / undifferentiated high-grade pleomorphic sarcoma

최근의 모든 진단적 방법을 이용해서도 분화에 대한 확실한 증거가 없는 종양에 대한 진단적 용어이다. 주로 사지와 몸통에서 발생하며 항상 심층 연부조직에서 나타난다. 40세 이상에서 발생하며 빠르게 자라고 대략 5% 정도에서 처음 진단시 이미 폐전이가 발생한다. 크기는 20 cm을 초과하고 흰색에서 황갈색을 띠며 fleshy, 섬유성의 절단면을 보이며 괴사와 출혈을 동반한다. 현미경적으로는 방추세포, 둥글거나 타원형인 세포, 다핵세포 등 다양하고 복잡한 형태를 보인다. 비정형 유사분열이 많고 낭포성 퇴행, 광범위한 괴사, 출혈이 특징이다. 일부에서 SMA, desmin에 양성이므로 pleomorphic leiomyosarcma, myofibrosarcoma의 감별 진단시 반드시 고려해야 한다. CD68에 대한 양성 반응은 대부분의 사례에서 관찰되지만 특이적인 것은 아니다.

나. Giant cell MFH / undifferentiated pleomorphic sarcoma with giant cells

미분화된 다형태 세포와 osteoclastic giant cell로 구성되는 드문 종양이다. osteoclastic giant cell reaction은 육종 뿐 아니라 분화가 나쁜 종양에서도 나타나기 때문에 이를 배제하기 위해서 주의를 기울여야 한다.

다. Inflammatory MFH

명확한 중성구, 조직구, 호산구, xanthoma cell의 침윤이 있는 미분화된 고등급의 다형성육종이다. 대부분은 후복막에서 발생하는데, 이중 일부는 역분화된 지방육종일 가능성이 있다.

4) 평활근 종양(Smooth muscle tumors)

(1) 양성

가. Leiomyoma of deep soft tissue

드문 종양으로 심층 피하조직, 골격근, 골반후복막, 또는 복강내에서 발생한다. 대개 표재성보다 크기가 커서 30 cm 이상인 경우도 있으며 조직학적으로 긴 다발을 만드는 분화가 좋은 방추형 평활근 세포로 구성된다. 이 세포는 길면서 끝이 뭉툭한 핵과 길면서 끝이 점점 가늘어지는 호산성 세포질을 갖는다. 비정형성이나 유사분열은 없다. 섬유화, 점액성 변화, 유리질화, 석회화와 같은 퇴행성 변화가 일어날 수는 있으나 괴사는 일어나지 않는다.

(2) 악성

가. Leiomyosarcoma

중년 이상에서 나타나는 전형적인 육종이다. 표재성 평활근육종은 비교적 작고 국소절제 후 간혹 재발하나 전이는 드물다. 반면, 심부나 혈관벽에서 발생한 평활근육종은 크기가 크고 흔히 전이로 사망한다. 육안검사상 기둥을 형성하면서 매끄럽고 반짝이는, 흰색-회색빛을 띠는 절단면을 보인다. 조직학적으로 평활근종과 유사하나 세포밀도가 높고 핵의 다형성과 이형성의 유사분열을 보인다. 세포의 비정형성, 유사분열 수, 괴사정도로 악성도의 등급을 결정한다. 가끔 점액성 소견을 보이기도 하고 다형태 거대세포를 많이 보이기도 해서 다형태 횡문근육종이나 다형태 미분화육종과 감별이 필요하다. desmin과 SMA 양성이다.

5) Pericytic(perivascular) tumors

(1) 양성

가. Glomus tumor

대개 손톱 밑, 손목, 발에서 발생하지만 내장기관을 포함한 다른 곳에서도 발생한다. 대부분 1 cm 미만이며 동통을 수반하는 결절로 나타난다. 현미경적으로 사구세포(일관된 모양의 작고 둥근 세포로 호산성 세포질과 중심핵을 갖는다)가 혈관통로 주위에서 증식한다. SMA 양성이다.

나. Myopericytoma

이전에 hemangiopericytoma로 명명되었다. 사지의 원위부 피하조직에서 발생하며 〈2 cm 이고 경계는 좋으나 피막은 없다. 현미경적으로는 밀집된 세포의 군집으로 구성되며 세포는 방추형의 모양을 갖고 호산성에서 양염색성의 세포질을 갖는다. 이 세포들은 도은 염색법을 시행하여 보면 혈관 내피 기저막의 외부에 다층으로 존재한다. 유사분열은 거의 없고 SMA에 양성, CD34에 대해 국소적으로 양성이다.

6) 횡문근 병변 및 종양(Skeletal muscle tumors)

(1) 양성

가. Rhabdomyoma

골격근의 분화를 보이며 cardiac rhabdomyoma와 extracardiac rhabdomyoma(성인형과 태아형)가 포함된다. cardiac과 태아형 rhabdomyoma는 실제로 악성 종양 이라기보다는 과오종의 성격을 띠며 각각 tuberous sclerosis와 nevoid basal cell carcinoma syndrome에 동반된다.

- Fetal rhabdomyoma는 거의 대부분 10세 이하의 남아에서 특히 귀 뒤와 흉벽에서 발생한다. 피하조직이나 심층 연부조직에 결절을 이루는데 가장자리는 뚜렷하고 여러 단계의 골격근 분화를 보이는 태아성 횡문근모세포로 구성된다. 배아형 rhabdomyosarcoma와는 종양의 경계가 좋고 괴사가 없으며 유사분열이 없고 다형태를 보이지 않는 점으로 감별한다.
- Adult rhabdomyoma는 주로 중년기 이후 남자의 두경부에 발

생하고 75-80%에서 단발성이나 대략 25%에서는 다결절, 다중심성이다. 현미경적으로는 단일형의 커다란 다각세포로 구성된 소엽이 보이며 이 세포는 풍부한 과립과 공포가 있고 호산성의 세포질로 이루어져있다. 세포의 경계는 명확하며 명확한 핵소체가 있는 둥근 핵을 갖고 있다. 세포질 안에 교차무늬와 막대모양 봉입체가 있으며 당질이 풍부하다. 불완전 절제시 40%에서 재발되므로 완전 절제가 중요하다.

- Genital rhbdomyoma는 거의 30-50세 여성의 질이나 외음부에서 발생하며 수년간 지속되는 1-3 cm정도의 용종으로 나타난다. 현미경적으로 교차무늬와 당질을 갖는 호산성의 세포질로 이루어진 횡문근모세포로 구성되어 있다. 국소 절제 후 재발은 없다.

(2) 악성

가. Embryonal rhbdomyosarcoma(ERMS)

횡문근육종 중 가장 흔한 유형(50-60%)이다; 꽈리형(alveolar)은 20-30%이고 다형태형(pleomorphic)은 5% 이하이다. 전형적으로 10세 이하에서 발생하며 두경부(25-35%), 골반과 비뇨생식계(30-40%)에서 발생한다. ERMS는 침윤성이고 전이를 잘하지만 꽈리형이나 다형태형보다 악성도가 낮다. 현미경적 형태상 botryoid, spindle, NOS가 있으며 각각 5%, 10%, 85% 비율을 차지한다. botryoid와 spindle형태는 예후가 좋고 NOS 형태는 intermediate to poor에 해당한다. 일반적으로 ERMS는 부드럽고 젤리같은 점액성 부위가 있고, 코인두, 공동담즙관, 방광, 질에서 발생시 용종성 모습을 보이나, 기타 부위에서 20 cm까지 자라는 경우 피막이나 거짓피막 없이 둥글거나 타원형 모양의 종양 절단면은 다소엽 형태를 띠며 괴사보다는 출혈이 잘 동반된다. 종양세포는 작은 방추형에서부터 둥글거나 타원형에 이르는 세포까지 있으며 세포질꼬리가 있거나 없기도 하며 공포가 있는 커다란 세포에서 호산성의 세포질을 갖는 세포까지 다양하다. 세포사이는 점액성을 띠며 leiomyosarcoma 또는 fibrosarcoma와 달리 미성숙 rhabdomyoblast가 방추세포사이에서 관찰된다. 치료 후 생검에서는 종양의 평가가 어렵다. 보통 치료 전 생검에서 관찰되었던 종양세포가 보이면 잔여 종양이 남아있는 것으로 생각하며 Ki-67(MIB-1)염색에 음성반응을 보이는 분화된 rhabdomyoblast는 비증식성, 비활동성으로 간주된다. 면역반응은 골격근의 분화정도에 따라 다르다. 원시 ERMS는 vimentin에 양성이고 myoD1이나 myogenin 핵 양성반응이 간혹 관찰된다. 반면 분화된 rhabdomyoblast는 desmin, MSA에 양성반응을 보이며 더 분화된 세포에서는 myosin에도 면역학적 반응을 보일 수 있다.

나. Alveolar rhabdomyosarcoma(ARMS)

주로 10-25세에서 발생하는 전형적인 악성 둥근세포종양이다. 영아에게서도 나타나긴 하지만 대부분 청년층과 소아에 사지, 척추주위, 회음부, 코곁에서 발생한다. 현미경적으로 단일형의 고등급 둥근세포가 세포밖 점액을 만들지 않는 고형성 판을 이루는 형태와 느슨하게 배열된 세포들이 불완전한 섬유혈관 격막에 의해 나누어지는 치조 형태가 있다. 두 가지 형태 모두 전이성 ARMS에서 보일 수 있으며 소엽내에 산재한 종양세포중에는 호산성의 세포질이 풍부한 횡문근모세포를 관찰할 수 있다. 대부분의 ARMS는 desmin과 NSE에 강하게 반응한다. 병리적 등급에 상관없이 ARMS의 예후는 불량하여 침윤이 활발하고 초기에 광범위하게 전이한다. 대략 90%에서 PAX3- 또는 PAX7-FKHR의 전위가 있으며, 이보다 드물지만 t(1;13)이 어린이들에게서 보이는데 이 경우에 예후가 더 좋다.

다. Pleomorphic rhabdomyosarcoma

가장 드문 유형의 고등급 육종으로 하지의 심층 연부조직에서 발생한다. 5% 미만에서 어린이에게 나타나며 크기는 다양하고 출혈과 괴사를 흔히 본다. 현미경상 풍부한 호산성의 세포질을 갖는 잘 분화되지 않은 다형태가 심한 방추형세포 및 다각형세포로 구성된다. 교차무늬가 있을 수도 있다. 종양세포에서는 desmin, MyoD1이 발현되며 myogenin, SMA, MSA에 대해서는 다양하게 반응한다.

라. Ectomesenchymoma

어린이에게서 나타나는 드문 종양이다. ERMA나 ARMS와 같은 특징과 함께 신경절세포에서부터 더 원시적인 신경외배엽세포에 이르는 신경 분화를 보일 수 있다.

7) 혈관성 병변(Vascular diseases)

(1) Reactive vascular proliferations

가. Papillary endothelial hyperplasia(Masson's vegetant hemangioma)

원발형(머리나 목, 손가락의 정맥에서 발생)과 속발형(기존에 존재하던 hemangioma, hemorrhoidal vein, thrombohematoma에서 발생)으로 나뉜다. 현미경적으로는 유기질화 핵심을 갖는 많은 유두가 혈관의 내강으로 솟아있다. 종종 섬유소덩이와 유두형 내피 증식 간에 이행이 일어난다. 주목할 만한 세포적 이형성이 없는 단일층으로 이루어진 내피세포는 angiosarcoma와 감별점이다.

나. Glomeruloid hemangioma

드물고 다발성이며 일차적으로 혈관내 모세혈관 증식이 있고 Castleman disease와 POEMS(polyneuropathy, organomegaly, endocrinopathy, M protein, skin change) 증후군과 관련이 있다. 현미경상 진피, 심층 연부조직, 내장기관의 혈관에서 사구양 모세혈관 증식이 나타나며 사구양 모세혈관 다발 바깥층에 pericyte이 있으며 안쪽에 내피세포가 있다.

다. Bacillary angiomatosis

반응성 혈관 증식으로 대부분 면역이 떨어진 사람에게서 발생하고 Bartonella 종의 그람 음성 막대균에 의해 생긴다.

라. Vascular transformation of lymph nodes(nodal angiomatosis)

림프계 또는 정맥계가 막혀서 오는 림프절의 이차적 변화이다. 피막하 공간과 결절성 굴에 보이는 확장된 모세혈관이 현미경적 소견이며 감별진단으로는 Kaposi sarcoma가 있다.

(2) 양성 종양

가. Hemangioma

신생아와 어린이의 가장 흔한 피부와 연부조직 종양이다. 전체 연부조직 종양 중 대략 7%를 차지한다. 대부분의 혈관종은 표재성이나 영아의 경우 간과 귀밑샘에서도 발생할 수 있다. 최근 분류에 따르면 glucose transporter 1(GLUT-1)에 대한 면역 반응이 있다면 혈관성 종양으로, 없다면 기형으로 간주한다.

- Juvenile capillary hemangioma는 hemangioma의 가장 흔한 형태로 영아와 어린이의 머리와 목에서 주로 발생한다. 대부분 6-7세까지 퇴화되며 임상적으로 종양은 보라색에서 붉은색을 띠는 판 또는 결절로 피부나 피하조직에 나타난다. 현미경적으로 모세혈관 크기의 혈관이 소엽을 형성한다.
- Cavernous hemangioma는 juvenile hemangioma와 같은 연령대와 해부학적 분포를 보이지만 덜 흔하고 퇴화되는 경향을 보이지 않으며 주위구조에 대한 외부압력으로 국소적 파괴성을 나타낸다. 확장되고 얇은 벽을 갖는 증식 혈관에 내피세포가 배열되어 있다. 피부와 소화기관에서 특징적으로 나타나는 blu-rubber-bleb nevus syndrome과 Maffucci syndrome과 관련이 있다.
- Arteriovenous hemangioma는 동정맥 기형으로 불리는 양성의 혈관 기형이다. 심층 연부조직보다 피부에 더 자주 발생하며 동맥혈관과 두꺼운 벽을 갖는 정맥의 혼합으로 구성되며 혈관의 혈전형성과 이형성 석회화가 일어날 수 있다.
- Venous hemangioma(Venous malformation)는 전형적으로 성인의 심층 연부조직에서 발생하며 확장된 혈관에 종종 혈전과 이형성 석회화가 보인다.

- Spindle cell hemangioma는 젊은 성인에서 발생하며 특히 손을 포함한 사지 원위부의 피부와 피하조직에서 발생한다. 현미경적으로 납작한 내피세포로 배열된 얇은 벽을 가지는 해면형 혈관과 방추세포로 이루어진 고형부분이 혼합되어 있다. 대개 이미 존재하는 큰 혈관에서 발생하며 재발이 50% 이상으로 흔하고 종종 비연속적인 성장행태를 보인다.
- Synovial hemangioma는 윤활막으로 둘러싸인 공간에서 발생하며 10대의 무릎에서 가장 많이 발생한다. 조직학적으로 혈철소가 침착된 과증식된 윤활막에 다양한 크기의 얇은 벽을 갖는 혈관이 관찰된다. 감별질환으로 pigmented villonodular synovitis와 trauma-associated hemarthrosis가 있다.
- Intramuscular angioma(intramuscular hemangioma, skeletal muscle hemangioma)는 하지 특히 허벅지의 근육에서 발생한다. 현미경적으로 미만성 침윤을 보이고 크고 두꺼운 벽을 갖는 정맥에서 해면형 혈관, 작은 동맥, 모세혈관에 이르기까지 다양한 크기의 혈관으로 구성된다. 유사분열이나 내강 안 모세혈관의 다발화가 관찰 되더라도 혈관 통로의 접합은 보이지 않는다.

나. Epithelioid hemangioma

주로 20-40대의 여성에게서 목과 머리에서 발생한다. 현미경적으로 경계가 잘 지워지는 결절이 진피와 피하조직에서 나타난다. 주위에 feeder vessel과 함께 작은 모세혈관이 군집을 이루어 모호한 소엽화 형태가 보인다. 내피세포는 통통하며 풍부한 세포질을 갖고 소위 tombstone 모양이다. 림프구와 호산구가 명확히 보일 때는 angiomatoid hyperplasia with eosinophilia로 간주한다.

다. Angiomatosis

연부조직에서 경계가 불분명한 미만성의 혈관구조체계를 이룬다. 어린이와 청소년기에서 미만성의 연부조직 부종으로 나타나며 GLUT-1의 면역학적 음성반응은 혈관 형성의 기형을 시사한다. 혼합 혈관형은 intramuscular angioma와 유사하며 모세혈관형은 소엽화된 모양을 갖는다.

라. Lymphangiomas

대부분 어린이의 머리와 목에서 발생하며 확장된 림프 통로로 구성되는 낭포형 또는 해면형의 혈관성 병변이다. 얇은 벽을 갖는 다양한 크기의 확장된 림프성 혈관은 납작한 내피세포를 갖고 있고 그 밑에 림프구 밀집이 관찰된다.

마. Atypical vascular lesion of the breast

유방암의 방사선 치료 후 평균 5년 정도에서 2-20년으로 다양하게 판, 결절, 홍반으로 나타난다. 얇은 벽을 갖는 림프와 비슷한 혈관으로 구성되며 표층의 진피에 한정되어 보인다. 침윤시에는 더욱 미만성으로 심층의 진피에서 나타나며 내피세포의 이형성 여부를 주의 깊게 보아야한다.

(3) Intermediate(locally aggressive)

가. Kaposiform hemangioendothelioma

흔하지 않은 심층 연부조직의 종양으로 원발성으로 어린이와 10대에서 발생하며 Kasabach-Merritt 증후군과 관련이 있다. 특히 후복막에서 발생시 20 cm 이상으로 커질 수 있다. 다결절성으로 경계가 모호한 침윤성 특징을 지니며 현미경적으로는 전체적으로 소엽화된 구조를 갖고 있다. 각각의 소엽은 모세혈관 크기의 혈관과 틈새같은 방추형 혈관의 혼합으로 구성되어 있으며 유사분열과 세포적 이형성은 관찰되지 않는다. 응고병증을 동반하기 때문에 사망률이 20%이다.

(4) Intermediate(rarely metastasizing) vascular tumors

가. Retiform hemangioendothelioma

흔하지 않은 종양으로 젊은 성인 사지 원위부의 피부에서 발생한다. 광범위 절제를 하지 않으면 재발률이 높다. 육안상 그물 진피에서 천천히 자라는 붉은색에서 보라색을 띠는 판으로 보이며 크기는 2-3 cm 미만이다. 현미경상 고환그물과 비슷한 모양을 갖는 길고 수지상의 좁은 혈관이 특징이며 내피세포는 단일형으로 유사분열이 적고 과염색성의 핵을 갖으며 hobnail 모양을 보인다. 혈관 통로사이의 기질이 풍부하며 종종 심한 림프구 침윤이 관찰된다.

나. Papillary intralymphatic angioendothelioma(Dabska tumor)

영아와 어린아이에게서 피부에 주로 발생하는 종양으로 천천히 자라는 결절 또는 판의 형태를 갖는다. 현미경적 검사상 얇은 벽으로 이루어진 혈관 내강 안으로 유두다발형태의 내피세포가 있다.

다. Kaposi sarcoma

저등급의 내피세포의 증식이 일어나며 이것은 HHV8의 감염에 의해 발생한다. 육안소견은 붉고 자줏빛의 유착된 반점, 자반 및 판으로 초기에는 출혈반이나 붉은 자반 소결절처럼 보이나 나중에는 스폰지 모양의 결절로 보인다. 조직학적으로 방추형 세포의 증식과 혈관틈새가 관찰된다.

(5) 악성 종양

가. Epithelioid hemangioendothelioma(intravascular bronchioalveolar tumor)

저 등급의 악성 내피세포 종양으로 전 연령대에서 발생하며 어린이에서는 드물다. 표층과 심층의 연부조직, 내장기관(간), 뼈 등 다양한 위치에서 원발성으로 발생하며 대략 10% 정도의 환자에서 다기관질병을 갖는다. 육안상으로 종양은 경계가 모호한 다엽성이며 침윤성으로 크기가 10 cm에 달하며 다발성 병변으로 나타난다. 혈관성 기원은 뚜렷하지 않다. 현미경적으로 잘 형성된 혈관구도 보이지 않고 종양세포들도 무리지어 때때로 입방형을 이루고 있기 때문에 상피세포들처럼 보인다. 이들은 유사분열이 적은 저등급이다. 내피세포는 signet-ring 모양으로 세포질 안에 공간을 형성하는데 명확한 혈관 통로는 없다. 종양세포는 연골형과 비슷한 유리질화된 기질에 묻혀있으며, 유사분열의 증가, 핵다형성의 증가, 괴사 등을 포함하는 이형적인 모양이 있으면 더욱 공격적인 행태를 보인다. 종양 세포는 CD31, CD34, Ulex

Europaeus antigen에 양성이며 factor XIII 관련 항원발현은 다양하다. 25-30%에서 국소적으로 cytokeratin이 발현되어서 전이성 signet ring cell carcinoma로 오진될 수 있다.

나. Angiosarcoma

정상 내피세포의 모양과 기능의 특징을 다양하게 보이는 내피세포로 이루어진 드문 종양이다. 1-2 cm부터 10 cm를 초과하는 크기로 경계가 불분명하며 출혈이 있다. 조직학적으로 혈관종 유사형(그러나 커다란 이형성의 내피세포와 유사분열, 침윤성 성장을 보인다)에서부터 출혈성 고등급 방추세포육종에 이르기까지 다양한 형태가 있다. 과염색 세포에 의해 구성되는 내강안의 유두가 가끔 존재한다. 진피와 다른 주위조직을 통해 침윤되는 혈관통로(vascular channel)가 보인다. 심층 연부조직에서 발생하는 angiosarcoma의 변이형인 epithelioid angiosarcoma는 악성 유상피세포로 구성되며 풍부한 호산성 또는 양염색성 세포질, 커다란 소낭성(vesicular) 핵과 명확한 핵소체를 갖는다.

8) 연골-골종양(Chondro-osseous tumors)

(1) 양성

가. Chondroma

다양한 연령대의 손가락과 발가락에서 발생하며 관절주위와 건주위에서 호발하고 드물게 두개골이나 골반골에도 발생한다. 15-20%정도의 재발률을 보이며 성숙된 유리연골로 구성되지만 다른 변이형도 있다; chondroblastic chondroma(병변이 cellular 할 때), fibrochondroma(명확한 섬유화가 있을 때), osteochondroma(명확한 골화가 있을 때). chondromyxoid fibroma와 chondroblastoma는 전형적으로 뼈에서 발생하나 연부조직에서도 보고되며 만약 연골성 종양이 두개골 기저에서 발생한다면 chondroid chordoma를 고려해보아야 한다.

(2) 악성

가. Mesenchymal chondrosarcoma

chondrosarcoma의 드문 변이형으로 15-40세 사이의 연령대에서 발생한다. 25-30%는 연부조직에서 발생하며 나머지 70-75%는 뼈에서 발생한다. 주로 머리와 목(뇌수막, 안구), 척추와 하지에서 호발한다. 현미경적으로 종양성 유리연골이 미분화 악성소구세포로 이루어진 결절성 또는 판형의 바탕속에 서로 얽혀 있다. 미분화세포는 vimentin과 membranous CD99에 양성 반응을 보이며 연골은 S-100에 양성 반응을 보인다.

나. Extraskeletal osteosarcoma

항상 심층 연부조직에서 발생하며 40-60세 사이의 연령대에서 엉덩이, 어깨, 몸통, 후복막에서 발생할 수 있으며 허벅지가 호발부위이다. 대략 10%의 환자에서 이전에 방사선에 노출되었거나 외상이 있었던 부위에서 발생하며 예후는 좋지 않아 5년 생존률이 25% 정도이다. 종양 중심에 종양성 뼈(neoplastic bones)가 명확하고 종양 주위는 밀집된 세포로 구성된다(이는 myositis ossificans와 반대로 감별진단에 유용하게 이용된다).

9) 말초 신경종양(Peripheral nerve tumors)

(1) 양성

가. Traumatic neuroma

비종양성 증식으로 신경 손상에 대한 반응으로 나타난다. 5 cm 미만의 단단한 결절로서 작은 증식성 신경 다발로 구성되고 섬유점액질에 신경집세포와 섬유모세포가 관찰된다.

나. Mucosal neuroma

입술, 입, 눈꺼풀, 내장기관에서 발생하며 multiple endocrine neoplasia IIB의 한 징후이다. 불규칙적인 신경다발이 점막하층에 존재하며 명확한 신경다발막을 보이고 주위 기질에 점액성 변화가 동반된다.

다. Nerofibromas

모든 피부와 중추신경을 포함하는 체내의 모든 신경계에서 발생하며 성장 형태에 따라 3가지 타입으로 나뉜다.

- Localized neurofibroma는 산발적으로 발생하며 표재성 단발형으로 나타나고 유전적 증후군과 관련이 없다. 둥글고 희고 반짝이는 절단면을 볼 수 있고 현미경적으로도 경계가 분명한 결절이 보이는데 이는 비만세포를 함유하는 신경섬유바탕에 물결꼴의 핵을 가진 신경 다발과 아교질로 구성된다. 감별 진단으로 neurotization이 동반된 dermal melanocytic nevus가 있다.
- Plexiform neurofibroma는 neurofibromatosis 1(NF1)의 징후로 어린이에게서 표층의 연부조직에서 발생하며 크기가 다양하고 국소적 침범 정도도 다양하다. 신경의 전체적 길이가 소위 "bag-of worms"라 불리는 구불구불한 모양으로 변할 수 있는데 이 모양은 점액성 기질이 신경섬유막으로 확장되어 나타나는 다발성의 신경다발인데 이는 시간이 지나면서 신경다발막을 넘어 주위 연부조직까지 확장될 수 있다.
- Diffuse neurofibroms는 머리와 목에서 호발하며 피부에서 융기된 판으로 발생한다. 아교원섬유 기질에 짧은 단일형 핵의 신경집세포 증식이 진피와 피하조직에서 관찰된다. 간혹 Meissner소체 같은 형태도 보이고, 혈관 확장과 성숙 지방조직도 보인다.

라. Schwannoma(Neurilemoma)

종종 20-40대 사이의 환자에서 발생하지만 어린이에게서도 발생한다. 대부분 단발형으로 머리와 목, 상하지의 굽히는 쪽에서 발생하며 척추와 곁척추 감각 신경과 관련이 있다. 다발성인 경우는 NF2와 schwannomatosis의 징후인데, 특히 양측성 vestibular schwannoma는 NF2의 진단적 특징 중 하나이다. 종양의 크기는 다양하며 신경외막의 피막에 의해 싸여 있다. 절단면은 노란색에서 흰색을 띠며 낭포양 변화가 흔하다. 곁척추, 복막뒤공간에서 발생시 더 크지만 대부분 5 cm 미만이다. 저배율 현미경 소견으로 세포밀도가 높은 가늘고 긴 방추세포로 이루어진 Antoni A 영역과 헐거운 섬유성 기질 안에 타원형-방추형 모양의 세포가 낮은 세포밀도를 보이고 변성을 보이는 Antoni B 영역이 섞여있는 것이 특징이다. 세포밀도가 높은 부위에서 간혹 Verocay body가 함께 관찰된다. ancient type schwannoma는 비정형적인 모양을 보일 수 있지만, 피막 침범, 유상피 또는 소세포 전환, 고등급의 핵 이상, 비정형적 유사분열 등과 같은 악성 변형은 하지 않는다. S-100 단백과 collagen type IV에 면역학적으로 양성 반응을 보인다.

마. Granular cell tumor

어린이보다 성인에서 더 자주 발생하지만 모든 연령대에서 보인다. 몸통과 머리, 목에서 호발하며 육안상 둥글고 경계가 비교적 좋은 연노랑색의 절단면을 보인다. 구성세포는 주로 풍부한 과립성 세포질로 둘러싸인 다각형에서 약간 방추형 모양의 단일 세포로서 핵이 중심에 있고 둥지와 리본모양, 융합성 판 모양을 보인다. 거짓상피세포 증식이 표피에서 관찰될 수 있다. 악성은 〈1%로 드물지만 보고가 있고 예측 가능한 지표는 없으나 대개 크기가 크고 〉50세에서 일어나며 유사분열수 〉2/10HPF, 비정형이 심한 핵, 세포 spindling, 괴사, Ki-67 〉10% 중 세 가지 이상이 있을 때 악성 경향이 있다. S-100, NSE, CD68에 강한 양성 반응을 보인다. 그러나 신생아의 앞쪽 잇몸에서 발생하는 선천성 gingival granular cell tumor는 S-100 단백이 발현되지 않고 PAS에 양성이다.

바. Neurothekeoma

어린이와 젊은 성인의 상지, 머리, 목, 어깨에서 나타나는 드문 종양이다. 현미경적으로 점액성 기질에 방추세포로 이루어진 결절이 섬유성 결합조직에 의해 부분적으로 나뉘어져 있다. 다형성이 없고 유사분열수도 낮다. vimentin과 CD10에 양성이고 S-100에 대개 음성이다. 감별 질환인 Nerve sheath myxoma는 종양세포가 multinuclear syncytia를 이루고 세포질내에 signet ring-like vacuole을 보이며 S-100, GFAP에 양성이다.

사. Perineurioma

수막세포처럼 EMA를 발현하는 신경주위세포로 구성되는 드문 종양이다. 신경 안 또는 밖에서 발생하는 두 가지 타입이 있다. 바탕 기질은 경화성이거나 점액성이며 방추상 세포가 레이스조직, 망상조직을 형성하고 세포밀도가 높은 부위에서는 혈관 주위에 소용돌이 모양을 보인다. vimentin과 EMA에 양성이나 cytokeratin, S-100, CD34에는 음성이다.

(2) Malignant peripheral nerve sheath tumors(MPNSTs)

말초신경에서 발생하는 모든 악성 종양을 총칭한다. 육종이 말초 신경에서 발생하거나 이미 존재하는 양성의 신경집 종양(대부분 신경섬유종)에서 발생하는데, 조직학적으로 또는 면역조직화학염색으로 schwanian 성질을 보이면 MPNST로 분류한다. 30-50세에서 흔하며 호발부위는 하지이다. MPNST는 5 cm을 초과하는 방추형 종양이며 fleshy 점액성의 절단면에 출혈과 괴사를 보인다. 현미경상 복잡하게 짜여 있는 다발과 물결꼴 또는 콤마 모양의 핵을 갖는 악성 종양 세포가 넓게 뻗어 있는 구조로 이루어져 있다. 세포의 밀도가 부위별로 다양해서 "light-cell, dark-cell"의 모양을 형성한다. 일부 종양에서 책상 배열의 핵이 유리질화된 결절과 함께 존재한다. 50% 정도에서 S-100에 대한 양성 반응을 보이고, LEU-7, collagen type IV, myelin basic protein에도 양성 반응을 보인다. MPNST의 변이형으로 횡문근모세포 분화를 보이는 malignant Triton tumor는 5년 생존률이 10-20%인 고등급 악성으로 desmin, myoglobin, MyoD1 양성이다. 매우 드물게 샘형성을 보이는 예가 있는데 대개 NF1증후군과 연관이 있고 골, 연골 이소증도 함께 관찰된다. 샘형성 MPNST는 synovial sarcoma와 달리 keratin 7 음성이며 진단이 어려울 때 SYT-SSX gene rearrangement studies를 하면 도움이 된다. 유상피양 MPNST는 상피세포를 닮은 종양세포가 다결절을 이루고 많은 유사분열을 보인다. S-100, NSE에 양성이며 HMB-45 음성으로 악성 흑색종과 감별된다.

10) 기타 종양

(1) 양성

가. Intramuscular myxoma

원발성으로 40-60대의 성인에서 발생하며 무통성의 단일종괴로 허벅지, 엉덩이, 사지 접합부의 근육에서 천천히 자란다. 대부분 크기가 5 cm 정도로 젤리 또는 점액성의 절단면을 갖으며 경계는 분명하다. 종양세포는 작고 별 모양 혹은 방추형 모양이고 유사분열은 아주 적다. 눈에 잘 띄지 않는 혈관망을 갖는 풍부한 점액성 기질로 구성된다. 단순 절제시 5% 미만의 재발률을 보이고 연부조직의 다양한 점액성 종양, 특히 myxoid MFH(좀 더 cellular, vascular, atypical, with atypical mitoses), myxoid liposarcoma(좀 더 vascular, with fat cells) 등과 감별해야 한다.

나. Juxta-articular myxoma

큰 관절 부근(특히 무릎)에서 발생한다. 이 병변은 20-40대 사이의 남성에서 호발하며 5 cm 미만이다. 출혈, 혈색소 침착, 만성 염증, 섬유화가 있으나 간혹 intramuscular myxoma와 구별이 어렵다.

다. Deep "aggressive" angiomyxoma

천천히 자라고 국소적으로 침윤하는 종양으로 보통 여성의 골반 회음부 연부조직에서 발생하나 음낭에서도 발생한다. 젤리성 절단면을 갖는 10-20 cm 정도의 부드럽고 경계가 불분명하며, 작은 성상형에서 방추형 모양의 세포가 아교원섬유가 풍부한 점액성 기질에 존재한다. 다양한 크기의 많은 혈관성 통로가 있다. 종양세포는 vimentin과 desmin을 발현하며 또한 ER과 PR에 핵반응을 보인다.

라. Pleomorphic hyalinizing angietatic tumor(PHAT)

천천히 자라는 종양으로 성인의 발, 발목, 다리 피하조직에서 발생한다. 커다란 방추형-둥근 모양을 갖는 유사분열이 낮은 다형성 종양세포가 확장된 얇은 벽의 혈관, 혈전, 혈철색소와 함께 관찰된다. 대개 CD34 양성이고 S-100, SMA, desmin 음성이다.

(2) Intermediate(rarely metastasizing)

가. Angiomatoid fibrous histiocytoma(AFH)

천천히 자라는 종양으로 어린이와 젊은 성인의 사지, 몸통, 머리, 목의 피하조직과 진피 하층에서 발생한다. 예전에는 angiomatoid malignant fibrous histiocytoma(AMFH)로 불렀으나 악성 경향이 매우 드물어 malignant를 빼고 AFH로 부른다. 1-3 cm으로 작지만 간혹 〉5 cm 병변도 있으며 절단면은 항상 다결절성이고 혈액으로 차있는 낭포성 공간과 출혈이 동반된다. 방추형세포와 서로 얽혀있는 거짓혈관종성 또는 동맥류성 공간으로 구성되어 있으며 바탕에는 출혈과 염증이 항상 존재한다. 종양세포는 핵다형성을 간혹 보일 수는 있으나, 거대세포 MFH와 달리 전반적으로 균일하고 비정형성도 적다. vimentin, desmin, CD57(Leu-7), CD68에 양성이다.

나. Ossifying fibromyxoid tumor

성인의 하지에 호발하는 무통성 종양으로 크기는 3-5 cm 정도이다. 피하조직, 두경부 횡문근육이 원발 부위이다. 20-30%에서 국소절제 후 재발한다. 80%에서 부분적으로 bony shell이 관찰된다. 현미경적으로는 원형에서 방추형의 모양을 갖는 유상피형 세포가 소엽을 이루고 기질은 섬유점액성 내지는 아교질성이다. 불완전한 섬유성 거짓피막으로 싸여 있다. 세포밀도가 높거나 유사분열이 많으면(〉2/10HPF) 재발률이 높다. Vimentin과 S-100에 양성이고, cytokeratin, GFAP, desmin, CD99가 발현될 수 있다.

다. Mixed tumor, myoepithelioma, parachordoma

상피와 근상피로 구성되는 종양으로 서로 밀접한 관계를 갖는다. 모두 사지의 피하조직과 심층 연부조직에서 무통성의 부종이 수년간 지속된다. 성인에게서 발생하지만 10세 이하의 어린이에서도 20% 정도 발생한다. 이들은 다형성 선종과 유사하며 상피성과 근상피성 부분이 다양한 구조를 형성하고 squamoid, rhabdoid, clear cell, spindled pattern 등도 종종 관찰된다. 유사분열은 낮다. cytokeratin, S-100, GFAP에 양성이며 EMA는 관 내강에서 양성 소견을 보인다. 암종 또는 육종으로의 악성화가 간혹 관찰되며, 양성 종양도 가끔 재발하거나 전이하기 때문에 형태적 특징으로 예후를 예측할 수 없다.

라. Giant cell fibroblastoma

dermatofibrosarcoma protuberans의 독특한 형태로서 어린이의 몸통, 허벅지, 회음부의 피하조직에서 발생한다. 경계가 불분명하며 섬유성-섬유점액성-유리질화 기질에 방추형세포로 구성되는데 다핵성 거대세포가 산재한다.

마. Perivascular epithelioid cell tumors(PEComas)

형태상, 면역염색상 유사한 하나의 관련 종양 집단이다. angiomyolipoma, lymphangiomyomatosis, 폐의 clear cell “sugar” tumor, ligamentum teres의 myomelanocytic tumor가 해당된다. 현미경상 특징적으로 유상피세포와 투명하거나 호산성 과립성 세포질과 둥근 핵을 갖는 방추형 세포가 다양한 분포로 존재한다. 종종 얇은 벽의 혈관 주위에 종양세포가 배열한다. 괴사와 혈관 침범은 악성을 시사하는 소견이다. 면역조직화학적으로 종양 세포는 HMB-45와 melan-A에 양성이며, SMA에도 양성이나 desmin에는 간혹 양성 반응을 보이며 S-100과 cytokeratin에는 음성이다.

(3) 악성

가. Ewing sarcoma/Primitive neuroectodermal tumor(EWS/PNET)

어린이와 젊은 성인의 연부조직, 뼈에서 생기는 분화가 나쁜 악성소구형세포 종양 중 하나이다. 비록 드문 종양으로 생각되지만 EWS/PNET는 어린이에서 발생하는 연부조직 종양의 20%에 해당

한다. 크기가 크고 괴사가 심하다. 대부분 생검을 시행한 다음 치료 후 절제가 표준 치료 순서이므로, 생검이 주로 오는데 생검 조직에서 특히 괴사와 인공 압박이 있으면 진단하기 어렵다. 또한 악성림프종, 횡문근육종, 신경모세포종, 폐의 소세포암종 등과 감별진단이 매우 어렵다. 림프구보다 약간 큰 원형세포로 단일하게 구성되며 이 세포들은 미세한 공포성 세포질(당원이 풍부하여 투명하게 보인다 : PAS+)과 약간 거친 염색질을 보이는 핵을 갖고 있다. 세포밀도는 높으나 유사분열수는 적은 편이며, Homer-Wright rosettes, 방추형 또는 구형세포로 이루어진 단일판에 소세포 결절, 점액성 기질이 관찰된다. vimentin과 CD99의 면역염색은 세포질과 막에 미만성 양성으로 나타나고, cytokeratin에 대한 반응은 20-25%에서 국소적으로 작은 반점으로 나타난다. EWS-FLI1 융합과 EWS-WT1 융합이 특징이다.

나. Desmoplastic small round cell tumor(DSRCT)

10-20대 남성의 복막에서 처음 보고되었으며 현재는 과거에 밝혀졌던 것보다 더 다양한 연령대에서 연부조직과 다양한 기관, 뼈, 뇌에서 발견되고 있다. 이 종양은 EWS/PNET처럼 악성소구형세포로 이루어졌으며 결합조직형성 기질을 보인다. 로제트와 샘을 형성하기도 한다. EWS/WT1 융합이 특징이다.

다. Synovial sarcoma

연부조직 육종의 7-10%를 구성하며 전형적으로 관절주위의 연부조직에서 15-40세 사이에서 발생한다. 그러나 실제로 모든 장기에서 발생할 수 있으며 생물학적으로나 병리학적으로 윤활막과는 관련이 없다. 70% 이상이 사지에서 발생한다. 나이에 따라 발생률은 다양하며 중앙 연령은 30세이고 60대 이상은 드물다. 분화가 나쁜 경우 5년 생존률은 20-30%이고 크기 〈5 cm, 나이 〈20, 말초부위 종양일 때 예후가 나은 편이다. 50-60%에 이르는 단상형(fibrosarcoma와 유사한 spindle cell type)과 20-30%의 이중형(상피성 분화도 함께 보이는), 10-15%의 분화도가 낮은 synovial sarcoma가 있다. 단상형은 가느다란 방추형 세포의 밀도가 매우 높고 hemangiopericytoma 양상, 석회화, 골화, mast cell을 종종 보이며 핵다형성은 없다. 이중형은 단상형과 비슷한 방추형 세포 구성과 함께 상피성 샘 분화나 편평상피 분화 부위가 공존한다. 간혹 낭포를 형성하는데 일부에서 샘상피로 피복된다. 아형과 관계없이 vimentin, cytokeratin, EMA, CD99에 양성이고 t(X;18)이 특징적으로 나타난다.

라. Clear cell sarcoma(Melanoma of soft parts)

건이나 건막과 관련되어 발과 발목의 심층 연부조직에서 발생한다. 통통한 방추형에서 다각형의 모양을 갖는 세포들은 호산성 또는 투명한 세포질이 풍부하고 소포성 핵과 명확한 호산성의 핵소체를 보인다. 이들은 넓은 다발이나 망을 형성하고 다핵성 세포가 관찰될 수 있으며 피부 흑색종처럼 vimentin, HMB-45, melan-A(MART-1)에 양성이다. 이 두 종양은 형태상, 면역염색상 소견이 중복 되지만, 분자유전학적 단계에서는 차이가 있어서 clear cell sarcoma에서 특징적으로 보이는 평형 전위가 피부 흑색종에는 없다.

마. Alveolar soft part sarcoma

15-35세 사이의 연령대에서 가장 흔하게 보이며 어린이에서는 안와 주위와 혀의 기저면에서 호발하며 어른에서는 사지의 심층 연부조직에서 호발하는데 특히 허벅지에서 많이 발생한다. 크기가 다양하며 특징적인 육안 소견이 없다. 현미경적으로는 단일형의 큰 상피성 또는 다각형 세포가 풍부한 호산성의 과립성 세포질을 갖고 전형적인 둥지모양 망을 이루어 배열하며 섬유성 격막과 동형 혈관에 의해 구분되어 지는 소견을 보인다. 그러나 어린이에서 발생할 때는 더 미만성으로 nonalveolar 형태를 보인다. 장대모양이나 마름모꼴의 결절상 봉입체가 d-PAS 염색에 의해 잘 관찰되며 der(17)t(X;17)이 특징이다. 면역염색상 TFE3, CD147, desmin에 양성이다.

바. Extraskeletal myxoid chondrosarcoma

전형적으로 35-60세의 연령대에서 사지 근위부의 심층 연부조직에서 발생한다. 다엽화되고 점액성의 육안적 소견은 현미경으로 보면 작고 단일형의 구형세포가 이형성이 거의 없고 미세한 과립성 호산성 세포질과 둥글거나 타원형 모양의 핵을 갖고 풍부한 점액성 기질 속에 뭉쳐있거나 끈 모양을 하거나 세망을 형성하고 있음을 반영한다. 연골성 분화는 종양의 이름에도 불구하고 일어나지 않는다. 종양은 CHN 유전자의 재배열 전위와 관련이 있는데, 이 같은 재배열은 chondrosarcoma of skeletal origin이나 extraskeletal mesenchymal chondrosarcoma에서는 나타나지 않는다.

사. Extrarenal malignant rhabdoid tumor

전형적으로 2세 이하의 어린이에게서 간, 연부조직, 중추신경계에서 발생하는 매우 공격적인 악성종양이다. 육안상으로는 경계가 불분명하고 침윤이 심하며 부드럽고 회갈색을 띠고 종종 괴사가 관찰된다. 고등급의 악성 구형세포종양에서 볼 수 있는 다양한 현미경 소견을 보이는데, 편향성 수포성 핵, 뚜렷한 핵소체, 특징적인 호산성 선형 봉입체를 갖는 rhabdoid cell(vimentin과 cytokeratin 양성)이 있다. CD99에 국소적으로 발현한다. 특징적인 hSNF5/INI1/SNARCB1 유전자의 불활성화(somatic bialleic)는 BAF47의 핵반응 부재로 확인가능하며, 이는 다른 종양과의 감별에 유용하다.

아. Epithelioid sarcoma

10-30대의 젊은 성인에서 흔하며 원위부 타입은 손가락, 손, 손목 또는 하지의 원위부에서 발생한다. 육안상 회백색의 결절로 경계가 명확하다. 현미경상 호산성의 세포질을 갖는 단일형의 상피성 세포로 이루어진 부위가 방추형세포 부위로 이행하는 것을 볼 수 있다. 기질은 아교질이 풍부하다. 결절 중심부에 괴사가 일어나서 necrobiotic granuloma와 유사한 모양을 보일 수 있는데 necrobiotic granuloma는 림프구, 대식세포가 주위에 있고 세포질이

풍부한 호산성 종양세포가 없다. 골반, 회음부, 생식기관에서 발생하는 근위부 타입은 더 공격적이며 malignant rhbdoid tumor의 임상, 병리적 특징을 보인다. 재발하면 원래 종양과 달리 고등급의 다형성 육종의 특징을 보일 수 있다. 원위부에서 보이는 necrotizing granuloma와 유사한 모습은 거의 보이지 않고 상피양 종양세포들이 판을 이루고 간혹 rhabdoid type cytoplasmic inclusion이 관찰된다. 유사분열수는 매우 높다(10/10HPF). 40-50%에서 CD34 뿐만 아니라 EMA, vimentin, cytokeratin을 발현한다.

참고문헌

1. Fletcher CDM, Unni KK, Mertens F. WHO classification of tumours, Tumours of soft tissue and bone. 2002.
2. Weiss SW, Goldblum JR. Enzinger & Weiss's soft tissue tumors. 5th edition.
3. Miettinen M. Modern soft tissue pathology. 2010.

Catholic University of Korea 임상진료지침

14 골조직 병리

Pathology

1. 일반적 사항

골조직은 다른 조직과 달리 단단하기 때문에 육안검사와 조직절편을 제작하는데 다음과 같은 문제점이 있다. 골을 침범하고 있는 대부분의 병변을 쉽게 촉지하거나 눈으로 확인하기 어렵다. 그러므로 육안적으로 병변의 위치와 크기를 파악하는 것이 쉽지 않다. 쉽게 촉지되지 않고, 일반적으로 사용되는 칼이나 박절용 절단기(microtome)로는 골을 절단할 수 없으며, 조직 절편을 만들 수 없는 문제점들을 해결하기 위해서 검체의 방사선적 촬영이 필요하며, 골조직의 탈칼슘화과정을 거쳐야 한다.

2. 검체의 방사선촬영

수술검체의 절제부위를 촬영하기 위해서는 충분히 작은 방사선 촬영기구가 이상적이며 검체는 전후상(anterio-posterior view)와 측상(lateral view)를 촬영하고 영상 소견(radiologic finding)을 참조하여 검체의 절단 방향을 결정한다. 예를 들어, 병변이 전후상에서 가장 잘 관찰되면 검체를 coronal plane으로 절단한다.

3. 검체의 탈칼슘화

조직을 3-5 mm을 절단한 후 탈칼슘화 전에 검체를 포르말린에 고정하는데 탈칼슘화는 세포의 세부소견을 손상시킨다. 그러므로, 밤새도록 탈칼슘화한 후 조직을 바늘같은 것으로 찔러보아 잘 들어가면 tissue processor과정을 거친다. 조직을 일주일 이상 탈칼슘화해서는 안되며 매일 상태를 점검해야 한다. 가능하다면 탈칼슘화하지 않은 조직절편을 적어도 한 개 이상 제작한다. 이 절편이 세포의 세부 소견을 잘 관찰할 수 있으며 면역조직화학염색에도 유용하게 사용될 수 있기 때문이다. 기관에 방침에 따라 고정과 탈칼슘화를 동시에 할 수도 있다.

4. 골검체의 종류

병리학적인 검사를 위해 보내지는 검체에는 수술중 보내지는 동결절편 조직, 진단과 치료목적 생검과 소파술 조직과 부분절제 혹은 절단 조직이 있다.

1) 동결절편 조직

(1) 동결절편의 목적

예비적인 진단을 알기 위해, 영구절편을 제작하였을 때 적절한 진단을 얻기 위해 충분하고 적절한 검체가 얻어졌는지를 확인하거나 수술 절제연의 확인을 위해서 실행한다.

(2) 동결절편 조직의 육안 검색

동결절편 검사를 위해 보내진 조직에서 피질골과 같이 심하게 골화되어 단단한 조직이 포함되어 있는지 여부를 확인하고 골조직은 동결절편을 만들 수 없기 때문에 뺀다. 동결절편 검사를 위해서는 비교적 연한 조직이 보내지도록 권고되어야 하지만, 대부분의 골종양에서 종양 성분은 어느 정도의 석회침착(mineralization)이 되어 있어도 동결절편 검사에서 박절이 가능하다. 너무 단단하여 동결절편이 불가능할 때는 세포학적인 검사(touch smear, scrape, aspiration)가 사용되기도 한다. 세포학적인 검사는 동결절편시의 인공산물 없이 구성세포의 형태학적인 특징을 잘 관찰할 수 있다.

2) 생검 혹은 소파술 검체

(1) 육안검색 :

두께가 5 mm 이상인 조직은 가능한 한 정교한 톱으로 길게 이등분한다. 연부조직과 탈칼슘화가 필요한 조직을 구분하여 다르게 처리하도록 한다.

(2) 육안소견 기술 :

조직의 수와 크기를 측정하고 조직의 강도, 칼슘화 여부, 색깔, 낭성변화 여부, 괴사, 출혈유무를 관찰하여 기술한다.

3) 대퇴골두 검체

(1) 육안 검색 :

검체의 크기(3차원)를 측정하고 관절연골을 관찰한다. 관절면이 매끈하게 유지되어 있는지, 부분적인 파괴의 소견이 있는지 기술한다. 활액막의 증식이 있는지 혹은 유두상 증식이 있는지 여부를 기술한다. 검체를 톱으로 이등분하고, 단면을 관찰한다. 이등분한 방향과 같은 방향으로 검체를 3-5 mm 간격으로 절단한다. 단면 소견에서 관절연골의 두께, 연골면의 손실과 골수골의 노출여부, 연골하 상아질 혹은 낭을 형성하고 있는지를 관찰한다. 골수에서 괴사가 관찰되면 그 성상과 크기를 측정하고 기술한다. 이상소견이 관찰되는 부분에서 적어도 2개의 절편을 제작하고, 그 중 한 개는 반드시 정상 관절면이 포함되도록 한다.

5. 골종양의 절단 조직

1) 육안 검사

절단전에 촬영된 방사선과 소견을 관찰하고 검체의 크기(3차원)을 측정한다. 외관상 종양의 위치가 확인되면 그 위치에서의 크기도 측정한다.

병변이 있는 골 주변의 연부조직을 박리하는데 이전에 반드시 임상 소견과 방사선과 소견을 참고한다. 방사선과적 소견상 주위 연부조직으로의 침범이 의심되면 특히 그 부분의 박리는 세심한 주의를 요한다. 검체를 톱으로 길이 방향으로 이분한다. 대부분의 경우 검체를 전후방으로 양분하지만 경우에 따라 침범한 골의 종류와 종양의 위치에 따라 절단 방향을 결정한다. 단면을 관찰하고 사진촬영을 하고 3-5 mm의 두께로 평행하게 추가적인 절단면을 만들고, 필요하면 추가적인 사진촬영을 실시한다. 주요 관절낭은 모두 개방하여 관찰한다.

대표적인 한 개의 절단면을 전부 절편을 만드는 것이 이상적이다. 특히 화학요법을 시행한 후라면 괴사의 정도, 종양의 생존 유무와 생존해 있는 종양의 양을 파악하는데 필요하다.

육안적으로 다르게 관찰되는 부위에서는 절편을 채취하며 종양과 주변조직과의 연관성을 파악하기 위한 절편도 필요하다. 이전 생검 부위를 확인하고, 이전에 생검이 실시되었다면 그 부위를 따라 절편을 채취하고 위치와 크기를 측정한다. 중요 림프절군을 검색하고 근위 절연면의 조직을 먼저 채취한다.

종양이 침범하지 않은 골조직 채취, 종양이외에 골이나 피부, 연부조직에서 이상 소견이 관찰되면 절편을 채취한다.

2) 육안 소견 기술

(1) 위치 : 종양이 골의 골단(epiphysis), 골간단(metaphysis), 골간(diaphysis) 중 어느 부위를 침범하고 있는지, 수질(medulla), 피질(cortex), 골막(periosteum) 중 어느 부분을 침범하고 있는지를 기술한다. 뼈끝선(epiphygeal line)을 넘는지, 관절면과 관절낭까지의 침범이 있는지를 기술한다. 주위 연부조직으로 침범이 있는지 기술하고 종양에 의한 골막(periosteum)의 변화를 기술한다.

(2) 종양의 특징 : 종양의 크기(3차원적 크기), 모양, 색, 경계면, 경도 등을 기술하고 골이나 연골 형성유무, 섬유성 혹은 점액양인지 기술한다. 낭성변화나 출혈, 괴사가 있는지의 여부를 기술하고 절제면으로부터의 거리를 기술한다. 종양으로부터 떨어진 부위의

골조직에 이상 소견이 관찰되는지 여부를 기술하고 피부, 피하지방, 근육, 주요 혈관과 신경, 다른 골과 관절에 이상 소견이 관찰되는지 기술한다. 림프절의 수와 성상을 기술한다.

3) 진단 양식

Gross Description;

Specimen condition : fresh, in formalin, intact, cut, oriented, margin inked
Specimen type : biopsy / curettage / excision / segmental resection / en block resection/ limb salvage / amputation / complex resection
Lymph node sampling : absent present(   )
Specimen size :   x   x   cm
Tumor description : no definite mass formation
 Tumor size :
 Extent of tumor : (   ) confined to surface   (   ) confined to cortex,
  (   ) extend through the cortex   (   ) extend into soft tissue
  (   ) invades ___________ or completely crosses the joint space(s)
 Tumor margins : Infiltrative, circumscribed, mixed
 Necrosis : absent presence(%)
 Texture of the tumor, color, soft, fleshy, hard, gritty, hemorrhage, myxoid change, cystic change
 Satellite nodules of tumor away from the main mass :
 (   ) absent (   ) present(cm in maximum dimension, mm from closest margin)
Distance of the tumor from nearest surgical margins : cm
Paraffin block key:

Diagnosis

Bone, 위치, excisional biopsy / segmental resection / en block resection / amputation / limb salvage operation;

Microscopic description

a) Size : x x cm
b) Histological type :
c) Extent of tumor : (   ) confined to surface   (   ) confined to cortex
 (   ) extend through the cortex (   ) extend into soft tissue
 (   ) invades or completely crosses the joint space(s)
d) Presence of necrosis : absent present(%)
e) Mitosis : /10 HFP(highest mitotic count in most mitotically active region)
f) Lymphatic invasion : absent present
g) Vascular invasion : absent present
h) Perineural invasion : absent present
I) Lymph node metastatis : absent(0/   ) present(/)
j) Resected margin involvement : present absent(distance from resected margin;   cm)

4) 보조적인 연구

세포유전학, 전자현미경, 분자병리검사 등 보조적인 연구를 하기위해 조직은 고정하지 않은채 병리과에 접수하게 한다.

분자병리검사는 골종양을 분류하는데 도움이 되며 신선한 조직이 약 1 cm^3 필요하며 중심부 바늘 생검(core biopsy)인 경우 0.2 cm 크기의 조각을 순간동결시킨다. 얼린 조직은 -70℃에 보관하고 molecular analysis하기위해서 옮길 때는 드라이아이스 들어있는 박스를 이용한다.

6. 종양 및 종양유사병변들

1) 연골형성종양

(1) 골연골종(osteochondroma)

남녀비는 3:1, 11-30세 사이에 호발한다. 발생부위는 대퇴골, 상완골 등 긴뼈의 골간단에 주로 발생하고, 골반골, 견갑골, 갈비뼈 등의 순을 생기며 손가락, 발가락의 소골에도 드물게 발생한다. 골막으로부터 폴립이나 버섯모양으로 돌출한 골조직에 유리연골층으로 둘러싸여 있으며, 숙주골과 연결된 골막으로 덮여있다. 골막으로 덮인 유리연골층과 연골내골화 소견을 볼수 있고 비정상적으로 석회화된 연골도

표 14-1 골종양의 cytogenetic and molecular characteristics

조직유형	cytogenetic event	Molecular event
골육종 저등급 고등급	 Ring chromosomes Complex	
연골육종 Ewing sarcoma/PNET	Complex t(11;22) (q24;q12) t(21;22) (q12;q12) t(2;22) (q33;q12) t(7;22) (p22;q12) t(17;22) (q12;q12) inv(22) (q12q12)	 *EWS-FLI1* fusion *EWS-ERG* fusion *EWS-FEV* fusion *EWS-ETV1* fusion *EWS-E1AF* fusion *EWS-ZSG*

해면절골내에 관찰할 수 있다. 치료는 적출술을 시행한다.

(2) 연골종(chondroma)

뼈의 중심부에 발생하고 내연골종(enchondroma)이라고 부르며 주로 단일성으로 생긴다. 남녀비는 같고 어느 나이에서나 생기나 10세 미만은 드물다. 손가락이나 발가락의 소골에 호발하고 긴뼈 순이며 드물게 머리뼈, 골반골에도 발생한다. 대부분 해면골내에 위치한 분엽상을 보이는 3cm 미만의 둥근 종괴로 투명한 회청색을 띤다. 성숙한 유리연골세포들이 분엽성으로 수질골내에 있으며 연골종괴 분엽사이에 숙주골과 골수조직이 존재한다. 석회화와 골화소견이 동반된다.

(3) 연골모세포종(chondroblastoma)

1% 미만의 드문 양성종이며 긴뼈의 골단에 발생하고 회백, 황갈색종괴사, 출혈, 석회화 및 낭종 형성을 흔히 동반하며 점진적인 팽창 및 피질골과 연골판의 미란과 파괴소견 등이 관찰되며 남녀비는 2:1, 연령은 10-20대 연령층에 호발한다. 발생부위는 상완골의 상골단, 대퇴골의 상하골단, 경골의 상골단 등의 상하지 긴뼈 골단에 주로 호발한다. 원형 혹은 난원형의 연골모세포의 증식과 유연골조직이 산재해 있다. 특징적으로 파골세포와 유사한 거대세포 침윤 및 각각의 연골모세포를 둘러싸는 닭장 모양의 석회화가 나타날 수 있다. 유골조직 형성도 드물게 나타난다.

(4) 연골점액양섬유종(chondromyxoid fibroma)

전체 골종양의 0.5%, 남자에 주로 많이 발생하고 10-20대에 호발한다. 경골 상골간단, 대퇴골 하골간단, 비골하단, 골반골 등에 호발하고 병변부위의 통증이 있고 5 cm 미만의 단단한 회백색 종괴로 특징적으로 분엽상을 보이며 점액성 섬유조직의 증식 및 연골조직 분화를 보이고, 파골세포와 유사한 거대세포의 침윤이 보이나 골조직분화는 관찰되지 않는다. 예후는 좋다.

(5) 연골육종(chondrosarcoma)

원발성 악성종양중 골육종 다음으로 많이 생긴다. 대부분 원발성(80-90%)

으로 뼈내에서 발생하고 속발성으로 내연골종, 내연골종증, 다발성 골연골종증, 섬유성 형성이상, 파제트병 등의 선행병변에서 발생할 수 있고 연골육종은 chondrosarcoma, NOS, 역분화아형(dedifferentiated chondrosarcoma), mesenchymal chondrosarcoma, 투명세포아형(clear cell chondrosarcoma)으로 나뉜다. 원발성 연골육종은 남녀비가 2:1, 30대이후에 주로 발생하고 50-60대에 가장 호발한다. 호발부위는 골반골, 상완골, 대퇴골, 갈비뼈, 척추, 경골, 비골, 흉골 순이고 중심부 뼈에서 대부분 생긴다. 방사선소견은 종양의 시기에 따라 다양한데 골용해성 병변내에 부분적으로 크고 작은 점상 또는 활모양의 석회화가 특징적이고 대부분 주위 연조직의 종창을 동반하여 악성 종양의 특징을 나타낸다. 속발성 연골육종은 보통 선행하는 양성 병변소견을 관찰할 수 있다. 육안소견상 대부분 회백색 또는 점액성의 큰 분엽상 종괴로 피질골의 파괴와 연조직 침윤, 괴사, 석회화, 골형성 등을 동반할 수 있다. 현미경소견은 연골소강내에 존재하는 연골세포의 역형성으로 연골세포, 핵 및 핵소체가 커지고 다핵세포 등 종양거대세포의 출현 및 유사분열상이 특징이다. 유리연골조직 단위면적내 세포수가 증가된다. 석회화와 골형을 관찰할 수 있다. 세포학적 분화도에 따라 등급 1, 2, 3으로 나뉘며 골육종과 감별진단이 중요하다. 약 10%의 연골육종은 역분화성 연골육종으로 고도의 악성종양인 섬유육종, 골육종, 악성 섬유조직구종 등을 동반한다. 투명세포 연골육종은 투명한 연골세포가 많이 출현하며, 또한 파골세포형 거대세포가 출현한다. 간엽성 연골육종은 잘 분화한 유리연골과 혈관외피종이나 유윙육종과 매우 유사한 소세포가 동시에 관찰된다. 임상경과는 서서히 진행되어 수년후에 전이가 일어날 수 있고, 폐, 간, 신장, 뇌 등에 전이가 된다. 5년 생존율은 등급 1 2, 3이 각각 90%, 81% 및 43%로 보고되었으며, 조직학적 등급이 예후판정에 중요하다. 전이는 주로 등급 3에서 70%발생하며, 폐와 다른 골격에 전이된다.

2) 골형성 종양

(1) 골종(osteoma)

단일성으로 발생하는 양성종양으로 주로 머리뼈와 안면골(부비동, 전안면골)에 잘 생기며 드물게 아래턱뼈, 위턱뼈, 팔다리뼈 등에 발생한다. 경계가 분명한 원형 또는 난원형의 돌출된 덩어리로 어느 연령에서나 발생하며 남성에서 다소 발생율이 더 높다.

(2) 유골골종(osteoid osteoma)

피질골내에서 발생하는 작은 크기의 양성종양, 약 50%가 10-20세 발생하며 5세 미만과 40세 이상은 드물다. 성별빈도는 남성이 여성보다 두배 정도 더 많다. 크기가 2 cm 이하이며 대부분 대퇴골과 경골의 골간단이나 골간에 많고, 심한 통증을 야간에 호소하여 아스피린투여로 호전되는 경향이 있으며 방사선소견상 초점성 투과성의 작은 원형 음영 핵(nidus)을 볼 수 있으며, 두터운 경화성 골로 둘러싸여 있다. 조직학적으로 기존의 골조직보다 훨씬 가는 골기둥의 밀집으로 이루어져 수많은 골모세포에 고루 둘러싸여 있으며, 그 사이를 풍부한 혈관을 지닌 섬유성 간질조직이 채우고 있다. 수술로써 치료된다.

(3) 골모세포종(osteoblastoma)

유골골종과 많이 닮았고 거대유골골종(giant osteoid osteoma)이라고 하나 이견이 있다. 주로 20-30대 남성에 호발, 척추에 가장 흔하고, 골반골, 천골, 긴뼈 등에 발생한다. 양성이지만 약 10%는 재발한다. 침습성 골모세포종(aggresive osteoblastoma)은 골모세포를 포함하여 세포성분이 현저한 증가와 다수의 유사분열상 및 세포의 다형성이 보이고 적출후 재발이 흔하고 침습성이 현저하여 주위 조직에 광범위한 병소를 만든다.

(4) 골육종(osteosarcoma)

골육종(osteosarcoma)은 미분화 중간엽세포에서 직접 형성하는 비정형 유골 및 골형성을 특징으로 하는 대표적인 악성 골종양으로 다음과 같이 불류하며 각각 호발부위, 연령 및 형태학적 특징에 차이가 있다.

가. central osteosarcoma : 골수강에 생긴 골육종이 포함된다.

a. 원발수질내 골육종(conventional intramedullary osteosarcoma) : 암세포가 다각형이나 길쭉한 모양이며 분명한 암세포의 특징을 보인다.

b. low-grade central osteosarcoma
드물고(1-2%) 길쭉한 세포/섬유모세포의 증식으로 세포밀도가 높지만 세포 이형성은 별로 없다. 뼈형성은 흔히 관찰되며 골기둥이 불규칙적이거나, 두껍게 합류하거나, 가지치듯이 뼈형성하는 것처럼 보인다.

c. 모세혈관확장성 골육종(telagiectatic osteosarcoma)
크게 확장된 피가 찬 공간들이 매우 다형성 세포들과 다양하게 골형성을 보이는 섬유화를 보이는 벽으로 분리되는 소견이 특징이다.

d. 소세포형 골육종(small cell osteosarcoma)
작고 둥근 푸른 빛을 띤 세포로 구성되며 조직학적으로 뼈를 형성하는 것을 제외하면 Ewing sarcoma와 유사하다.

나. surface osteosarcoma : 대부분 저등급 종양이다.

a. 방골성 골육종(parosteal osteosarcoma)
골막에서 발생하는 저 악성도의 골육종으로 20-50대에 거의 발생하고 30대에 호발하며 여성에 다소 많이 발생한다. 긴뼈의 골간단 및 골간단-골단에 발생하고 슬관절 부위에 호발한다(70%). 섬유모세포성 버팀질내에 고도의 분환성을 갖는 평행한 골형성이 특징이며, 연골형성을 드물지 않게 볼 수 있다. 피질골을 뚫고 골수를 침범할 수 있다.

b. 골막골육종(periosteal osteosarcoma)
경골이나 대퇴골 골간의 피질과 골막사이에 발생하고 특징적으로 연골기질이 풍부하고 세포의 이형성이 방골성 골육종

(parosteal osteosarcoma)보다 다소 많이 나타난다.

c. High-grade surface osteosarcoma

조직학적인 소견과 예후는 원발 수질내 골육종과 같은데 뼈의 표면에 발생하는 것이 차이점이다.

3) 섬유성종양및 섬유양병변

(1) 섬유형성이상(fibrous dysplasia)

섬유모세포모양의 방추형세포의 증식과 다양한 무골층이 특징이며 하나의 뼈를 침범하는 단골성, 여러개의 뼈를 침범하는 다골성형태로 나타나며 단골성 섬유형성이상의 70%는 30세 미만에 호발하며, 남녀 비율은 유사하다. 대퇴골, 경골, 아래턱뼈, 머리뼈, 상완골순으로 호발한다. 육안소견상 경계가 뚜렷하고 골수내에 다양한 크기의 병변으로 연갈색 또는 회백색 조직이며, 칼로 절단하면 모래같은 질감을 느낄 수 있는 것이 특징이며 이는 무골증에 기인한 것이다. 섬유모세포 모양의 방추형세포의 증식과 다양한 모양의 골기둥을 형성하는 무층골이 특징이며 무층골의 표면에 골모세포를 관찰할 수 없으며, 층판골로 증식하지 않는다. 무층골의 모양은 한글의 자음, 영문 알파벳, 또는 한자모양, 또는 사종체처럼 나타난다. 간혹 골절이 일어나거나 심각한 증상을 동반하는 경우는 보존적 수술로 치료가 가능하다. 다골성 유형은 진행성병변으로 재발성 골절, 긴뼈의 기형, 두개안면골의 기형을 유발하므로 조기에 발견된다. 드물지만 다골성의 경우 골육종이나 악성 섬유조직구종, 연골육종 등이 속발할 수 있다.

(2) 골섬유형성이상(osteofibrous dysplasia)

골종양의 1% 미만으로 드문 질환으로 섬유조직과 골기둥을 형성하는 무층골로 구성되어 섬유형성이상과 유사한 소견이지만 골기둥의 가장자리에 골모세포가 뚜렷하고 임상소견이 섬유형성이상과는 다른 질환이다. 10대나 그 이전에 호발하고 남녀비는 같다. 경골이나 비골의 피질에 섬유성 회백색의 조직으로 자를 때 모래같은 느낌을 준다. 섬유모세포 모양의 방추형세포들이 느슨한 다발이나 소용돌이모양을 만들고 있으며, 가장자리에 골모세포가 뚜렷한 다양한 모양의 골기둥이 특징적이다. 병변의 중심부에서 가장자리로 가면서 무층골에서 층판골로 성숙하는 부분을 관찰할 수 있다. 면역염색에서 cytokeratin양성 세포가 기질에 낱개로 나타날 수 있으며 군집으로 나타나지 않는 것이 사기질종(adamantinoma)과의 큰 차이점이다. 15세경까지 점진적으로 성장하다가 성장이 둔화되거나 자연적으로 치유되는 경향이 있는 질환이다. 소파술로서 병변을 제거하면서 골절이나 뼈의 변형을 치료하여 정상적인 뼈의 성장이 되도록 하는 것이 치료의 주목적이다.

(3) **골간단섬유결손**[nonossifying fibroma(fibrous cortical defect)]

자연치유되는 경과를 보이며 종양성보다는 발육장애로 생각하고 있는 질환이다. 10대에 가장 호발하며 30대 이후는 드물다. 대부분 원위부 대퇴골, 경골의 근위부및 원위부의 골간단에 한쪽으로 치우쳐 발생하며, 때때로 양측성, 혹은 다발성으로 나타난다. 육안으로 회색 또는 황갈색을 띄며 섬유모세포와 조직구로 구성된 방추성세포가 수레바퀴 형태로 배열하고, 다양한 정도의 파골세포형 거대세포나 포말성 대식세포 및 림프구의 침윤을 특징으로 하는 질환이다. 거대세포는 비교적 작고 길쭉한 경우가 많아서 거대세포종의 것과는 차이가 있다.

(4) desmoplastic fibroma

드물고 사춘기와 청년기에 아래턱뼈에 흔히 발생한다. 섬유모세포나 근섬유모세포로 구성되어 있고 데스모이드종양(desmoid tumor)이나 연부조직 섬유종증(soft tissue fibromatosis)에서 보이는 아교질(collagen)이 배경으로 관찰된다. 양성이지만 연부조직 섬유종과 유사하여 완전절제를 하지 않으면 재발한다.

(5) **섬유육종**(fibrosarcoma)

10대에서 50대에 호발하고 크기가 크고 출혈성의 연갈색-회백색의 생선살처럼 보이는 덩어리로 뼈를 파괴하면서 연조직 덩어리를 형성하는 경향이 있다. 청어가시모양으로 배열한 방추형의 악성섬유모세포로 구성되고, 분화가 좋을수록 아교질이 양이 많고, 세포밀도가 낮으며, 다형성이 경미하며, 분화가 나쁠수록 아교질은 적고, 세포밀도가 높으며, 다형성과 유사분열이 증가한다.

4) Histiocytic and fibrohistiocytic tumors

(1) 양성섬유조직구종(benign fibrous histiocytoma)

조직학적으로는 연부조직에서 생기는 양성섬유조직구종과 유사하며, 길쭉한 섬유모세포가 소용치는 형태를 보이며 조직구와 거대세포가 섞여 있다. 유사분열이 보일 수 있다. 장골의 골단이나 골간이나 골반에 발생하며 모든 연령층에 발생하며 절반이상이 20대 이후에 발생한다.

(2) 악성섬유조직구증(malignant fibrous histiocytoma)

대부분 40대 이후에 발생하며 연부조직에 생기는 악성섬유조직구증과 조직학적으로 유사하다. 대부분 사지의 장골이나 골반에 발생하고 Paget disease, 자극, 경색과 관련되어 이차적으로 생길 수 있다. 조직학적으로 길쭉한 세포, 조직구, 거대세포가 섞여 있으며 다형성 종양세포, 비정상적인 유사분열과 특징적인 소용돌이 모양으로 증식하는 것을 관찰할 수 있다. 조직학적 아형은 연부조직과 같이 분류하면 된다. 치료와 예후는 골육종과 비슷하다.

(3) Langerhans cell histiocytosis

종양성 Langerhans cell 증식으로 발생하며 고립성(solitary eosinophilic granuloma), 다발성(Hand-Schuller-Christian disease), 혹은 퍼져서(Letterer-Siwe disease) 생길 수 있다. 두개골과 안면부뼈에 주로 발생하지만, 대퇴골, 골반이나 갈비뼈에서도 발생한다. 조직학적으로 중성구, 호산구, 림프구가 섞인 염증세포군내에 Langerhans cells을 관찰할 수 있다. Langerhans cells은 호산성 혹은 맑은 세포질, 난원형, 홈이 패이거나(grooved), multilobated 핵을 가지며 면역염색상 S-100 단백과 CD1a 양성반응보인다. dissemiated pattern은 예후가 좋지 않고 이를 제외한 Langerhans cell histiocytosis는 예후가 좋다.

(4) Erdheim-Chester disease

원인은 밝혀지지 않았고 뼈와 뼈이외 조직에 섬유화(fibrosis)를 동반한 foamy histiocytic infiltrate가 특징적이다. 대부분 40대 이후에 유발하고 흔히 좌우 대칭 혹은 사지 장골의 수질에서 patchy sclerosis가 관찰되며 신장, 심장이나 폐로 진행이 흔해서 몇 년내 사망한다.

(5) **거대세포종**(Giant cell tumor)

골종양의 약 4-5%차지하며 20-40대, 여자에 호발한다. 원위부 대퇴골, 근위부 경골, 근위부 상완골, 및 원위부 요골이 가장 흔히 발생하는 순서이며, 골단을 포함하면서 골간단까지 골용해성 병변을 형성하는 것이 특징이다. 갈비뼈나 머리뼈, 안면골에는 매우 드물다. 척추에 발생하는 경우는 천골이 흔하고, 척추뼈에는 체부에 주로 침범한다. 대부분 고립성으로 나타나지만 다발성인 경우 반드시 부갑상선샘항진증에 의한 갈색종(brown tumor)가능성을 감별해야 한다. 육안소견은 적갈색의 고형성 연조직이지만 흔히 낭성 변화를 동반하여 여러 개의 방을 형성하면서 출혈을 동반하는 모양이 동맥류성 골낭과 유사한 소견을 나타낼 수 있다. 조직학적으로 종양은 균일한 난원형의 단핵세포와 파골세포형 거대세포가 비교적 균일하게 분포한다. 단핵세포는 세포막이 불분명하면서 매우 조밀한 배열을 하고 있으며, 유사분열을 흔히 관찰할 수 있다. 거대세포의 핵은 단핵세포의 핵과 유사하며 100개 이상의 많은 핵을 가지는 경우도 있다. 소파수술만으로 병변을 완전히 제거할 수 없어 소파술만을 치료한 경우 40%에서 재발하고 소파술을 포함한 다양한 보조적인 치료를 병행한다. 양성종양이지만 국소침윤(local aggresiveness)이 있고 1-2%에서 전이하는데 병리소견은 원발부위의 소견과 동일하며 악성을 예견할 조직학적 특징이 없다. 악성거대세포종(malignant giant cell tumor)는 거대세포종 내 육종의 병변이 있거나 거대세포종으로 치료받았던 같은 부위에 육종이 생기는 경우로 정의한다.

5) 혈액림프종양(hematolymphoid tumors)

(1) 고립성 형질세포종과 다발골수종
(solitary plasmacytoma and multiple myeloma)

뼈에 원발성으로 생기는 형질세포(plasma cell)의 악성증식으로 뼈의 통증이나 골절이 증상으로 나타나며 조직학적으로 종양은 여러 발달단계의 형질세포로 구성되어 있다. 면역염색은 CD138이나 CD38가 확진에 도움이 된다.

(2) 림프암종(lymphoma)

대부분 이차적으로 발생하나 원발성으로도 발생할 수 있다. 뼈에 림프암종 진단당시는 물론 진단후 오랫동안(저자마다 다름) 림프절에 림프암종이 없어야 원발성으로 분류한다. 대부분 광범위큰 B세포림프종(diffuse large B-cell lymphoma)나 다른 고등급림프종(high grade lymphoma)이고 Hodgkin's lymphoma는 아주 드물다. 예후는 림프암종의 종류와 병기에 따라 다르다.

6) 혈관증식종양(vascular tumors)

(1) 혈관종(Hemangioma)

우연히 흔하게(common) 발견이 되는 반면 증상은 1% 미만에서 나타나며 장년기 후반에 발현한다. 척추, 두개안면부, 장골의 골간단(metaphysis)순으로 발병하며 조직학적으로 정상혈관내피로 둘러싸인 모세혈관크기(capillary-sized)나 확장된 혈관(cavernous vessel)이 골수로 증식되어 침범하는 것을 관찰할 수 있다. 양성이지만 제거후 재발하기도 한다.

(2) 혈관암종(angiosarcoma)과 혈관내피종(hemangioendothelioma)

1% 미만으로 드물게 발생하며 어느 연령에나 생기지만 젊은 성인기에 호발한다. 혈관암종은 고립성으로 생기고 혈관내피종는 같은 뼈나 사지중 한쪽에 집중적으로 다발성으로 발생하여 전이성 병변으로 오해한다. 혈관암종은 불규칙적으로 분지하는 혈관들로 이루어졌으며

이들 혈관은 이형성의 내피세포로 피복되며 주로 다각형 혹은 길쭉한 세포가 충실성(solid)내지는 어떤 형식없이(patternless) 모여있는 소견을 보인다. 분화가 좋지 않은 혈관암종인 경우 혈관내피표지자에 음성이고 혈관암종이 cytokeratin 양성이어서 전이된 상피암을 감별하는데 유의해야한다. 대부분 혈관암종은 예후가 안좋다.

상피모양혈관내피종(epithelioid hemangioendothelioma)는 통통한 세포가 줄(cord), 둥지(nest)나 판상으로 구성되며 혈관을 만들고 종종 공포성(vacuolated)모양을 보이고 공포안에 적혈구를 포함하기도 한다. 점액양 혹은 유리질 기질이 특징적이다. 면역염색으로 CD31, CD34, factor VIII-related antigen이 내피분화를 확진하는데 도움이 된다. 예후는 indolent course를 보인다.

7) 상피모양종양(epithelioid tumors)

(1) 사기질종(adamantinoma)

악성 골종양중 1% 미만 해당하며 대부분 경골, 비골순으로 발병하고 양쪽 뼈에서 동시에 생기기도 한다. 전형적인 사기질종는 기저양(basaloid), 관상 및 편평상피양(squamoid) 형태의 상피세포로 이루어졌으며, 길쭉한 세포가 우월하게 많거나 기저양, 관상 및 편평상피양 형태의 상피세포와 길쭉한 세포가 섞여 있는 형태를 보인다. 섬유모세포의 증식과 무층뼈(woven)나 층판뼈(lamellar bone) 등이 소용돌이형태로 다양한 양이 관찰된다.

다양한 cytokeratin과 epithelial membrane antigen, 때때로 vimentin에 양성이다. 전형적인 사기질종은 국소재발율이 높고 20%는 전이를 하는 indolent tumor이다.

(2) 전이암(metastatic caricinomas)

폐, 간, 뼈 순으로 상피암의 전이가 잘된다. 뼈로 전이가 되는 원발암은 유방암, 폐암, 전립선암, 신장암, 갑상선암이 뼈로 전이하는 암중에 80% 이상을 차지한다. 40세 이상이면 감별진단에 전이성 상피암을 고려해야 한다. 원발성암과 조직학적으로 같은 모양을 보이며 전이된 암에서 섬유화, 골화, 혈관형성 등의 조직반응이 심해져 원발성암의 모양이 잘 보이지 않을 수 있으며 면역염색이 도움이 된다.

8) 기타 암종(miscellaneous neoplasms)

(1) 유윙육종 및 원시신경외배엽종양 (Ewing's tumor/primitive neuroectodermal tumor, PNET)

원발성 소세포종양에 속한 고등급의 육종이며, H&E만으로 진단이 어려워 면역조직화학염색, 전자현미경검사, 세포유전학검사, 분자생물학적 검사를 필요로 한다. 세포유전학검사에서 t(11;22)(q24;q12)가 약 90%, t(11;22)(q22;q12), t(7;22)(p22;q12) 등이 10% 나타난다. 조직소견은 골수에서 발생하여 피질골의 파괴와 연조직 덩어리를 잘 형성하는데 연갈색 또는 회백색의 생선살 모양의 연한 종양으로 출혈과 괴사를 흔히 동반한다. 림프구보다 약간 큰 소세포가 세포밀도가 높게 조밀하게 배열된 형태이며, 세포질은 매우 적어서 핵/세포질비가 높게 나타나며, 세포막이 뚜렷하지 않고 기질의 양이 적다. 세포질은 투명하게 나타나기도 하는데 당원이 풍부하여 나타나는 소견이며, PAS 양성이다. 핵은 균일하며, 다형성이 없으며 염색질이 섬세하고 핵막이 뚜렷한 것이 특징이다. 핵소체는 관찰할 수 없거나 뚜렷하지 않은 정도이다. 세포분열은 적다. 신경성 분화가 뚜렷한 원시신경외배엽종양의 경우는 Homer-Wright 로제트가 뚜렷하고 종양세포들이 엽상배열을 한다. 성장속도가 매우 빨라 통증을 동반하고 국소재발과 폐로 전이가 흔히 일어난다. CD99, Fli-1단백에 양성이고 CD45음성, NSE, synaptophysin, CD57, neurofilament, S-100 단백에 다양하게 양성반응을 보이고 cytokeratin 양성일 수 있다. 면역염색, PCR, fluorescent in situ hybridization으로 FLI1, the fusion transcript, 혹은 translocation의 발현을 관찰하고 확진에 도움이 된다. 예후는 다양한 치료방법으로 5년 생존률이 약 70%이다.

(2) 척삭종(Chordomas)

대부분 30대 이후에 발생하며 50-60대에 호발한다. axial skeleton 정중앙에 생기며 특히 천골, 두개골의 기저부에 주로 생긴다. 종양의 소엽에 공포가 있고 호산성이거나 투명한 세포질을 갖는 세포들이 판상, 줄(cords), 둥지를 형성하며 점액양 기질에 묻혀 있는 것처럼 보인다. cytokeratin, EMA, S-100 단백에 양성이고 연골육종(chondrosarcoma)은 cytokeratin과 EMA 음성이어서 감별에 도움이 된다. aggressive tumor이어서 완전히 제거하지 않으면 재발을 하고 전이할 수 있다.

9) 낭성병변(cystic/cyst-like lesions)

(1) 단순골낭종(simple bone cyst)

상완골, 대퇴골, 경골의 근위부에 발생하고 뼈의 변형은 유발시키지 않으나 골절을 야기시킨다. 병변은 납작한 세포로 형성된 얇은 막으로 둘러싸이고 그 안은 장액(serous fluid)으로 차 있다. 다른 진단을 배제하고 영상소견, 수술소견을 맞춰서 진단한다. 스테로이드나 다른 경화제(sclerosing agent)로 치료하며 골절이 있는 경우에나 둘러싸고 있는 막을 관찰할 수 있다.

(2) 골내결절종(intraossseous ganglion)

해면골(cancellous bone)안에 점액성 액체가 차있는 결손병변으로 이 주변을 둘러싸는 뼈는 재형성되고 때로는 경화(sclerotic)된다. 조직학적으로 퇴행성관절염이 있는 경우 동반되는 관절하낭과 비슷하지만 골내결절종인 경우 subarticular plate와 관절연골이 영상소견에서 정상으로 보이는 점이 퇴행성 관절염과의 차이점이다.

(3) 동맥류뼈낭종(aneurysmal bone cyst, ABC)

진짜 낭은 아니고 피가 차 있는 공간이 fibro-osseous septa에 의해 분리된다. fibro-osseous septa는 다핵거대세포(multinuclear giant cells)와 미성숙뼈(immature bone)가 다양한 양으로 분포한다. 장골의 골간에 비대칭적으로 존재한다. 조직학적으로 아주 작은 모세혈관부터 아주 큰 sinusoid로 이루어진 혈관들이 보이며 섬유화된 벽이나 간혹 뼈로 분리된다. 섬유화된 벽은 섬유모세포, 다핵거대세포, 골모세포(osteoblast)로 구성된다. 드물게 거의 대부분 충실성 병변인 경우

solid variant of ABC인데 약 50%에서 다른 병변과 동반이 되며 대부분 양성인데 악성이 동반될 수도 있다.

10) 드문 원발종양(other rare primary bone neoplasms)

양성 및 악성 연부조직종양으로 평활근종, 평활육종, 지방종, 지방육종, 신경초종 등이 생기며, 조직학적으로 연부조직종양과 같다.

7. 골종양등급

저등급(Grade 1, Low Grade)

Low-grade central osteosarcoma
Parosteal osteosarcoma
Adamantinoma

중등급(Grade 2, Intermediate grade)

Periosteal osteosarcoma

고등급(Grade 3, High Grade)

Ewing saroma/PNET
Conventional osteosarcoma
Telangiectatic osteosarcoma
Mesenchymal chondrosarcoma
Small cell osteosarcoma
Secondary osteosarcoma
High-grade surface osteosarcoma
Dedifferentiated chondrosarcoma
Dedifferentiated chordoma
Malignant giant cell tumor

8. 뼈의 대사성질환

1) 조직검사 적응증

(1) 신장질환말기(end-stage renal disease) → 가장 흔함
(2) unexplained hypercalcemia or hyperphosphatemia
(3) 치료에 반응없는 골다공증
(4) suspected osteomalacia(골연화증)
(5) 다수의 원인을 모르는 골절(특히 낫지 않는 골절)
(6) unexplained bone pain
(7) serum alkaline phosphatase 상승

2) 조직채취

조직검사부위는 전방장골능선으로 수직이나 수평으로 접근하며 작은 절개를 하여 골막을 노출시킨후 trephin을 주입하여 압력을 일정유지하며 조직을 뽑아낸다. 얻어진 조직은 70% 에탄올에 충분히 잠기게 한다. 조직검사부위는 봉합을 한다.

3) 조직처리

보내온 조직은 48시간 70% 에탄올에 고정한다. 자이렌으로 탈수하고 methyl methacrylate으로 마운팅한다(7-10일간 소요). 조직은 텅스텐칼로 5-7 um 두께로 자른다. 탈석회화하지 않은 절편으로 vonKossa, Gomori 혹은 modified Masson-Trichrome, toluidine blue 염색을 한다. 한 절편은 탈석회화하여 H&E 염색을 한다. 10 um 이상 두께의 절편을 염색하지 않고 형광현미경하에서 관찰한다.

4) 양적 또는 질적 평가

연구용으로는 양적분석(quantitative analysis)이 가장 유용하고 환자진단에는 질적 평가(qualitative assessments)가 적절하다.

9. JOINTS AND SYNOVIUM

관절 혹은 윤활막(synovial) 연부조직은 바늘생검 관절경 혹은 open synovectomy, revised total joint replacement, 힘줄 절제 및 관절외 종괴절제를 통해 얻어진 조직에서 관찰할 수 있다.

1) 육안검사

보내온 관절 혹은 윤활막 연부조직의 수, 색깔, 모양, 조각들을 모은 크기를 기술한다. 반달연골(meniscus)은 fibrillation이나 찢어진 것을 기록한다. 하얀 분필과 비슷한 부분이 있으면 결정을 보존하기 위해 100% 알콜에 고정한다. 석회화된 연골, 뼈, 연부조직은 탈석회화가 필요하다. 정상이 아닌 조각중에 대표절편을 고른다.

(1) Revision arthroplasties

괴사, 염증성 삼출물, 이물질의 유무를 기록한다. 인공관절유무를 기술한다.

(2) 연부조직종양

절개한 힘줄이나 관절주위 종양은 크기, 색깔, 경도, 모양, 결절이 하나인지 다수인지 기술한 절개면을 잉크로 칠하고 단면(색, 괴사나 출혈유무, 종양과 잉크칠해진 절개면과의 거리)을 기술한다. 종양크기의 1 cm당 1 section을 넣는다. 종양에서 가장 가까운 절개면까지 거리를 기술하고 절개면 1 section과 정상조직 1 section을 넣는다.

(3) Joint replacement surgeries

검체의 크기(3차원)를 측정하고 관절연골을 관찰한다. 관절면이 매끈하게 유지되어 있는지, 부분적인 파괴의 소견이 있는지 기술한다. 활액막의 증식이 있는지 혹은 유두상 증식이 있는지 여부를 기술한다. 검체를 톱으로 이등분하고, 단면을 관찰한다. 이등분한 방향과 같은 방향으로 검체를 3-5 mm 간격으로 절단한다. 단면 소견에서 관절연골의 두께, 연골면의 손실과 골수골의 노출여부, 연골하 상아질 혹은 낭을 형성하고 있는지를 관찰한다. 골수에서 괴사가 관찰되면 그 성상과 크기를 측정하고 기술한다. 이상소견이 관찰되는 부분에서 적어도 2개의 절편을 제작하고, 그 중 한 개는 반드시 정상 관절면이 포함되도록 한다. 하얀 분필과 비슷한 부분이 있으면 결정을 보존하기 위해 100% 알콜에 고정한다.

(4) Synovial fluid

감염성 관절염과 같은 다른 유형의 관절염을 진단하는데 매우 유용하다.

Catholic University of Korea 임상진료지침

15 신경 병리

Pathology

1. 신경계질환의 병리조직 및 분자생물학 검사

중추신경계의 진단과 연구를 위해서 다양한 염색과 전자현미경 등을 이용해야 한다. 신경계질환은 국소적 신경장애가 나타나므로 뇌의 구조, 기능 대사에 대한 이해가 필요하다. 특히 생검 판독시 임상 정보와 방사선 소견(CT, MRI 등)이 중요하며 이들을 모두 종합하여 판단해야 한다.

1) 부검으로 적출된 뇌의 육안검사

뇌부검 실시 전에 임상적 소견과 여러 다른 검사를 위해 뇌 조직을 어떻게 처리할지 사전에 알고 있어야 한다. B형 간염, AIDS, CJD 등에 감염되지 않도록 한다.

(1) 뇌의 적출

전기톱으로 안와 상부 능선에서 평행으로 두개골을 절단하여 후두골까지 한다. 경막을 분리하고, 전두엽 끝을 당겨 상부 뇌신경, 뇌하수체, 경동맥을 자른다.

(2) 고정

바이러스연구나 신경화학 분석을 위해 신선조직을 일부 급속 냉동시켜 보관하고 빨리 고정시킨다. 4% 포르말린(formalin)에 고정한다. 뇌를 용기의 어느 부위도 닿지 않게 매달아 놓으며 고정액은 3일 후

에 교체하고 그 후 1주 간격으로 교체한다. 3-4주 동안 고정하며, 그 후 1시간 흐르는 물에 세척한다.

(3) 육안검사

대뇌 반구를 횡절단(sagittal section) 하며 먼저 상부뇌교를 횡절단하여 대뇌와 후뇌를 분리한다. 대뇌각을 절단하여 중뇌 블록을 2개 얻고, 대뇌를 1-2 cm두께로 절단한다.

2) 신경계질환의 특수염색

H&E 염색으로 세포와 수초에서 발생하는 병변, 회질(gray matter)와 백질(white matter)의 차이, 대뇌 피질(cerebral cortex), 기저핵, 해마, 소뇌, 뇌간의 구조적 배열을 관찰한다. Hematoxylin/Van Gieson(H/VG) 염색은 교원질과 신경교섬유 구별에 유용하며, PTAH염색은 신경교섬유 외에 수초(sheath)와 교원질의 감별에 이용할 수 있다. Cresyl violet은 신경세포와 Nissl 과립이 염색되고, Luxol fast blue에 수초가 밝은 청색이다. 수초의 병변 식별에서 음성은 수초의 소실이다. 자주 이용하는 면역염색으로, Glial markers; GFAP, Neuronal markers; neurofilaments(NF), synaptophysin, chromogranin, Neu-N 등이다

2. 뇌혈관 질환

1) 뇌혈류 장애에 의한 병변은 손상의 정도에 따라서 신경세포의 변성만 일어나는 선택적 신경세포 괴사(selective neuronal necrosis)와 신경세포뿐만 아니라 모든 조직의 괴사가 일어나는 경색(infarction)으로 구분한다. 병변은 뇌혈류 장애가 생긴 부위와 심한 정도에 따라서 나타나는 양상이 다르다. 허혈(Ischemic) 세포변성은 허혈 뇌병변에서 일어나는 신경세포의 미세한 초기변화로부터 신경세포의 소실까지 다양한 단계의 변화이다. 가장 먼저 나타나는 변화는 미세공포화이고 가피형성, 균질화의 단계를 지나 결국은 세포가 없어진다. 호산성 신경세포(red neuron)는 허혈병변의 초기에 보이는 대표적인 세포로 신

경세포에 비가역 변화가 발생한 것을 의미한다. 이와 반대로 짙은 신경세포(dark neuron)는 허혈, 간질, 저혈당증, 수술 등의 손상을 받은 신경세포의 가역성 변화이며, 조직의 고정에 의한 변화로 생각되며 산성과 염기성 색소에 모두 염색되고 세포질이 농축된 양상을 보인다. 이 세포는 광학현미경 소견에서 공포화를 보이고 전자현미경 소견에서 사립체의 부종이 관찰된다.

2) 뇌혈관 기형

중추신경계에 발생하는 혈관 기형은 동정맥 기형, 정맥 기형(정맥혈관종), 해면혈관종, 모세혈관 확장증과 혼합형으로 분류한다. 이런 기형은 임신 3-8주 사이에 중배엽 조직의 발달에 이상으로 발생하는 선천성 병변으로 생각된다.

(1) 동정맥 기형

외과병리에서 볼 수 있는 가장 흔한 혈관기형이다. 뇌의 표면과 실질에 있는 동정맥 기형은 쐐기모양이며 쐐기의 꼭대기가 심부의 뇌실을 향한다. 덮고 있는 연수막은 두터워지며 주변의 뇌실질은 위축되는데 반복되는 출혈에 의해 갈색이 된다. 병변은 꼬불꼬불한 동맥과 정맥, 그리고 다양한 직경을 갖는 중간형태의 혈관이 뭉쳐있고 이들은 확장된 영양동맥과 큰정맥과 연결된다. 동정맥 기형을 만드는 정맥은 단락(션트)에 의하여 압력이 증가함에 따라 벽이 두터워지며 교원질과 섬유모세포가 증가되어 동맥과 비슷하게 보이고 일부에서 낭양상의 확대를 자주 볼 수 있다. 이런 혈관과 섞여 있는 뇌조직은 교세포증식, 혈철소 색소의 침윤과 석회화를 자주 보인다.

(2) 정맥 기형(정맥혈관종)

정맥류성 정맥이 모여 있는 것으로 정상 뇌조직과 섞여 있다. 방사선검사에서 우연히 발견되는 혈관기형중에서 가장 흔하다. 조직검사에서 두터운 벽을 갖는 확장된 혈관이 보인다. 뇌혈관조영술에서 동맥기는 정상이며, 후기에 모세혈관의 홍조와 특징적인 “메두사 머리” 혹은 “펴진 우산” 양상을 보인다. 이 병변은 확장된 수질 정맥이 모여서 확장된 유출정맥으로 합쳐져서 만들어진다.

(3) **해면혈관종(해면혈관 기형)**

해면혈관종은 뇌나 연수막 어느 부위에나 발생하지만 피질하 백질, 뇌교, 내섬유막에 가장 흔하다. 대부분 증상이 없지만 청년과 장년에서 발작, 두통, 국소 신경증상을 일으키며 드물게 출혈이 발생한다. 조직소견은 확장된 혈관이 뭉쳐져서 만드는 종괴로 보이고 뇌조직이 섞이지 않는다. 혈관벽은 대부분 얇으며 내피세포와 교원질인 외막으로 이루어지는데 석회화와 골화가 관찰된다.

(4) **모세혈관 확장증**

확장된 모세혈관으로 정상 뇌실질과 섞여 있다. 뇌교에 가장 많으며 임상증상이 없고 부검에서 작은 출혈의 양상으로 우연히 발견된다.

(5) **딸기형 동맥류**

통상적인 딸기모양뿐만 아니라 다양한 형태를 갖는다. 얇고 투명한 벽을 가질 수도 있고 퇴행 변화나 석회화가 동반되면 벽이 두터워진다. 이렇게 변화된 부위는 쉽게 파열되어 출혈을 일으킨다. 정상혈관과 동맥류의 이행부위에서 근육층과 내탄력층이 없어진다. 따라서 동맥류의 벽은 근육층과 내탄력층이 없이 내피세포와 섬유질의 결체조직으로만 구성된다. 때로는 내피세포도 없어지고 동맥류의 내면이 응고된 혈액에 의해 덮혀 있다. 주사형 전자현미경 소견상 정상혈관에서 볼 수 있는 혈관 내벽의 주름형태가 망가지며 불규칙해진 모양을 보인다. 동맥류의 크기에 비례하여 동맥경화증과 비슷한 퇴행성 변화를 보이고 최근에 파열된 동맥류는 괴사와 염증세포의 침윤을 보인다.

3. 뇌종양

1) 별세포 종양(Astrocytic tumors)

조직학적 악성도는 핵의 다양성, 유사분열, 괴사, 혈관내피세포 증식이 기준이다.

(1) 별세포 종(Diffuse astrocytoma) (WHO grade II)

모든 연령층에 발생하나 30-40대에 흔히오며, 육안적으로 경계가 명확할 수도 있으나 주위조직으로 침습성장이 많다. 다소 단단하나 연하고 낭변화도 동반된다. 종양의 세포 형태에 따라 세가지로 구분한다.

- 원섬유별세포종(Fibrillary astrocytoma)는 80% 이상으로 흔하며 세포밀도가 낮고 불규칙하게 분포된다. 종양세포는 방추상의 다발으로 흩어져있고 세포돌기에 PTAH나 GFAP에 양성이다.
- 원형질별세포종(Protoplasmic astrocytoma)는 대개 원섬유별세포종(fibrillary astrocytoma)와 혼합된다.
- 팽대별세포종(Gemistocytic astrocytoma)는 다각형의 세포질이 풍부하고 붉은색이다.

(2) 털모양별세포종(Pilocytic astrocytoma) (WHO grade I)

주로 소아나 젊은 성인에서, 서서히 자라는 낭성 별세포종으로 불완전 제거해도 예후가 좋다. 육안적으로 흔히 낭 모양 변화를 보이고 낭 모양 변화가 없는 경우 경계가 좋거나 주위조직으로 침습성장을 한다. 조직 소견으로 종양세포들이 조밀한 부위와 엉성한 낭 변화 부위가 교대로 섞여있는 이면성장(compacted bipolar cells, loose-textured multipolar cells)으로 구성되며, Rosenthal fibers 풍부하고, 미세낭 (microcysts), 호산성 과립(eosinophilic graular bodies/hyaline droplets)도 동반된다. 호발부위로 안신경 (optic nerve)(optic nerve glioma), optic chiasm/hypothalamus, 시상하부(thalamus) and 기저(basal ganglia), 대뇌반구(cerebral hemispheres), 소뇌(cerebellum)(cerebellar astrocytoma), 뇌수(brain stem) (dorsal exophytic brain stem glioma)이다.

가. Pilomyxoid astrocytoma(WHO grade I)

털모양(piloid) 종양으로 mucoid matrix, angiocentric 배열이 특징적이며, GFAP, S-100 protein, vimentin에 양성, 일부 synaptophysin에 양성이나, neurofilament, chromogranin은 음성이다.

(3) **Subependymal giant cell astrocytoma(WHO grade I)**
결절경화증(Tuberous sclerosis complex)에 동반되어 오며, 대뇌의 뇌실막 아래에서 뇌실로 돌출하여 자라는 양성종양이다. lateral ventricle에 발생. 조직소견은 거대세포와 방추형세포(ganglioid astrocytes)로 구성된다.

(4) **다형성황색별세포종(Pleomorphic xanthoastrocytoma)(WHO grade II)**
연막 밑 astrocyte에서 발생하며, 주로 소아나 젊은 성인에서, 호발되고 예후가 좋다. 육안적으로 경계가 좋고 낭 모양 변화를 잘하며 낭벽의 결절형태를 보인다. cerebral hemispheres의 superficial location으로, 특징적인 조직소견으로 다양한 거대세포(pleomorphic, lipidized cells)이며, GFAP 양성, reticulin network, eosinophilic granular bodies 관찰된다.

(5) **역형성별세포종(Anaplastic astrocytoma)(WHO grade III)**
diffusely infiltrating, malignant astrocytoma로 육안소견상 diffuse astrocytoma 와 구별은 불가능하나 크기가 크고 불분명한 경계로 침습성장을 한다. 조직소견은 악성의 소견인 nuclear atypia, increased cellularity, significant mitotic activity 특징이다. WHO grade II astrocytoma와의 감별은 Ki-67 index가 도움되며, 5-10% 이다.
- glioneuronal tumor with neuropil-like islands; infiltrating astrocytoma로서 synaptophysin 양성의 round oval island 관찰됨.

(6) **교모세포종(Glioblastoma)(WHO grade IV)**
호발연령은 40-50대 이며 남자에 2배 많고, 관자엽 및 마루엽에 호발, 예후는 불량하여 약 90%에서 2년이내 사망한다. 조직소견은 highly anaplastic cells, mitotic activity, vascular proliferation and necrosis 특징 소견이다.
여러 patterns 관찰되며, variant로 다음의 소견이 관찰된다.;
- secondary structures; migratory capacity로, subpial zones, sub-

ependymal region, around neurons(satellitosis), 혈관 주위에서 관찰되면 highly diagnostic이다. 이 소견은 그 외 gliomatosis cerebri and oligodendroglioma에서도 관찰.

- Small cell glioblastoma
- Glioblastoma with oligodendroglioma
- Multinucleated giant cells
- Gemistocytes
- Granular cells
- Lipidized cells
- Perivascular lymphocytes
- Metaplasia
- Microvascular proliferation

  Ki-67; 15-20%

  MGMT promotor methylation이 흔히 관찰(45-75%), temozolomide로 치료하면 더 오래 생존가능하다.

  primary 보다 secondary GM에서 자주 동반된다.

(7) 거대교모세포종(Giant cell glioblastoma) (WHO grade IV)

extremely bizarre and grotesque appearances 특징 소견이다. neuronal markers(-)

(8) 교육종(Gliosarcoma)(WHO grade IV)

악성교종이 육종전환 된 것으로 1.8-8.0%이며, 측두엽에 호발한다. 육안상 섬유성 결체조직의 발달로 단단하고 수막에 부착되어 임상적으로 수막종을 의심할 수 있다. 악성 교종은 주로 glioblastoma이나 anaplastic astrocytoma 도 있다.

2) Oligodendroglial tumors

(1) Oligodendroglioma(WHO grade II)

육안소견은 astrocytoma보다 경계가 명확하며 젤라틴 같은 점액소견을 보이고 낭 변화와 출혈이 흔하다. 현미경소견은 주위의 백색질과는 명확한 경계를 보이는 반면 피질 경계는 침윤성장을 하여 perineuronal satellitosis, 혈관 주위침윤, 연수막 및 종양세포집합이 관찰된다. 조직소견에서 세포밀도가 높고 종양세포는 핵이 중앙에 위치하고 세포질은 투명한 egg fry모양이다. 세포가 균일한 판상배열으로 벌집모양 관찰된다. 풍부한 혈관과 주위에 석회화 관찰된다.

(2) Anaplastic Oligodendroglioma(WHO grade III)

oligodendroglioma에서 세포밀도가 높고 다형성과 mitosis 관찰될 때 구분한다.

(3) Oligoastrocytoma(WHO grade II)

oligodendroglioma는 흔히 reactive astrocyte나 astrocytoma와 섞여 있는데 이 경우에 분류한다. 악성변화는 astrocytoma 부위에서 흔하며 anaplastic oligoastrocytoma(WHO grade III) 이다.

3) Ependymal tumors

(1) Subependymoma(WHO grade I)

서서히 자라는 양성으로, 뇌실로 돌출하는 다발종괴로 오며, 4뇌실과 측뇌실에 흔하다. 세포 충실성이 미약하다.

(2) Myxopapillary ependymoma(WHO grade I)

Ependymoma의 한 variant로써 choroid plexus papilloma나 metastatic papillary carinoma와 감별 요한다.

(3) Ependymoma(WHO grade II)

육안소견에서 뇌실로 돌출하여 자라거나 뇌와 척수에서 경계가 분명한 팽창 병변으로 보인다. 현미경소견에서 풍부한 혈관과 cellularity 높으며 세포는 둥근 난원형의 핵소견이다. ependymal rosette형성한다. rosette의 내강에서 세포질에 PTAH 양성의 과립물은 blepharoplast이다.

(4) Anaplastic ependymoma(WHO grade III)

Ependymoma에서 세포밀도가 높고 이형성이 심하여 rosette 인지 어려을 정도로 분화가 나쁜 경우이다.

4) Choroid plexus tumors

(1) Choroid plexus papilloma(WHO grade I)

소아에서 호발하며 소아의 경우 주로 측뇌실에서 발생하고, 성인에서는 제 4뇌실에 호발한다. 종양이 커져 뇌척수액의 통로를 막으면 폐쇄수두증이 생기고, 종양에서 뇌척수액을 많이 분비하면 교통수두증이 생긴다. 육안소견은 종양은 뇌실에서 유두 모양으로 자라고 석회화 동반된다. 조직소견은 정상구조와 유사하며, 유두 모양구조는 단층의 입방세포로 피복되고, 결합조직의 stroma존재한다.

(2) Atypical choroid plexus papilloma(WHO grade II)

Choroid plexus papilloma 에서 세포분열 증가(2 or more/10hpf), cellularity 증가되고, 핵의 이형성, 유두 모양구조의 소실(solid growth), 괴사 소견이 관찰 될 때 해당된다. INI1 protein이 양성이다.

(3) Choroid plexus carcinoma(WHO grade III)

드물게 악성변화를 볼 수 있다. 감별진단으로 anaplastic ependymoma, embryonal carcinoma, endodermal sinus tumor, immature teratoma 등의 생식세포 종양, 전이종양 등이다.

5) Other neuroepithelial tumors

(1) Astroblastoma

다양한 연령분포이나 10-20대에 발생한다. 드문 glial tumor로, 현미경 소견상 종양세포들이 혈관주위에 두텁고 끝이 뭉툭한 세포질 돌기를 내어 모여있는 pseudorosette를 형성한다. GFAP에 양성이고, Ki index; 1-18%이다. astroblastoma를 독립된 병변으로 인정하지 않고 astrocytoma의 형태학적 일부로 이해한다. astroblastoma 용어는 종양의 전반적인 소견이 astroblastoma로 이루어져 있을 때 사용한다.

6) Neuronal and Mixed neuronal-glial tumors

신경세포에서 기원하는 종양은 아주 드물다. 다양한 분화를 보이는 신경세포와 교세포로 구성되며 다음 종양들이다.

(1) Dysplastic gangliocytoma of the cerebellum(Lhermitte-Duclos disease)
중추신경계의 드문 종양으로 20-30대에 발생하고, 평균 34세이다. 그러나 넓은 연령분포이며, 과립세포 비대, 소뇌의 과립-분자세포 비대, 미만성 소뇌 피질 비대, 신경절신경종 등을 보인다. 병소는 단단하며 경계가 좋지 않고 두꺼워진 소뇌 이랑으로 구성되고, 분자층의 과도한 수초화가 다발성으로 관찰된다. 병리소견으로 비정상 신경세포가 소뇌 이랑과 풀킨예세포를 치환하거나 파괴한다. 그 주변은 부종, 축삭의 부종과 다양한 탈수초를 보인다. 또한 크고 비정상으로 수초화된 세포돌기들이 분자층에서 관찰된다.

(2) Desmoplastic infantile astrocytoma and ganglioglioma(WHO grade I)
드물고 뇌종양의 0.1%이며, 2세 이하에서 발생한다. 육아소견은 매우 단단하고 뚜렷한 낭요소로 고형부와 함께 보인다. 종양은 astrocytic 세포와 신경세포의 다양한 조합으로 구성된다. 중등도의 다양한 분화를 보이며, astrocyte 성분은 GFAP에 양성으로 관찰된다. 신경세포는 다형태이며, 진단기준으로, 1, 어린 유아에 발생, 2, 천막상부, 대뇌표면 침범, 3, 종양의 크기가 크고 낭 요소가 있거나, 4, 결합조직으로 구성된 기질내에 교성분과 신경세포 혼합되어야하며, 5, astrocytic세포 주변에 기저막 형성이 있다.

(3) Dysembryoplastic neuroepithelial tumor(WHO grade I)
소아 난치성 간질환자에서 제거된 병소의 2.5-25%이며, 임상증상은 평균 20세 미만에 나타난다. 육안소견은 점액, 젤라틴 같은 경도로 이 점액성부가 결절을 이룬다. 다발성이 특징이며, 특수한 glioneuronal elements 라 불리는 경계가 좋은 점액, 미세낭 기질 내에 불완전한 아치형을 이룬다. 다양한 크기의 신경세포가 느슨한 기질 내에 떠있고 주위에 위성세포는 없다. 종양의 다른소견은 작고 불규칙한 분포의 세포 수에 밀도가 높은 결절이다. 이런 부위는 점액성 혹은 미세낭 변화가 없다. 특징적으로 종양 주변의 피질은 정상 층구조의 소실, 신경세포돌기의 위치 이상 등 다양한 dysplasia 보인다. 불완전 절제 후에도 예후가 좋으므로 astrocytoma와의 감별이 중요하다. 감별점은 뚜렷한 결절을 이루고 결절의 크기는 0.5-15 mm이며, 피질내 종양이면서 피질층을 따라 퍼진다. S-100 protein에 강한 양성이며 과오종에서는 관찰되지 않는다.

(4) Gangliocytoma and ganglioglioma(WHO grade I)

Gangliogioma는 드물고 0.4-6.25%이며, 난치성 간질환자에서 제거된 병소의 20%이며, 난치성 간질환자에서 발생한 종양의 30-40%를 차지한다. 전형적인 현미경소견은 비정형 신경절세포와 종양성 교세포가 혼합된다. 이들 혼합은 불균질하여 같은 종양내에도 부위에 따라 다르다.

(5) Central neurocytoma and extraventricular neurocytoma(WHO grade II)

젊은 성인에서 몬로공 주변의 측뇌실에서 호발한다. 0.25-0.5% 차자하며 구성세포는 oligodendroglioma 세포와 유사한 작고 둥근세포로 신경세포 분화를 보인다. 확진을 위해서 면역염색과 전자현미경으로 신경세포 분화를 관찰하여야 한다. synaptophysin, Neu-N에 양성이다. Extraventricular neurocytoma는 cerebral hemoshpere, cerebellum, spinal cord에도 올 수 있다. 감별 진단으로 oligodendroglioma, cellular or clear cell ependymoma 등이다.

6) 배아종양(Embryonal tumors)

(1) 수모세포종(Medulloblastoma)(WHO grade IV)

소아에 흔한 침윤성 악성 종양으로 호발연령은 3-8세이다. 소뇌 충수에, 제4뇌실 지붕에 호발한다. 수막으로 침윤하고 거미막 아래에 퍼진다. 육안으로 경계가 좋으며 팽창성장을 한다. 현미경소견은 세포밀도가 높고 난원형 당근모양의 핵을 가지며, 미만성으로 퍼지고 결절성 양상을 보인다. 소뇌 피질의 분자층에 침윤하면 소뇌 표면과 직각을 이루는 줄같은 배열을 보인다. 가성 로제트가 관찰되기도 한다. 결합조직형성 수모세포종(Desmoplastic medulloblastoma)은 종양세포

사이에 레티큘린 섬유의 침착이 있다. 이 섬유는 종양세포가 만들어 내는 것으로 알려있으며 성인에 흔하다. 특징적소견은 세포밀도가 낮은 부위와 높고 레티큘린 망상을 보이는 부위의 두 형태를 보인다.

(2) CNS primirive neuroectodermal tumors(WHO grade IV)

CNS neuroblastoma, CNS ganglioneuroblastoma, medullopeithelioma, ependymoblastoma을 포함하여 분류하며 악성도가 높은 배아종양이다.

(3) Atypical teratoid/rhabdoid tumors(WHO grade IV)

주로 6세 이하에서 발생하며, 평균 2.5세이다. 호발부는 소뇌이며, 드물게 대뇌반구, 송과선, 척수에서도 올 수 있다. 악성이며, 종양의 조직발생은 알 수 없으나 신장의 횡문근양 종양과 연관이 있다. 현미경소견은 세포형태는 다양하고 섬유 맥관 기질에 의해 나뉘고 미성숙하며 세포밀도가 높다.

7) 수막종양(Tumors of the meninges)

(1) **수막종**(Meningioma) (WHO grade I)

수막의 지주막세포(arachnoid cell) 또는 arachnoid cap cell에서 기원한 종양으로 매우 다양한 조직유형을 보인다.

수막종형 수막종, 이행형 수막종, 섬유형 수막종, 사종체형 수막종, 혈관종형 수막종, 미세낭종형 수막종, 분비형 수막종, 투명세포형 수막종, 척삭종모양형 수막종, 림프형질세포형 수막종, 각종화생형 수막종, 유두모양 수막종이다.

(2) **비정형 수막종**(Atypical meningioma) (WHO grade II)

현미경검사로 세포성분의 증가, 핵의 다형성, 수막종의 전형적인 분엽구조의 소실로 판상의 성장, 유사분열 수, 괴사, 뇌 실질내로 침윤 등을 기준으로 세포소견의 정도를 점수로 매겨 양성, 비정형, 악성으로 구분한다.

(3) **악성 수막종**(Anaplastic meningioma) (WHO grade III)

비정형 수막종의 범위를 넘어 악성양상을 보이고, mitosis가 10HPF 당 20개 또는 그 이상일 때 진단한다.

7) 뇌의 전이 종양

다른 장기에서 발생한 종양이 뇌 실질이나 뇌막으로의 전이는 비교적 흔하다. 최근 신경영상학적 검사 및 부검의 결과에서 전이 종양이 가장 흔한 종양으로 원발 뇌 종양의 빈도를 능가하여 암 환자의 20~40%에서 뇌 전이를 보이고 그 빈도가 점점 증가추세에 있다. 이는 검사기법의 발달로 매우 작은 종양도 검출이 가능한 이유도 있지만 항암치료로 환자의 생존기간이 연장되어 실지 빈도도 늘기 때문으로 생각된다. 일반적으로 두개강 내로 전이는 현저히 진행된 암 환자에서 광범위 전이의 일환으로 나타나지만, 간혹 원발 장기가 밝혀지지 않은 상태에서 뇌의 종양이 먼저 발견될 수 있다. 뇌 전이를 유발하는 원발 장기로는 폐, 유방, 신장, 전립선, 위장관, 피부(악성 흑색종), 림프계, 난소, 태반, 간, 자궁, 방광 및 간엽기원 조직 등이 있다. 육종에 의한 전이는 매우 드물지만 최근 화학요법의 발달로 생존 기간이 길어지면서 뇌 전이가 증가 추세에 있고 전반적으로 1~8%의 빈도를 보인다. 육종 중 포상연부육종의 뇌 전이율이 가장 높고 약 1/3에서 뇌 전이를 보이며, 뇌 전이를 한 다른 육종보다 좋은 예후를 갖는다. 소아 연령에서 전이 암은 백혈병이나 악성 림프종에 의한 경우가 많고, 그 외에 대부분 육종이거나 배세포성 종양으로 신경모세포종, 윌름종양, 횡문근육종, 유윙육종, 골육종 등이 있다. 전이암의 빈도는 부검이 활발한 서구의 통계로 25~30%이지만, 국내 빈도는 5% 미만이다.

(1) 두개강내 파급 경로

두개강내 전이는 뇌경막, 연수막, 뇌 실질 등 다양하다. 전이 경로는 동맥을 통한 혈행 및 인접 조직에서의 직접 파급이 가장 흔한 경로이며, 정맥혈이나 림프관, 신경을 통한 암의 파급도 있다. 가장 흔한 혈행 전이는 원발 종양의 해부학적 위치와 관련이 있다. 원발성 폐종양 또는 정맥혈을 따라 폐로 전이된 종양세포가 폐의 모세혈관을 뚫게 되면, 동맥혈을 따라 뇌에 전이된다. 그러나 유방암이나 악성 흑색종처럼 직접 동맥 벽을 뚫고 전이하는 경우도 있다. 정맥혈을 통한 전이는 척수 경막외, 척추 및 척추 주위 정맥총인 Batson 정맥총을 통해 발생한다. 복부 및 골반강 종양의 척수내 전이는 주로 이 경로를 통한다. 또한 연수막 암종증(leptomeningeal carcinomatosis)의 발생 경로이기도 하다. 림프관 및 신경을 통한 경로는 매우 드물지만, 연수막 암종증의 경로가 된다. 특히 림프관 전이는 위암의 전이에 의한 연수막 암종증의 경로이다.

(2) 경막 전이

부검시 암 환자의 약 10%에서 경막에 암 전이를 관찰하게 된다. 주로 다발성 결절을 형성하고, 대부분이 두개골 전이 후의 직접 파급이지만 수막 혈관을 통해서도 발생한다. 가장 흔한 암은 유방암이며, 악성 흑색종, 위장관 암, 악성 림프종 등에서도 발생한다. 종양은 경막에 여러 개의 결절을 나타내며, 아래의 연수막과 유착되어 있지만, 지주막 경계로 인해 뇌 실질로 파급되는 경우는 매우 드물다. 수막종이나 경막하 혈종 등과 감별해야 한다.

(3) 연수막 전이

암의 연수막 침범은 부검의 약 3%에서 관찰된다. 뚜렷한 종괴를 형성하지 않고 지주막하 공간에 미만으로 암세포가 부유하여 뇌척수액이나 뇌실 내에 암세포가 관찰된다. 악성 림프종과 백혈병에서 흔한 전이 방법이며, 유방암, 폐암, 악성 흑색종이 가장 흔하다. 연수막 암종증에서 육안상 뇌는 정상 소견을 보인다. 간혹 뇌의 경미한 종창이나, 연수막이 두꺼워져 불투명한 반을 형성하기도 한다. 특히 뇌 기저부의 기저수조(basal cistern) 및 뇌간의 전방, 소뇌교각, 실비안 열구 등을 침범한다.

현미경소견에서 종양세포가 지주막하 부위에 존재하고, 연수막에 다양한 정도의 섬유화를 유발한다. 연수막 혈관벽을 따라 침윤하며, 뇌신경의 신경초를 따라 침윤하거나 뇌실 내로 퍼지기도 한다.

(4) 뇌 실질로 전이

뇌 실질로 암 전이는 부검의 약 16.5% 빈도로 보고되며, 전이 암의 절반이 폐 및 유방에서 기원한다. 이외에 위장관, 비뇨기계, 피부(악성 흑색종) 등이 그 다음으로 호발 원발소이다. 악성 림프종이나 백혈병에 의한 전이는 연수막 침범보다는 비교적 드물다. 기저핵, 시상, 시상하부, 반난형 중심(centrum semiovale) 등이 흔한 부위이다. 전이 암의 분포는 혈류량과 비례하는 경향이 있다. 약 8:1의 비율로 대뇌가 소뇌보다 전이율이 높아 대뇌에 80%, 소뇌에 15%, 뇌간에 5%의 비율이고, 대뇌와 소뇌를 동시에 침범하는 경우가 약 11% 이다. 대뇌에는 전두엽과 두정엽에 더 호발하고 또한 중대뇌동맥이 분포한 두정엽의 경계 영역(border zone, watershed zone)에 흔하다. 후두와에는 위장관, 방광, 신장, 자궁의 종양이 주로 전이한다. 아마도 Batson 정맥총을 통한 전이 경로로 해석된다. 맥락총, 송과선, 안 신경에도 아주 드물게 전이한다.

다발성 병변으로 나타나는 경우가 전체의 2/3-3/4 정도를 차지한다. 악성 흑색종이나 폐암의 경우 다발성 결절을 형성하나, 위장관, 유방 및 비뇨기계에서 전이한 경우 단일 결절로 나타나기도 한다.

육안으로 전이 암은 대부분 경계가 분명한 결절을 형성하여, 뇌 실질을 압박하나 악성 림프종이나 소세포 암의 경우 주위 뇌 조직으로 침윤한다. 종양 내에 섬유조직, 괴사, 출혈, 종양의 분비물, 낭 변성 등으로 주위 뇌와는 뚜렷이 다른 소견을 볼 수 있다. 주위의 뇌 부종이 심하다. 작은 결절은 다른 색전 병변과 마찬가지로 회색질-백질 경계부에 나타난다.

현미경소견에서 주위와 뚜렷한 경계를 보이는 것이 원발 신경상피종양과 크게 다른 점이다. 종양은 원발 종양과 같은 소견을 보이며, 결합조직의 간질을 갖는다. 간혹 괴사가 심해 변연에 혈관 주위로 약간의 종양조직만 보일 수도 있다. 종양은 주위 뇌 조직을 압박하는 양상으로 자라지만, 혀처럼 뇌 조직 내로 침윤할 수 있다. 간혹 미만성 침윤이 일어날 수 있는데, 소세포 암, 악성 흑색종, 악성 림프종, 백혈병 등에서 관찰된다.

(5) 전이 암에 대한 뇌의 반응

뇌는 전이 암에 대해 여러 가지 방법으로 반응하며 가장 중요한 반응은 미세혈관, 종양 주위 조직, 교세포와 신경세포 및 그 돌기 등에서 일어난다. 혈관 증식은 신경교종처럼 요란하지 않지만 전이 종양과 주위 뇌조직에서 관찰된다. 특히 종양과 인접조직의 내피세포 증식이 심하다. 종양 및 주위에 침윤한 염증세포에서 혈관형성인자인 basic fibroblast growth factor, vascular endothelial growth factor, transforming growth factor 등이 분비된다. 혈관형성인자는 전이 종양의 성장과 종양 주위의 부종 형성에 중요한 역할을 한다. 뇌 부종은 종양의 크기에 비해 크고 광범위하게 일어날 수 있다. 뇌 부종은 혈관 부종으로 전이소 주위 혈관의 투과성이 증가하며, 누출현상으로 혈장 단백이 풍부하여 악성 세포의 성장에 좋은 배지를 제공해 준다. 암의 침윤으로 주위 뇌 신경세포의 변성이 일어나고, 신경세포 축삭의 수포형성 및 종창이 오며 아직 그 기전은 확실하지 않으나, 축삭의 세포독성 손상에 의한 칼슘의 유입으로 생각된다. 암 침윤 주위로 반응 교증이 형성되며, 비후된 반응 성상세포가 나타나서, 손상된 뇌조직의 치유에 관여하고, 손상부위에 생긴 신경세포 및 수초의 잔재를 제거한다. GFAP 면역염색에서 성상세포는 강한 양성반응을 보이고 이는 중간세사가 세포돌기 및 성상세포의 구조적 안정성을 유지하는데 중요한 역할을 함을 의미한다. 전이 암 주위에 출혈과 괴사가 동반되며, 종양세포가 큰 혈관을 직접 침범하거나, 동맥류를 유발시켜 혈관이 파열되어 일어난다. 종양 색전에 의해 혈관이 막히면 괴사를 초래하게 된다.

(6) 종양수반 증후군

대부분 종양의 증상은 원발 종양이든 전이된 종양이든 상관없이 침범부위에 따라 좌우된다. 그러나 일부(약 15%) 암 환자에서 암의 국소 또는 원격 확산이나 종양조직의 호르몬 생성으로 쉽게 설명되지 않는 증상과 증후가 나타나는데 이를 통틀어 종양수반 증후군(paraneoplastic syndrome) 이라고 한다. 이러한 증후군은 다음과 같은 이유에서 중요하게 간주되고 있다. 첫째로 종양수반 증후군의 징후와 증상은 악성종양의 첫 번째 임상적 징후가 될 수 있어 치료가 좀더 용이하다. 둘째는 종양수반 증후군에 의한 다양한 증상은 발전된 전이 병터에 의해 만들어내는 것들로 오인되어 부적절한 치료를 하게 될 수 있고, 마지막으로 종양의 재발에 대한 징후와 치료경과의 추적 등에 이용될 수 있다. 신경계의 종양수반 증후군은 암 환자에서 중추신경계로 암이 전이되지 않았는데도 신경증상을 보이는 것으로 대개 수 주나 수 개월에 걸쳐 아급성의 점진적인 경과를 취하여 심한 기능 이상을 유발하게 하고 때로는 사망에 이르게 한다. 신경축의 어는 분절에서나 나타날 수 있으며, 종양 그 자체보다 환자에게 더 위협적인 것으로 증명되었다. 이 병변은 전신 암의 1~3%에서 발생하나 신경증상이 심하고 약 반 수에서 암의 발견 이전에 나타난다.

종양수반 증후군의 발병원인은 확실하지 않으나 면역기전과 관련되어 있는 것으로 생각되며 특히 자가면역 기전을 잘 보여주는 병이 Lambert-Eaton 근 무력증이다. 종양과 관련된 항원을 면역체계가 인식하여 항체를 형성하고 이 항체가 중추신경계의 항원과 교차반응을 일으켜 신경 증상을 유발하나 실지로 실험으로 환자 혈청의 면역글로불린을 실험동물에 주사해도 임상 증상을 유발하지 않고, 항체를 주입해도 임상변화를 관찰할 수 없다. 종양과 신경계를 동시에 공격하는 항원결정인자(에피토프, onconeural 항원)로 설명하기도 하며 이러한 항체는 확인된 암이 없이도 나타난다. 암이 없는 환자에서 종양의 위치나 조직을 예견할 수도 있다. 중추신경계의 병변에는 감각신경병증이나 뇌척수염, 푸르킨예(Purkinje) 세포에 대한 항체를 보이는 소뇌변성, 제 1형 신경세포핵 항체를 보이는 변연엽 뇌염 또는 뇌척수염 등이 있다. 항체는 APCA(anti-Purkinje cell antibody), ANNA-1(anti-neuronal nuclear antibody type 1), ANNA-2(anti-neuronal nuclear antibody type 2) 등이 알려져 있고, 이들은 각각 항Yo, 항Hu, 항Ri 등으로 불리기도 한다.

참고문헌

1. Gavrilovic IT, Posner JB. Brain metastases : epidemiology and pathophysiology. J Neurooncol 2005;75:5-14.
2. Graham DI, LantosPL.Greenfield's neuropathology. 7th ed. London:Arnold,2002;935-4
3. Klos KJ, O' Neill BP. Brain metastases. Neurologist 2004;10:31-46.
4. Prayson RA. Neuropathology. A volume in the series Foundations in diagnostic pathology. Philadelphia:ElsevierChurchillLivingstone, 2005;159-79.
5. 주영채, 김준미, 김영배, 황태숙. 대뇌에 전이한 포상 연부육종-1증례보고 및 그 조직학적 기원에 관한 고찰-대한병리학회지 1992; 26 : 510-6.
6. Bindal RK, Sawaya RE, Leavens ME, Taylor SH, Guinee VF. Sarcoma metastatic to the brain. Results of surgical treatment. Neurosurgery 1994; 35 : 185-91.

Catholic University of Korea 임상진료지침

16 Pathology

세포 병리

1. 검체의 종류

1) 자연 탈락(Spontaneous exfoliation)

(1) 상피의 자연 노쇠탈락 : 자궁, 질, 피부, 뇨관

(2) 선상피의 분비 : 유방

(3) 삼출액(exudates) : 흉막, 복막, 심막, 뇌척수액

(4) 여출액(transudates) : 흉막, 복막, 심막, 뇌척수액, 관절액

2) 인위적 탈락(Artificially-enhanced exfoliation)

(1) 긁기(Scraping) : 자궁경부, 질, 피부, 구강, 결막

(2) 솔질하기(Brushing) : 기관지, 위장관, 뇨관

(3) 세척하기(Lavage) : 기관지, 위장관, 뇨관

3) 체액 흡인(Aspiration of body fluids)

(1) 체강 : 흉막, 복막, 심막

(2) 그 외 : 뇌척수액, 관절액

4) 세침흡인(Fine-needle aspiration)

(1) 낭성 병변 : 유방, 목, 난소, 갑상샘

(2) 고형성 조직 : 표재성 및 심층 기관, 종양, 그 밖의 부종성 조직

5) **수술중 기법**(Intraoperative techniques (Imprint/touch/squash techniques))
: 갑상샘, 뇌하수체, 림프절, 뇌, 유방, 그밖의 종괴

2. 세포병리 표본 제작법

1) 검체 채취 및 도말

: 직접도말/ 침전물 도말법/ 세포원침 침전법/ 세포군집 제작

(1) 직접도말(Direct smear)

: 유리 슬라이드에 잘 접착 할 수 있는 적은양의 검사물을 직접 도말한다.

(2) 침전물 도말법(Sediment smear)

: 각종액체 피검물(복수, 흉막액, 복막액 등)은 반드시 원심 침전 후 침전된 세포로 도말 표본을 만든다.

(3) 세포원침 침전법(Cytocentrifugation)

: 맑은 소변, 뇌척수액, 또는 적은 양의 액체성 검체에 세포가 수적으로 적을 때 세포원심 침전기를 이용하여 표본을 만든다.

(4) 세포군집(Cell block) **제작**

: 액체성 검사물로부터 얻은 세포성 침전물(cellular sediment)에 파라핀을 침투시킨 후 절편을 제작한다.

2) 고정과 염색

(1) 고정

모든 검체는 세포의 변질을 막기 위해서 채취 직후 고정되어야 한다. 훌륭한 고정액은 신속히 세포내에 침투하여 세포의 미세한 구조를 잘 보존한다.

(2) 고정액

가. 95% 알코올 :

- 현재 가장 많이 사용
- 고정기간은 15분 이상을 원칙으로 하고 24시간 이상은 좋지 않다.
- 고정액에 넣을 때 중간에 멈춤 없이 한 번에 넣어야 한다.

나. 피복 고정제 :
- 종류 : 액체성 고정액, 분무식(spray)고정제, 점적식(drop)고정제
- 도말표본에 한하여 사용

(3) Papanicolaou 염색 방법

가. 고정(fixation)
: 80%, 70%, 50% 알코올(각 10초씩), 수세(1분 30초)

나. 핵염색(nuclear stain)
: Harris hematoxylin(2-3분), 수세(1분), 0.25% HCl(5초), 수세(30초), 1.5% 암모니아(10초), 수세(2분), 50%, 70%, 80%, 95% 알코올(각 10초씩)

다. 세포질 염색(cytoplasmic stain)
: Orange G(3분), 95% 알코올 2번, 100% 알코올 3번(각 10초씩)

라. 청명(Clearing)
: Xylene 3번(10초씩), Xylene 1번(1분), 봉입

마. 봉입(mounting)

3. 세침흡인 세포학(Fine Needle Aspiration Cytology)

1) 장비 및 기구

(1) 침대 및 조명
(2) 주사바늘 : 23게이지(일반적)
(3) 주사기 및 주사기 고정기구 : 10 ml or 20 ml
(4) 유리 슬라이드(frosted end slide)
(5) 고정액 : 95% 알코올
(6) 기타 : 피부소독제, 장갑, 반창고

2) 환자에 대한 준비

(1) 환자에게 검사에 대한 자세한 설명 및 가능한 부작용에 대한 이해를 시키고,

(2) 환자의 동의 및 협조를 구한다.

3) 기본수기

(1) 주사기에 23게이지 주사바늘을 끼운 후, 주사기 고정기구에 끼운다.

(2) 병소의 촉진 및 고정

가. 병소를 조심스럽게 만져서 크기와 피부에서부터의 깊이를 측정한다.

나. 종괴를 두 손가락 사이에 고정하고 찌를 부위를 알코올 솜으로 소독한다.

(3) 바늘 찌르기, 흡인 및 바늘 빼기

가. 종괴를 찌른 후 주사기 피스톤을 20 ml(10 ml) 눈금까지 단번에 잡아당겨 음압이 걸리게 한다.

나. 음압이 걸린 채로 종괴 내에서 빠르게 다른 각도로 여러 번 바늘을 찌른다.

다. 바늘을 뽑기 전에 음압을 천천히 푼 후 주사기를 뺀다.

라. 찔렀던 부위는 1-2분간 알코올 솜으로 압박한 후 1회용 반창고를 붙여 준다.

마. 주사기에서 바늘을 뺀 후 주사기 내에 공기를 채운 다음, 다시 주사바늘을 끼운 상태에서 슬라이드 위에 검체 물을 밀어낸다. 이 때, 주사기나 바늘 안에 흡인물이 남아 있으면, 이 단계를 반복하여 여러 장의 슬라이드를 제작한다.

(4) 도말 수기 : 흡인물이 놓인 슬라이드 위에 새 슬라이드를 겹쳐 올린 후 부드럽고 빠르게 민다.

(5) 흡인물의 고정 및 염색

: 도말 슬라이드가 완성되면,

가. 95% 알코올 용액에 넣어 즉시 고정한 후, Papanicolaou 염색

을 한다.

나. 필요한 경우, 일부는 그냥 실온에서 건조시켜, MGG 및 Diff-Quik 염색 등을 한다.

다. 흡인물이 혈액이나 액체에 의해 희석된 경우는 도말하기 전에 원심 분리하여 세포원침 침전법 또는 세포군집(cell block)을 제작 할 수 있다.

4) 세침흡인생검의 장점

(1) 환자

가. 통증이 경미하며 세침흡인 후 불편함이 거의 없음

나. 마취 불필요

다. 위험성 높은 환자에게도 사용가능

라. 외래환자 처치에 흔히 사용

마. 시간과 입원기간 단축

바. 빠른 고통 완화

사. 다른 검사를 위한 시간확보 가능

(2) 임상

가. 쉽게 반복 가능

나. 최소한의 외상으로 여러 병소에서 채취가능

다. 낭종이나 농양 같은 병소는 시술자체만으로 치료가능

라. 기본수기 습득과정이 어렵지 않다.

(3) 실험실

가. 간단하고 경제적인 장비

나. 빠른 고정 방법으로 인하여 세포보존상태가 좋음

다. 신선세포를 필요로 하는 연구 가능

5) 세침흡인생검의 금기 및 합병증

(1) 금기

가. 심한 출혈의 특이체질

나. 동맥류, 혈관기형, 혈관종양이 의심되는 환자
다. 갈색세포종(pheochromocytoma) 및 포충낭종(hydatid cyst)

(2) 합병증

가. 감염 및 패혈증
나. 바늘 지나간 자리를 따라 전이
다. 바늘 지나간 자리에 혈관이나 신경과 같은 구조물들의 손상
라. 병소 내 또는 주변의 출혈
마. 미주신경성 발작
바. 간 및 췌장 세침흡인 시 담즙성 복막염 또는 폐의 기흉

6) 위음성으로 진단되는 경우

(1) 부적당한 검체 채취(Inadequate sampling) :

가. 종괴의 위치를 제대로 찾지 못한 경우
나. 종괴내에서 진단에 충분한 정도의 세포흡인이 안 되어 세포밀도가 매우 낮은 경우
다. 혈액이나 체액 등으로 희석된 경우
라. 심한 섬유화

(2) 부적당한 검체제작과정(Inadequate processing) :

가. 즉시 고정이 안 되어 Air drying artifact 발생
나. 흡인 물질 또는 낭성 물질의 응혈 형성
다. 한 층으로 도말되지 않고 두껍게 도말된 경우
라. 염색이 제대로 되지 않은 경우(Poor staining)

(3) 잘못된 판독 :

가. 심한 섬유화에 의해 종양세포가 안 보이는 경우
나. 방사선치료 후의 세포를 판독한 경우
다. 경험부족
라. 심한 괴사 및 염증
마. 일양한 세포에 얌전한 핵을 보이는 악성 종양인 경우

바. 임상 정보가 부족한 경우

7) 위양성으로 진단되는 경우

(1) 핵의 다형성(nuclear pleomorphism)을 보이는 양성 종양인 경우
(2) 회복되는 보상세포(reparative changes)가 보이는 경우
(3) 방사선 또는 항암치료 효과
(4) 퇴행성 변화(Degenerative changes)
(5) 희박한 세포밀도 및 고배율 소견에서 너무 심하게 오래 세포판독시
(6) 화생성 변화(metaplastic changes)
(7) 잘못된 임상 정보
(8) 병리의사의 경험부족

4. 세포 판독의 기본

1) 세포학적 진단의 체계적 접근

(1) 도말배경 : 염증, 파편, 미생물 및 무정형성 물질의 유무
(2) 세포밀도
(3) 세포간 기질 : 점액성(myxoid, mucoid), 연골성 등
(4) 세포간 관계 : 세포응집력, 판상, 유두상, 소포상, 관상 등
(5) 세포전체 : 크기, 모양, 핵/세포질 비율, 유사분열
(6) 핵 : 크기, 모양, 염색형태, 염색질 형태, 분포 및 밀도, 핵소체 크기, 모양 및 수, 핵막 두께 및 모양
(7) 세포질 : 양, 모양, 염색형태, 짜임새, 두께, 세포질봉입체(공포, 색소입자 등)의 존재

2) 핵의 악성 기준

(1) 핵 크기와 모양이 크고 다양
(2) 심한 각을 갖는 불규칙한 두께의 핵막
(3) 과염색성(Hyperchromasia)

(4) 불규칙한 염색질 분포(Irregular chromatin distribution)

(5) 핵소체는 분명하고 수와 모양이 불규칙하며 심한 각(sharp angles)을 갖는다.

(6) 비정형 세포분열의 증가

3) 세포질 및 세포간 관계의 악성 기준

(1) 세포질

가. 세포질 부족으로 인하여 핵/세포질 비율 증가

나. 핵 주변 세포막의 팽팽한 형태(tight molding)

다. 세포질 봉입체 형성

(2) 세포간 관계

가. 같은 조직 파편내의 세포의 크기와 모양이 다양

나. 비정상적 중층형성(stratification) 및 극성화(polarity)

다. 세포간 응집력이 떨어짐

4) 편평세포암종과 선암종의 감별진단(표 16-1)

표 16-1 편평세포암종과 선암종의 감별진단

편평세포암종	선암종
Nuclear pyknosis	Vesicular nuclei with prominent nucleoli
Cytoplasmic keratinization	Secretory granules or vacuoles
Epithelial pearls	Acini and ducts
Tadpole and spindle cells	Papillae and psammoma bodies
Flattening and change of orientation	Polarization of nucleus and cytoplasm
Endo/ectoplasmic demarcation	Homogeneous cytoplasmic texture
Crisp cell borders	Cell borders less well defined
Cells are mostly isolated	Cells are often in clusters

5. 여성생식기 검체(Female genital tract specimen)

1) 검체 종류

질, 자궁외경부 및 자궁내경부 상피, 자궁내막

2) 도말 방법

(1) 전통적 도말(Conventional smears)

가. 주걱(spatula) 또는 솔(brush)을 이용하여 검체부위 가볍게 긁어 채취
나. 유리슬라이드 위에 검체 도말
다. 검체를 즉시 고정(스프레이 고정액 이용)
라. Papanicolaou 염색

(2) 액상세포검사(Liquid-based preparations)

가. 솔을 이용하여 검체 채취
나. 운송액(transport fluid) 내에 솔을 넣어 행굼
다. Papanicolaou 염색
라. SurePath 또는 ThinPrep 방법

〈액상세포도말의 장점〉

- 깨끗한 도말배경(clean background)
- 한층으로 도말(monolayer of cells)
- 전종양병변(preneoplastic lesions) 진단에 대한 민감도 증가
- 사용후 남은 검체로 HPV 검사 시행 가능

3) 보조검사

- HPV 검사 : 액상세포검사법으로 시행가능(Digene Hybrid 2 assay/ Ventana Inform HPV assay/ PCR-based assays)
- 자궁경부세포 검체의 자동화 검사(Automated screening)

6. 호흡기계 검체(Respiratory tract specimen)

1) 검체 종류

객담, 기관지 세척액, 기관지 솔질액, 기관지폐포 세척액, 세침흡인세포, 흉수

2) 검체 채취

(1) 객담, 기관지 세척액, 기관지 솔질액, 기관지폐포 세척액 :

- clean vial 또는 ThinPrep® vial 내에 신선객담 채취
- Papanicolaou 염색

(2) 세침흡인세포 :

- 검체 : 폐종괴
- DiffQuik® 및 Papanicolaou 염색

(3) 흉수 :

- 신선하게 채취
- 세포원침 DiffQuik® 및 ThinPrep®
- Papanicolaou 염색

3) 진단 범주(Diagnostic categories)

(1) 정상(Negative for malignancy)

(2) 비정형세포(Atypical cytology)

(3) 악성의심(suspicious for malignancy)

(4) 악성(Positive for malignancy)

4) 흔한 폐 병변

(1) 편평세포암종(Squamous cell carcinoma)

(2) 선암(Adenocarcinoma)

(3) 소세포암종(Small cell carcinoma) 또는 대세포신경내분비암종 (neuroendocrine carcinoma)

(4) 중피종(Mesothelioma)

(5) 전이(Metastasis)

7. 비뇨기계 검체(Urinary tract specimen)

1) 검체 종류

배설 소변, 삽관에 의한 소변, 방광세척액, 비방광 또는 장삽관 검체

2) 염증성 병변

(1) 호산구(Eosinophils)

(2) 인간폴리오마바이러스(Human polyoma virus(BK virus))

(3) 급성 염증세포

(4) Trichomonas

3) 종양

(1) 요로상피암종(Urothelial carcinoma)

(2) 편평상피암종(Squamous cell carcinoma)

(3) 방광의 선암종(Adenocarcinoma of the bladder)

8. 체액(Body fluid)

: 흉수 및 복수(Pleural and Peritoneal fluid)

: 뽑은 즉시 보낸다. 단백질 또는 적혈구가 많은 검체는 응고되기 쉬우므로 항응고제(헤파린, EDTA)를 넣어 보내주면 좋다.

1) 반응성 중피세포의 특징

- Single cells, sheets, solid balls or three-dimensional clusters with scalloped periphery(〈10-15 cells/group)
- Variable size and shape
- Abundant foamy, vacuolated, or dense cytoplasm(cyanophilic on Pap stain and basophilic with Diff-Quik stain)
- A peripheral "fuzzy" zone or small blebs are seen along the periphery
- Empty intercellular spaces or "windows" between adjoining cells
- Round to oval, central or eccentric nuclei with finely granular chromatin and one or two nucleoli
- Occasional mitotic figures

2) 악성 삼출액의 세포 소견

- High degree of cellularity
- true tissue fragments(papillae, acini, morulae)
- Cellular and nuclear pleomorphism
- Cell products(mucin, keratin, bile)
- Thick, irregular nuclear membranes
- Irregular chromatin clumping and clearing
- Large, irregular nucleoli(may be multiple)
- Intranuclear cytoplasm inclusions
- Abnormal mitotic figures
- Two or more sex chromatin bodies

3) 악성 삼출액을 발생시키는 종양(표 16-2)

표 16-2 악성 삼출액을 발생시키는 종양

	여자	남자
흉수	유방암 폐암 난소암 위장관암	폐암 위장관암 림프종
심낭액	유방암	폐암
복수	난소암 유방암 위장관암 림프종	위장관암 림프종

4) 악성 중피종과 선암종의 감별진단(표 16-3)

표 16-3 악성중피종과 선암종의 감별진단

	악성중피종	선암종
Cell population	Single	Dual
PAS	+	+
PAS-diastase	-	+
Alcian blue	+	+
Alcian blue/hyaluronidase	-	+
Mucicarmine	+/-	+

5) 악성중피종과 선암종의 면역조직화학염색(표 16-4)

표 16-4 악성중피종과 선암종의 면역조직화학염색

	악성중피종	선암종
Keratin, LMW	+	+
Keratin, HMW	+	-
EMA	+	+
CEA	-	+
B72.3	-	+
LeuM1	-	+
BER-FP4	-	+

9. 뇌척수액(Cerebrospinal fluid)

1) 검체 종류

뇌척수액(가장 많음), 낭종 또는 뇌종괴 내에서의 세침흡인세포액(드묾)

(1) 뇌척수액

가. 요추천자

나. 세포원침 침전법(Cytocentrifugation)

다. DiffQuik® 염색, Papanicolaou 염색

라. 백혈병세포 침윤 : 뇌척수액에서의 가장흔한 악성종양세포

마. CSF에서 관찰 가능한 세포들

- 정상 뇌척수액
  : 림프구, 단핵구, 상의(ependymal) 세포, 융모막(choroidal) 세포
- 염증성 병변 : 중성구, 림프구, 형질세포, 호산구, 조직구, 세균, 진균, 바이러스, 기생충 등
- 임파종 및 백혈병
- 전이
- 혈관내에서 채취(traumatic tap) : 수많은 혈액세포들로 혼탁해짐.

(2) 뇌종괴 내에서의 세침흡인세포액

(3) 진단 범주

가. 정상(negative for malignancy)

나. 비정형세포(atypical cytology)

다. 악성(positive for malignancy)

(4) 특수검사 : FISH

10. 유방(Breast)

1) 검체 채취 방법

(1) 세침흡인세포검사(FNAC)

(2) 유관세척(Ductal lavage)

2) 진단 범주

(1) 정상(Negative for malignancy)

(2) 비정형세포(atypical cytology)

(3) 악성의심(Suspicious for malignancy)

(4) 악성(positive for malignancy)

3) 흔한 유방 병변

표 16-5 섬유선종과 섬유낭성변화의 세포학적 차이

	섬유낭성변화	섬유선종
Clinical	Ill-defined masses Firm to rubbery, limited mobility Frequently bilateral	Well-circumscribed, round or oval Firm to rubbery, freely mobile Usually single
Cells	Ductal, stromal, and myoepithelial Ductal cells are uniformly spaced Occasional naked bipolar nuclei Apocrine and foam cells common	Same Same but in large sheets and antler shapes Numerous naked bipolar nuclei Apocrine and foam cells less common
Fluid	Common, straw-colored or hemorrhagic	Absent

(1) 섬유선종(Fibroadenoma)

- Aspirate usually cellular
- Cohesive epithelial antler shapes and large sheets
- Many background naked nuclei, most are myoepithelial, some stromal
- Occasional stromal fragments
- Apocrine and foam cells rare, unlike fibrocystic changes

(2) 섬유낭성변화(Fibrocystic changes)

- apocrine, ductal cells, mucus, and muciphages in varying amounts

(3) 유두밑 농양(Subareolar abscess)

- clinically painful, palpable subareolar mass associated with lactation
- neutrophils, benign anucleate squamous epithelium

(4) 관암종(Ductal adenocarcinoma)

- Hard, fixed mass, gritty on penetation by needle
- Cellular, except in sclerotic carcinoma
- Large numbers of isolated cells and some small 3-D aggregates, with loose cells at their edge
- Nuclei hyperchromatic, large(2xRBC or more), have thick rim, disorderly oriented, often eccentric(plasmacytoid)
- Nucleoli large, irregular, and multiple, multiple sex chromatin
- Mitotic figures seen, some abnormal
- Necrosis and pyknosis if comedo type

(5) 소엽암종(Lobular adenocarcinoma)

- Lacks gritty sensation on penetration by needle
- Cellularity varies, but usually low
- Cells mainly single isolated, with occasonal file or cluster
- Small round cells with low grade nuclear features
- Pleomorphic variant has large nuclei with more irregular nuclear

membranes

- Intracytoplasmic vacuoles and occasional signet-ring cells
- Sclerotic stroma

(6) 수질암종(Medullary carcinoma)

- Very cellular aspirate
- Necrosis, lymphocytes and plasma cells in background
- Large isolated cells, nuclei large pleomorphic, with large nucleoli
- Naked nuclei or ill-defined delicate cytoplasm common

(7) 점액암종(Mucinous carcinoma)

- Monomorphic cell population(less pleomorphic than ductal carcinoma)
- Cells single or form cell balls
- Pools of mucinous stroma, metachromatic on Diff-Quik
- A few signet-ring cells(differentiated from lobular carcinoma)

(8) 유두암종(Papillary carcinoma)

- May be associate with bloody nipple discharge
- Cellular aspirate, often with abundant bloody fluid
- Papilla and single dyscohesive cells
- Columnar cells with nuclear hyperchromasia and mild atypia
- No myoepithelial, foam, or apocrine cells
- Blood and hemosiderin laden macrophages often seen
- Differentiate from papilloma and fibroadenoma

4) 특수검사

: 파라핀 침투 세포군집(paraffin-embedded cell block)을 이용

(1) 면역조직화학염색 : ER, PR, p53, HER2

(2) FISH : HER2 유전자 증폭 확인

표 16-6 대표적인 유방암의 세포학적 소견

특징	침윤관암종	침윤소엽암종	수질암종
구조	Abundant aggregates Loose and tight	Rare clusters Loose	Mainly single Mostly loose
세포밀도	Abundant	Sparse	Abundant
세포크기	Medium 10-15 um	Small 7-12 um	Large 15 um
세포질	Moderate amount	Scant, ill-defined	Abundant or scant
핵	Large pleomorphic	Small uniform	Large, some naked
염색질	Clumped	Bland	Prominent clumping
핵소체	Prominent, large	Rare	Prominent
도말배경	Rare lymphocytes	No lymphocytes	Many lymphocytes

표 16-7 관내 유두종과 유두암종의 세포학적 소견

	관내유두종	유두암종
Cellularity	Low to high	High
Population	Polymorphous	Monomorphous
Architecture	Papillary fragments	Papillary fragments
Single epithelial cells	Asent or rare	Common, usually columnar
Myoepithelial cells	Present	Absent or rare
Apocrine, foam cells	Present	Absent
Nuclear atypia	Usually minimal, occasionally marked	Usually mild, overall greater than papillomas
Nuclear stratification	Absent	Present
Hyperchromasia	Absent	Absent to mild
Blood	Often	Often, may be abundant
Ploidy	Diploid	Often aneuploid

11. 갑상샘(Thyroid gland)

1) 검체 채취 방법

: 세침흡인세포검사(가장 민감도 및 특이도가 높은 비수술적 진단방법)

2) 흔한 갑상샘 병변

(1) 양성 질환

가. 급성 갑상샘염(Acute thyroiditis)

- predominant neutrophils. necrotic debris, scattered histiocytes, scant reactive follicular cells

나. 아급성 육아종성 갑상샘염(Subactue granulomatous(de Quervain's) thyroiditis)

- Painful if aspirated in early stages
- Scant colloid
- Variable cellularity depending on phase
- Few small follicular cells, paravacuolar granules
- Epithelioid cells and some giant cells
- abundant lymphocytes, macrophages, neutrophils
- Negative testing for thyroid antibodies

다. 만성 림프구성(하시모토) 갑상샘염(Chronic lymphocytic(Hashimoto's) thyroiditis)

- Bilateral symmetrical, may be nodular
- Scant colloid, if any
- Cellular aspirate, but only a few follicular cells
- Some cells with Hurthle change in tissue fragments
- Marked variation in cell size and nuclear size
- Many lymphocytes in various degrees of stimulation, with germinal center cells, plasma cells, histiocytes, and tingible body macrophages

- Positive serologic testing

(2) 여포성 병변(Follicular lesions)

가. 갑상선종대(Nodular goiter)

- Abundant to moderate amount of colloid
- Follicular cells in sheets, with honeycomb pattern or isolated cells
- Only a few follicles, uniform in size
- A rare pseudopapilla and calcified deposit
- Cuboidal small uniform follicular cells, with moderate to scant cytoplasm
- Nuclei round small, less than 7-9 um
- Chromatin fine and uniformly dispersed
- Nucleoli usually absent or small
- Occasional hurthle cell metaplasia
- Blood, macrophages, and an occasional stromal cell

나. 여포상 선종(Follicular neoplasm)

표 16-8 여포상 선종과 암종의 세포학적 차이

	여포상 선종	여포상 암종
Colloid	Scant Usually in center of follicles	Scant Usually in center of few follicles
Follicular cells	Abundant In syncytial sheets and acini Follicles irregular in size and shape	Abundant In syncytial sheets
Nuclei	Uniform or pleomorphic Large (9-15 um)	Uniform or pleomorphic Very large (10-20 um), contours iregular
Chromatin	Coarse but uniformly dispersed	Very coarse chromatin, uneven distribution, clearing
Nucleoli	Micronucleoli	Micro- and macronucleoli
Cytoplasm	Scant, pale	Scant, pale

(3) 휘르트레세포 병변(Hurthle cell lesion)

가. 양성 휘르트레세포 소절(Benign Hurthle cell nodules)

- quite common in nodular hyperplasia and Hashimoto's thyroiditis
- Hurthle cells form cohesive groups with only rare single cells

나. 휘르트레세포 선종(Hurthle cell neoplasm)

- Hypercellular
- almost pure populaton of Hurthle cells
- dyshesive single cells with prominent nucleoli

다. 휘르트레세포 암종(Hurthle cell carcinoma)

- capsular and vascular invasion in surgical specimen
- cannot be evaluated in cytology specimens

(4) 악성종양

가. 유두상 암종(Papillary carcinoma)

- Abundnat monolayered sheets, papillae, isolated cells, occasionally follicles, with marked crowding
- Colloid scant or absent
- Nuclei slightly pleomorphic, 18-50 um and usually elongated
- Powdery ground glass chromatin, intranuclear cytoplasmic inclusion, chromatin ridges, and multiple nucleoli
- Cytoplasm usually moderate, cuboidal, columnar or spindled, pale or finely vacuolated
- Psammoma bodies
- Tall cell variant has tall columnar cells, polylobated nuclei, and nuclear inclusions
- Positive immunostaining for LMW and HMW cytokeratin, thyroglobulin, and vimentin, but negative staining for CEA, calcitonin, and neuroendocrine markers

나. 수질 암종(Medullary carcinoma)

- Abundant isolated, loosely clustered, or syncytial cells
- Cells small, mono- or pleomorphic, round or spindle
- Few isolated large multinucleated epithelial cells
- Nuclei eccentric, frequently pleomorphic, elongated
- Coarse chromatin, nucleoli and nuclear inclusions common
- Cytoplasm red granular(MGG, Diff-Quik), or blue(Papanicolaou)
- Masses of homogeneous or fibrillary amyloid(Congo red)
- Positive immunostaining for calcitonin, CEA, vimentin, LMW cytokeratin, and neuroendocrine markers such as NSE
- Negative for thyroglobulin and HMW CK

다. 역형성 암종(Anaplastic carcinoma)

- Many isolated cells, clusters, and syncytial fragments
- Marked cellular pleomorphism : small and giant cells
- Nuclei very pleomorphic, with cytoplasmic inclusions
- Chromatin distribution very irregular
- Multiple irregular macronucleoli
- Frequent mitotic figures, many atypical
- Necrosis, acute inflammatory cells
- Multinucleated histiocytic cells
- variable immunostaining for CEA, vimentin, CK, and thyroglobulin
- Negative for calcitonin and neuroendocrine markers

라. 미분화암종(Poorly differentiated(insular) carcinoma)

- High cellular
- monomorphic follicular cells
- predominantly single cells, occasional crowded clusters and microfollicles
- rare necrosis and mitosis

12. 침샘(Salivary gland)

1) 검체 채취 방법

: 세침흡인세포검사

2) 흔한 침샘 병변

(1) 다형성 샘종(Pleomorphic adenoma)

- Most common neoplasm of salivary gland, 90% occur in parotid
- solid cartilagenous and lobulated
- Cellular aspirate, two components melt into each other : epithelial/myoepithelial cells and stroma
- Epithelium forms cords and few acini of uniform oval cells, with eccentric uniform nuclei, fine chromatin, and micronuucleoli
- Myoepithelial cells that look like "out-of-focus" lymphocytes, or elongated with oval nuclei
- Stroma cells spindled, with abundant myxoid/fibrillary or chondroid matrix
- Tyrosine crystals as radiating needle-shaped or flower-like
- Metaplastic cells, squamous(in 25%), mucinous, oncocytic, or sebaceous
- Hyaline cell variant with refractile cytoplasm, plasmacytoid eccentric nucleus
- Necrosis and marked atypia suggest malignancy

(2) 와틴 종양(Warthin tumor)

- Almost always in parotid, more in males
- Cystic, brown with mucoid contents
- Myxture of oncocytes and lymphoid cells
- Oncocytes : as sheets, honeycomb, and rare papillae, distinct borders; round nuclei, abundant glassy red or green, granular

cytoplasm

- Lymphocytes : small or large, reactive
- Few mast cells within epithelium in most cases
- May show squamous or mucinous metaplasia

(3) 점액표피양암종(Mucoepidermoid carcinoma)

가. 점액표피양 종양, 저등급(Mucoepidermoid tumor, low grade)

- Parotid gland most frequently involved
- Cystic, soft and produces a mucinous aspirate
- Background of mucin, granular on Diff-Quik and PAS positive
- Mucinous cells : abundant, loosely cohesive, with fine vesicular chromatin and one or more mucin vacuoles
- Squamous cells : fewer than mucinous, uniform metaplastic, rarely keratinizing
- Intermeditate cells : polygonal, tight clusters, scant or moderate cytoplasm, small dark nuclei
- Differential diagnosis : pleomorphic adenoma, hyperlasia, branchial cleft cyst, mucocele, necrotizing sialometaplasia, and epidermal inclusion cyst

나. 점액표피양 종양, 고등급(Mucoepidermoid tumor, high grade)

- Solid and firm, frequently in parotid gland
- Aspirate yields malignant squamous cells, with nuclear pleomorphism, coarse granular chromatin, and keratinization
- Few columnar mucinous cells or vacuolate metaplastic squamous cells
- Differential diagnosis : pleomorphic adenoma, acinic cell carcinoma, adenoid cystic carcinoma, and metastatic squamous carcinoma in parotid lymph node

(4) 선양낭성암종(Adenoid cystic carcinoma)

- One quarter of malignant tumors of parotid
- relatively more common in submandibular and minor glands
- Solid, firm, and infiltrative
- Epithelial cords and cohesive solid "balls"
- Spaces contain green-blue glassy PAS positive material, same material seen around cell nests
- Cells have blue cytoplasm, bland but angulate nuclei, single nucleoli

(5) 선방세포선암종(Acinic cell carcinoma)

- Broad sheets and large clusters of acinic cells
- Nuclei eccentric, round and bland, with micronucleoli
- Cytoplasm delicate, vacuolated or clear, with granules that stain with Diff-Quik
- Many isolated naked nuclei
- Absence of adipose tissue and ducts, unlike aspirates of normal glands
- Behavior unpredictable on cytologic basis

13. 보고(Reporting)

1) 부인과 세포병리(GYNECOLOGIC CYTOPATHOLOGY)

The Bethesda system

(The Bethesda System for Reporting Cervical Cytology, 2nd ed. New York : Springer; 2004)

I. 자궁경부 질 도말(Based on The bethesda System 2001)

1. Specimen Adequacy
 1.1 Satisfactory for evaluation :
 1.2 Unsatisfactory for evaluation
2. Negative for Intraepithelial Lesion or Malignancy
 2.1. Organisms
  2.1.1 Trichomonas vaginalis
  2.1.2 Fungal organisms morphologically consistent with Candida species
  2.1.3 Shift in vaginal flora suggestive of bacterial vaginosis
  2.1.4 Bacteria morphologically consistent with Actinomycosis spp.
  2.1.5 Cellular changes associated with Herpes simplex virus
 2.2. Nonneoplastic findings : Reactive cellular changes associated with
  2.2.1. Inflammation(includes typical repair)
  2.2.2. Radiation
  2.2.3. Intrauterine contraceptive device(IUD)
 2.3. Other nonneoplastic findings
3. Epithelial Cell Abnormalities
 3.1. SQUAMOUS CELL
  3.1.1.1 Atypical squamous cells : ASC-US
  3.1.1.2 Atypical squamous cells : ASC-H
  3.1.2. Low grade squamous intraepithelial lesion(LSIL) encompassing: HPV/mild dysplasia/CIN 1
  3.1.3. High grade squamous intraepithelial lesion(HSIL) encompassing: Moderate and severe dysplasia, CIS/CIN 2 and CIN3
  3.1.4. With features suspicious for invasion(if invasion is suspected)
  3.1.5. Squamous cell carcinoma
 3.2. GLANDULAR CELL
  3.2.1. Atypical glandular cells(endocervical / endometrial)
  3.2.2. Atypical glandular cells favor neoplastic(endocervical / endometrial)
  3.2.3. Endocervical adenocarcinoma in situ
  3.2.4. Adenocarcinoma
 3.3. OTHER MALIGNANT NEOPLASMS(specify)

2) 비부인과 세포병리(NON-GYNECOLOGIC CYTOPATHOLOGY)

(1) Reporting of thyroid gland

THE BETHESDA SYSTEM FOR REPORTING THYROID CYTOPATHOLOGY

I. Nondiagnostic or Unsatisfactory
- Cyst fluid only
- Virtually acellular specimen
- Other(obscuring blood, clotting artifact, etc.)

II. Benign
- Consistent with a benign follicular nodule(includes adenomatoid nodule, colloid nodule, etc.)
- Consistent with lymphocytic(Hashimoto) thyroiditis in the proper clinical context
- Constistent with granulomatous(subacute) thyroiditis
- Other

III. Atypia of Undetermined significance or follicular Lesion of Undetermined Significance

IV. Follicular Neoplasm or Suspicious for a Follicular Neoplasm
- Specify if Hurthle cell(oncocytic) type

V. Suspicious for Malignancy
- Suspicious for papillary carcinoma
- Suspicious for medullary carcinoma
- Suspicious for metastatic carcinoma
- Suspicious for lymphoma
- Other

VI. Malignant
- Papillary thryoid carcinoma
- Poorly differentiated carcinoma
- Medullary thyroid carcinoma
- Undiferentiated(anaplastic) carcinoma
- Squamous cell carcinoma
- Carcinoma with mixed features(specify)
- Metastatic carcinoma
- Non-Hodgkin lymphoma
- Other

(2) 체액세포 진단양식

가. Benign or Negative

나. Atypical, favor reactive

다. Atypical, favor neoplastic

라. Malignant(Dx :   )

(3) 세침흡인 세포병리(FINE NEEDLE ASPIRATION BIOPSY) 진단양식

가. Benign

나. Atypical

다. Malignant(Dx :   )

Catholic University of Korea 임상진료지침

17

Pathology

면역 병리

1. 면역조직화학염색(Immunohistochemistry)

파라핀에 포매된 조직 절편에 대해 면역학적 기법을 사용하여 조직에 특정 항원의 존재 여부를 확인하는 검사 기법으로, 현재 외과 병리에서 중요한 진단 도구가 되고 있다.

처음에는 신선 동결 조직에서 면역형광 방법을 사용하였으나 이후에 포르말린 고정 파라핀 포매 조직(formalin fixed paraffin embedded tissue, 이하 FFPE)에 면역과산화효소(immunoperoxidase) 방법을 적용한 효소 부착 기법(enzyme labeling technique)이 일반화 되어 오늘에 이르고 있다.

면역조직화학염색은 기본적으로 조직 내에서 알아보고자 하는 특정 항원에 대한 1차 항체, 항원과 결합한 1차 항체를 검출하기 위한 2차 항체와 여기에 결합 되어 있는 효소, 그리고 효소와 반응해서 색깔을 나타내는 색소원(chromogen)으로 구성된다.

조직 내에서 특정 항원이 이 항원에 대한 1차 항체와 결합하면 곧이어 분주되는 2차 항체가 1차 항체와 결합하게 되며 여기에 색소원을 첨가하면 2차 항체에 붙어 있는 효소에 의해 발색을 하게 되어 현미경을 통해 관찰할 수 있게 된다.

2. 면역조직화학염색의 기초

1) 면역조직화학염색에 사용되는 항체에는 두 가지 종류가 있다.

(1) 다클론항체(Polyclonal antibody)

여러 항원결정인자(epitopes)에 반응하는 항체를 말한다.

Rabbit, goat, pig, sheep, horse, guinea pig 등에서 생산한다.

10 μg - 200 μg의 항원을 Freund's ajuvant와 함께 근육 또는 피하로 동물에 주입

Booster shots

Collect blood

Remove cells 과정을 거쳐

stabilized antisera 또는 purified IG fractions 형태로 Polyclonal antibodies 채취

(2) 단클론항체(Monoclonal antibody)

Individual clone of plasma cells에서 만든다.

특정한 단일 epitope에 반응

Mice에서 만든다.

Immune response 일으킨 후

spleen이나 lymph node에서 B lymphocyte 모음

non-secreting mouse myeloma cell과 fuse

culture antibody producing hybridoma

이는 두 가지 방법을 통해서 이루어진다 :

Culture medium,

Transplantation into the peritoneal cavity of syngeneic mice

2) Antibody affinity

Antibody cross-reactivity

Antibody reaction rates

Antibody stability

Handling of antibodies 등과 같은 내용은 전문적인 서적 참조

3) 면역조직화학염색의 기초

항체가(Antibody titer), 항체 희석배수(Antibody dilution), 배양시간(Incubation time), 온도(Temperature)는 염색의 질을 결정하는 가장 중요한 요소들이다.

(1) 항체가

최상의 항체가는 가장 높은 희석 배수를 사용하여 특이성이 가장 높은 염색이 이루어지면서 동시에 불필요한 배경 염색이 최소한으로 나타나는 값을 말한다.

(2) 항체희석배수

항체 마다 권장 희석 배수는 다양하다. 항체를 사용하기 전에 여러 희석배수를 대조군이 되는 조직에 사용하여 최상의 희석배수를 결정한다.

(3) 항체배양시간

1차 항체의 배양시간은 24시간까지 다양하다.

24시간이 경제적으로 유리 - 고도 희석배율 사용 가능하다.

일정한 염색상태를 위해 시간을 일정하게 하는 것이 중요하다.

(4) 항체배양 온도

항원-항체 반응은 실온보다 37℃에서 더 신속

희석배수, 배양시간 등에 따라 이 역시 일정하게 하는 것이 중요

야간 동안(overnight) 지속할 때는 4℃로도 가능

시간을 오래 하거나 온도를 높일 때는 습도가 높은 방(humidity chamber)에 두는 것이 필수

4) 기초효소학

면역조직화학염색에서 염색은 효소-기질 반응(enzyme-substrate reaction)에 의한다.

이 반응에 의해 색깔이 없는 색소원이 색깔을 띄는 상태로 변한다.

(1) 효소

가장 대표적인 효소로는 horseradish peroxidase(HRP)와 calf intestine alkaline phosphatase(AP)가 있다.

(2) 각 효소에 대한 기질(색소원)

가. Peroxidase

3,3- diaminobenzidinetrahydrochloride(DAB)

- brown end product
- insoluble in organic solvents
- potential carcinogen

3-amino-9-ethylcarbazole(AEC)

- rose red end product
- alcohol soluble
- aqueous counterstain and mounting 필요
- 시간이 지나면 퇴색

4-chloro-11-naphthol(CN)

- blue end product

p-phenylenediamine dihydrochloride/pyrocatechol(Hanker-Yates reagent)

- blue black end product

나. Alkaline phosphatase

Naphthol AS-MX phosphate

New fuchsin

5) 고정

조직의 고정은 중성완충액으로 희석된 포르말린(Neutral buffered formalin)으로 한다.

6) Tissue handling

7) 항원 재생(Antigen retrieval)

조직 내에서 소수 남아있는 항원을 염색을 위해 드러내는 방법

FFPE 조직을 만드는 과정에서 항원은 많이 소실된다.

고정하는 과정에서 소실되는 항원은 재생이 가능할 수도 있고 그렇지 않을 수도 있다.

FFPE tissue를 수용액 안에서 열을 가하는 것이 항원재생에 있어서 가장 기본적인 방법이다.

FFPE의 항원재생 과정

(1) 탈파라핀

(2) 함수(Rehydration)

(3) 항원재생 용액에 담그기(Immerse in retrieval solution)

- 0.01M TRIS-HCL, pH1 or 10
- Citrate buffer of pH6.0

(4) 가열

- Microwave oven/ autoclaves/ steamer/ pressure cooker/ water bath 등을 사용
- 온도 : 물의 끓는 점 정도로 한다.
- 10에서 60분(보통 20분 정도)

(5) 식히기(Cooling)

8) 면역조직화학염색의 여러 가지 방법들

이들 방법은 드물게 살아있는 항원을 검출하기 위해 민감도가 높은 방법을 찾는 방향으로 발전해 왔다.

1. Peroxidase-labeled antibody method (1968)
2. Immunoperoxidase bridge method (1969)
3. Peroxidase anti-peroxidase (PAP) complex method (1970)
4. Avidine-Biotin immunohistochemistry (1981)
   Avidine-biotin complex (ABC) method
   Labeled steptavidine-biotin (LSAB) method
5. Polymer-based immunohistochemistry

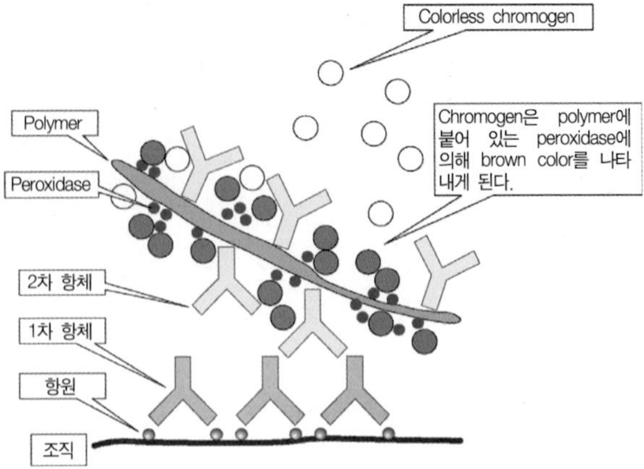

그림 17-1 Polymer-based immunohistochemistry

최근에 사용하는 방법으로 17-1 그림과 같은 원리로 염색이 된다.

EnVision™ - dextran backbone, multiple enzyme molecules, secondary antibody

그 외

Tyramide amplification

Cycled tyramide amplification

Fluorescyl-tyramide amplification

Rolling circle amplification 등과 같은 방법이 보조적으로 추가 된다.

9) 면역조직화학염색에서 추가로 고려해야 할 사항들

(1) 단백질 차단

(2) 내재성 효소 차단(Endogenous enzyme blocks)

Peroxidase와 AP는 정상 세포에도 존재하기 때문에 이들이 배경 염색을 나타내지 않도록 염색 전에 차단을 해 주어야 한다.

Peroxidase를 함유하는 세포들 : RBC, granulocytes, eosinophils, hepatocytes, muscle, kidney, monocytes

AP를 함유하는 세포들 : placenta, intestine, proximal tubules of kidney, osteoblast, endothelial cells, neutrophils

* AP는 일반적인 고정과 파라핀 침투 과정을 통해 대부분 파괴된다.

* 대표적인 내재성 효소 차단제에는 다음과 같은 것이 있다.

- Hydrogen peroxide - peroxidase
  Incubation of sections in 3% H_2O_2 for 5 to 10 minutes
- Levamisole+chromogen - AP
- Weak acid(0.3N HCl) - AP

(3) Avidine/biotin reducing agents

(4) Chromogen enhancers

(5) Antibody diluents

(6) Enzymatic epitope retrieval solutions - proteolytic enzymes

(7) Wash buffers

(8) Water

10) 면역조직화학염색의 일반적인 과정

(1) 조직 절편 작성

(2) 탈파라핀

(3) 함수

(4) 내재성 과산화효소 차단

(5) 항원 재생

(6) 1차 항체

(7) 2차 항체

(8) 색소원

(9) hematoxyline으로 대조 염색

(10) 봉입

3. 골 연부 종양들(Soft tissue and osseous neoplasms)

1) 골 연부 종양에 사용할 수 있는 항체들에는 다음과 같다.

(1) Intermediate filament proteins

Actin - myogenic differentiation/ cytoplasm

Desmin - myoginic differentiation/rhabdomyosarcoma, leiomyosarcoma/ cytoplasm

Vimentin - mesenchymal origin tissue, ubiquitous in soft tissue/ cytoplasm

Neurofilament

Glial fibrillary acidic protein(GFAP) –Schwann cell, chondrocyte

Keratins - synovial sarcoma, epithelioid sarcoma, peripheral nerve sheath tumor 일부, chordoma, myoepithelioma/carcinoma, plasmacytoma 일부

(2) Epithelial realted markers

Epithelial membrane antigen(EMA)

- cell membrane, Golgi apparatus
- synovial sarcoma, epithelioid sarcoma, peripheral nerve sheath tumor 일부, chordoma, myoepithelioma/carcinoma, plasmacytoma 일부

Desmoplakin

Desmoglein

E-cadherin

(3) Additional myogenic markers

Other sarcomeric contractile proteins

Troponin

Myosin

Myoglobin - skeletal muscle/ cytoplasm

Myo-D1 - skeletal muscle/ nucleus

Myogenin - skeletalmuscle/ nucleus

Caldesmon - smoothe muscle/ cytoplasm

(4) Potential markers of schwannian differentiation

S-100 protein − cytoplasm

CD56 and CD57(neural cell adhesion molecule) − cell membrane

Collagen type IV and laminin

- BM의 주요 성분
- endothelial cell, smooth muscle cell, Schwann cell 기원의 조직에서 잘 형성

(5) Endothelial markers

Factor VIII-related antigen(vonWillebrand factor) - cytoplasm

CD34(human hematopoietic progenitor cell antigen)

CD31(PECAM-1)

Thrombomodulin

Ulex europaeus I agglutinin

FLI-1(Friend leukemia integration-1)

- transcription factor/ nucleus
- vascular tumor, Ewing's/PNET, lymphoblastic lymphoma

Podoplanin - cell membrane

Wilms'tumor-1(WT-1) - nucleus

VEGFR-3

(6) Fibrohistiocytic markers

CD68

(7) Proposed markers of osteogenic differentiation

Osteoclacin

Osteonectin

(8) Others

CD99 - Ewing's sarcoma/PNET, lymphoblastic lymphoma etc/ cell membrane

ALK-1 - protein tyrosin kinase/ ALCL, inflammatory myofibroblastic tumor, leimyosarcoma etc/ cell membrane

Bcl-2 - solitary fibrous tumor, spindle cell lipoma etc

Human transducin-like enhancer of split(TLE-1) - synovial sarcoma

2) 대표적인 골 연부 종양에서 보이는 면역염색 패턴

(1) Small round cell neoplasms

Rhabdomyosarcoma

- vimentin, myogenin, Myo-D1, desmin, fast myosin, myoglobin

Ewing's sarcoma/PNET

- FLI-1, CD99, NSE, synaptophysin, keratin(20%)

Desmoplastic small round cell tumor

- WT-1, keratin8/18, EMA, NSE, vimentin, desmin

Hematolymphoid malignancy

- 해당 파트로

(2) Sarcoma with a spindle cell appearance

Fibrosarcoma

Leiomyosarcoma - desmin, actin, h-caldesmon

Malignant peripheral nerve sheath tumor(MPNST)

- S-100 protein, CD56/CD57 약 2/3에서 양성

Monophasic spindle cell synovial sarcoma

- EMA, keratin, CD99, CD57, S-100 protein, bcl-2, TLE-1

Spindle cell angiosarcoma

- UEAI, FLI-1, CD34, CD31

Kaposi's sarcoma

- CD34

(3) Sarcoma with an epithelioid appearance

Epithelioid sarcoma - vimentin, keratin, EMA, CD34, CA125
Epithelioid monophasic synovial sarcoma - 상기 참조
Epithelioid angiosarcoma - keratin +/-, CD34, CD31, FLI-1
Clear cell sarcoma - vimentin, S-100 protein, HMB-45, MART-1
Epithelioid MPNST - S-100 protein
Alveolar soft part sarcoma - actin, desmin, Myo-D1

(4) Pleomorphic tumors of soft tissue

4. Hodgkin lymphoma

1) 진단에 필요한 대표적인 항체들

표 17-1 대표적인 항체들

	염색 형태	NLPHL	CHL
Principle antibodies			
CD45	세포질, 세포막	+	-
CD20	세포막	+	일부 +
CD30	세포막, 골지체 주변	일부 +	+
CD15	세포막, 골지체 주변	-	+ (60-85%)
GC/post-GC markers			
Bcl-6	핵	+	Heterogenous
CD10	세포질	-	Heterogenous
CD138	세포질	-	Heterogenous
CD4 (T-cell resetting)	세포막	+	-
TNF superfamily			
CD40	세포질	-	+
EMA	세포질	일부 +	-
T-cell markers (CD3, CD4, CD5)	세포막	-	일부 + (5-20%)
Granzyme B, perforin, TIA-1	세포질	-	일부 + (5-20%)
EBV	세포질	-	+ (50%)
Dendritic cell marker			
Fascin	세포질, 세포막	-	+
CLIP-170/Restin	세포질, 세포막	-	+
B-cell markers			
CD79	세포막	+	-
B-cell specific activator protein (BSAP)/PAX-5	핵	+	+
Oct-2	핵	+	-

2) 판독에 있어서 주의점

(1) CD15

- CHL의 30%에서는 나타나지 않는다.
- Granulocyte도 CD15를 발현한다.

(2) ALCL과의 감별은 아래 표와 같다.

표 17-2 HL와 ALCL 감별

	CHL	ALCL
CD30	+	+
CD15	+	드물게 +
EMA	-	+
PAX-5	+	-
ALK	-	+
EBV	+ 50%	-

5. Non-Hodgkin lymphomas

대표적인 항체들

(1) B-cells

CD19 - Ig superfamily

CD20 - late pre-B-cell stage부터 발현, plasma cell stage에서 소실
- Rituxan의 target

CD21 - C3d receptor
- follicular dendritic cells, some B-cells

CD22 - Hairy cell leukemia

CD23 - platelet, eosinophils, macrophages, follicular dendritic cells, mature B cells
- small cell lymphocytic lymphoma +/ mantle cell lymphoma-

CD25

CD7a - B-lymphocyte antigen receptor
- CD79a, CD79b

CD138 - transmembrane heparin sulfate proteoglycan
- plasma cell

DBA.44

Immunoglobulin light chains

Light chain messenger ribonucleic acid

B-cell transcription factors

MUM1/IRF4 - plasma cell, late B-cells, activated T cells

PAX5/BSAP

Oct-2

BOB.1

(2) T-cells

CD2

CD3 - T-cell antigen receptor complex

CD4 - HLA class II molecule과 interact

CD5 - signal transduction molecule
- most thymocytes, immature peripheral T-cells, some B-cells
- CLL/SLL, mantle cell lymphoma

CD7

CD8 - suppressor/cytotoxic T-cell subset

T-bet - T-cell transcription factor

(3) 기타 항체들

ALK - Product of anaplastic lymphoma gene
- ALCL

Cyclin D1(bcl-1) - Proto-oncogene
- Mantle cell lymphoma

Bcl-2 - Anti-apoptotic protein

- 정상 germinal center -/ 대부분의 follicular lymphoma +

Bcl-6 - Germinal center lymphocytes
- Transcriptional regulatory protein
- Bcl-2와 reciprocal pattern으로 분포

CD1a - Cortical thymocytes, Langerhans cells

CD10(CALLA)
- Early lymphoid progenitor, normal germinal center cells
- Precursor B-lymphoblastic lymphoma, Burkitt lymphoma, follicular lymphoma, DLBCL, MM

CD11c - Monocytes, macrophages, dendritic cells

CD14 - Monocytes, macrophages

CD15 - Marker for RSC in CHL

CD25 - Interleukin 2 receptor
- T lymphocytes
- Hairy cell leukemia, adult T-cell leukemia/lymphoma

CD30 - TNF receptor superfamily
- ALCL, CHL

CD33

CD43 - Antiadhesin molecule
- All leukocytes except for some resting B-cells
- CLL/ALL, MCL, prolymphocytic leukemia

CD45

CD52

CD56 - NK cells, glial cells, neuron

CD57 - NK cells

CD61

CD68 - Macrophages

CD99 - MIC2 gene product
- Lymphoblastic leukemia/lymphoma, AML, solid tumors

CD163

EBV LMP-1

T-cell restricted intracellular antigen(TIA-1)

- Cytotoxic-granule associated protein
- NK cells, cytotoxic T-cells

Perforin/Granzyme B

- Cytotoxic-granule associated protein
- NK cells, cytotoxic T-cells

Ki-67 - Measure of the growth fraction

Terminal deoxynucleotidyl transferase(TdT)

- DNA polymerase
- Early T- and B-lymphoblast
- Nuclear pattern
- Lymphoblastic leukemia/lymphoma

Myeloperoxidase - Myeloid cells

표 17-3 B-세포 림프종에서 면역염색 패턴

	CD20	CD79a	CD5	CD10	CD23	Bcl6	MUM1	Cyclin D1
CLL/SLL	+	+	+	-	+	-	+	-
LPL	+	+	-	-	-	-	+	-
SMZL	+	+	-	-	-	-	-	-
HCL	+	+	-	-	-	-	-	+/-
PCM	-	+	-	-/+	-	-	+	-
MALTL	+	+	-	-	-	-	+	-
FL	+	+	-	+	-	+	-	-
MCL	+	+	+	-	-	-	-	+
DLBCL	+	+	-	-/+	-	+/-	+/-	-
BL	+	+	-	+	-	+	-	-

CLL/SLL, Chronic lymphocytic leukemia/small lymphocytic lymphoma
LPL, Lymphoplasmaytic lymphoma
SMZL, Splenic marginal zone lymphoma
HCL, Hairy cell leukemia
PCM, Plama cell myeloma
MALTL, MALT lymphoma
FL, Follicular lymphoma
MCL, Mantle cell lymphoma
DLBCL, Diffuse large B-cell lymphoma
BL, Burkitt lymphoma

표 17-4 T-세포 및 NK 세포 림프종에서 면역염색 패턴

	CD3	CD4	CD8	CD5	GB	CD30	CD25	CD56	Bcl6	CD10	EMA
TPLL	+	+	+	+	-	-	-	-	-	-	-
ATLL	+	+	-	-	-	-	-	-	-	-	-
AggNK	+ (cytoplasmic)	-	-	-	+	-	-	+	-	-	-
ENK/T, nasal type	+ (cytoplasmic)	-	-	-	+	-	-	+	-	-	-
EATL	+	-	-	-	+	-	-	+	-	-	-
HSTL	+	-	+	+	-	-	-	+	-	-	-
SPTCL	+	-	+	+	+	-	-	+	-	-	-
MF/SS	+	+	-	-	-	-	-	-	-	-	-
PC CD30+LPD	+	+	-	-	-	+	+	-	-	-	-
AILT	+	+	-	+	-	-	-	-	+/-	+/-	-
PTCL, NOS	+	-	-	-	-		-	-	-	-	-
ALCL, ALK+	-/+	+/-	-	+	+	+	-	-	+	-	+
ALCL, ALK-	+/-	+/-	-	+	-	+	-	-	-	-	+

TPLL, T-cell prolymphocytic leukemia
ATLL, Adult T-cell leukemia/lymphoma
AggNK, Aggressive NK-cell leukemia
ENK/T, nasal type, Extranodal NK/T-cell lymphoma, nasal s type
EATL, Enterpathy-associated T-cell lymphoma
HSTL, Hepatosplenic T-cell lymphoma
SPTCL, Subcutaneous panniculitis T-cell lymphoma
MF/SS, Mycosis fungoides/Sézary syndrome
PC CD30+LPD, Primary cutaneous CD30+ T-cell lymphoproliferative disease
AILT, Angioimmunoblastic T-cell lymphoma
PTCL, NOS, Peripheral T-cell lymphoma, not otherwise specified
ALCL, Anaplastic large cell lymphoma

6. Melanocytic neoplasms

1) 대표적인 항체들

Filamentous proteins - vimentin 이외 모든 IFP에 음성

Epithelial determinant - EMA, CEA, PLAP에 음성

Hematopoietic markers - 일부 양성, 일부 음성

Calcium-binding proteins

- S-100 protein에 양성(nucleus and cytoplasm)
- Calretinin에 음성

Melanocyte-specific monoclonal antibodies

- GP100/PMEL 17 related monoclonal antibodies : NKI-beteb, NKI/C3, HMB-45, MART-1/melan-A
- Tyrosin-related antibodies : T311, MAT-1
- Microphthalmia transcription factor protein
- PNL2

** GP100 antibody들은 angiomyolipoma, PEComa 등에서도 양성

** Melan-A는 adrenocortical carcinoma, sex cord tumors of ovary에서도 양성

2) DDx

- Melanoma/ melanocytic nevus variants
- Melanocytic neoplasms/ histiocytic proliferation
- Recognition of rhabdoid and sarcomatoid malignant melanoma
- Amelanotic melanoma/ other epithelioid malignancies
- Metastatic melanoma/ malignant glioma
- Melanoma/ soft tissue sarcoma
- Melanoma in situ/ pigmemted actinic keratosis
- Melanoma/ cutaneous granular cell tumor
- Proliferative dermal nodules in congenital nevi/ melanoma
- Primary/ secondary intracutaneous melanoma

7. Metastatic carcinomas of unknown primary

Determining the site of origin - stepwise approach

1) Screening immunohistochemistry

- lymphoid differention - LCA, CD3, CD20, CD79a
- myeloid differentiation - myeloperoxidase, CD117
- melanocytic differentiation - S-100 protein, HMB-45, Melan-A
- mesenchymal differentiation - vimentin
- epithelial differentiation - cytokeratin

2) The cytokeratins

(1) 종류

(2) CK8/18, CAM5.2(CK8), CK19, AE1/AE3(pancytokeratin) - carcinomatous differentiation

(3) CK7/ CK20의 분포에 따른 질환 감별(표 17-6)

표 17-5 CK의 종류

Type II (염기성)	Type I (산성)
CK1	CK9
	CK10
CK2	CK11
CK3	CK12
CK4	CK13
CK5	CK14
	CK15
CK6	CK16
CK7	CK17
CK8	CK18
	CK19
	CK20

표 17-6 CK7/CK20

CK7+/ CK20+	CK7+/ CK20-
이행세포암종 췌장암종 난소의 점액암종	폐의 비소세포암종 폐의 소세포암종 유방암종 난소의 비점액성 암종 자궁내막암종 중피종 자궁경부의 편평세포암종
CK7-/ CK20+	**CK7-/ CK20-**
결장 및 직장의 샘암종 Merkel 세포암종	폐의 편평세포암종 전립선의 샘암종 신세포암종 간세포암종 부신피질암종 가슴샘 암종 일부

(4) Complex keratin
- Keratin of high molecular weight(HMW)
- Keratin of stratified epithelia
- CK34bE12
- Basal cell of prostate, myoepithelial cells, tumors of squamous epithelial differentiation, duct derived carcinoma, mesothelioma

(5) CK5, CK5/6
- Indicator of squamous and transitional differentiation
- Mesothelioma와 lung adenocarcinoma 감별 - 각각 76%와 5% 에서 양성
- Myoepithelial cell에서 양성
- Basal like carcinoma of breast, Keratins in nonepithelial tumors

3) Carcinoma subsets with frequent vimentin coexpression

Coexpression을 보이는 대표적인 종양들
- Endometrial adenocarcinoma
- Renal cell carcinoma
- Salivary gland carcinoma
- Spindle cell carcinoma
- Thyroid follicular carcinoma

그 외

4) Supplimental epithelial markers

(1) Carcinoembryonic antigen(CEA)

표 17-7 CEA를 통한 종양의 원발 부위 감별

CEA 양성		CEA 음성	
간 (소관 주위 형태)	부비동	전립선	신장
폐	대장	부신	자궁내막
위	자궁경부	난소의 장액성 종양	중피종
담도계	췌장		
땀샘	유방		

(2) Epithelial membrane antigen(EMA)

- epithelial neoplasm을 찾는데 있어서 supplement - 특히 undifferentiated carcinoma
- malignant melanoma에서 음성
- germ cell turmor에서는 음성이나 choriocarcinoma와 teratoma에서는 양성
- plasma cell, ALCL, HL의 L&H cell 등에서 일부 양성
- malignant mesothelioma에서 양성

(3) BER-EP4, BG8, MOC-31

- Markers of epithelial differentiation
- Adenocarcinoma + / mesothelioma - 특히 유용
- BER-EP4 : membranous stain, BG8, MOC-31 : cytoplasmic stain
- SCC 음성
- MOC-31 eatastatic ca +/ primary HCC - 특히 유용

5) Focusing on tumor differentiation : cell-specific products

(1) Neuroendocrine antibodies

- Chromogranin
- Synaptophysin
- CD57, CD56
- Neuron specific enolase
- Peptide hormones
- Neuroendocrine tumor는 보통 CAM5.2와 CK7에 양성

(2) Thyroglobin

- Thyroid carcinoma
- Anaplastic type에서는 음성

(3) Thyroid transcription factor-1(TTF-1)

- Nuclear staining

- Thyroid carcinoma(except anaplastic type)
- Carcinomas of lung

(4) Calretinin and WT-1

- Calretinin : intracytoplasmic calcium binding protein cytoplasmic staining
- WT-1 nuclear staining
- Mesothelial marker
- WT-1 : ovarian serous ca+/ endometrial serous ca-

(5) GCDFP-15 and mammoglobin

- Breast carcinoma
- 참고. Breast ca – GCDFP-15+/mammoglobin+/ CK7+/CK20-/ER+/PR+/CEA+

(6) Hormone receptors(estrogen and progesterone)

- Breast and gynecologic primary tumors

(7) Villin

- Calcium dependant actin binding cytoskeletal protein
- Colorectal and pulmonary adenoca에서 양성
- HCC에서 canalicular pattern

(8) CDX2

- Homeobox gene
- Intestinal differentiation
- Adenocarcinoma of urinary bladder
- Adenocarcinoma of uterine cervix, endometrioid adenocarcinoma 일부

(9) Hep Par1

- Hepatocyte 내 mitochondrial antigen
- Hepatocytic differentiation

- HCC
- 기타 signet ring cell ca of stomach

(10) DPC4

- Tumor suppressor gene
- 음성일 때 pancreatic carcinoma 가능성

(11) Prostate carcinoma antigens

- Prostate specific antigen(PSA)
- Prostatic acid phosphatase(PAP)
- Prostate specific membrane antigen PSMA)
- Alpha-methyacyl-CoA racemase(AMACR)
  Mitochondrial peroxisome enzyme
  Prostatic ca와 benign prostatic tissue 구별에 도움
  Metastatic ca에서는 유용하지 않다.

(12) Uroplakin III and thrombomodulin

- Urothelial differentiation

[참고] Local pelvic tumors

- urothelial carcinoma : UROIII+, TM+, p63+, CK5/6+, CK7+, CK20+, WT1-
- ovarian carcinoma : UROIII-, TM-, p63-, CK5/6+, CK7+, CK20-, WT1+
- prostate carcinoma : UROIII-, TM-, p63-, CK5/6+, CK7-, CK20-, PSA+, PAP+
- colorectal carcinoma : UROIII-, TM-, p63-, CK5/6+, CK7-, CK20+, WT1-, CDX2+

(13) Renal cell carcinoma antigen(RCC)

(14) CD10

- RCC
- Endometrial stromal sarcoma

(15) PAX2(paired box gene 2)

- RCC
- Serous carcinoma

[참고]

RCC : CK7-, CK20-, EMA+, CAM5.2+, CD10+, RCC+, PAX2+, vimentin+

(16) Melan-A and inhibin

- Adrenocortical tumors

(17) Germ cell tumor markers

- CAM5.2(except seminoma)
- PLAP
- Alpha-fetoprotein - yolk sac tumor
- OCT3/4 - transcription factor nuclear staining
- CD117 - seminoma
- CD30 - embryonal carcinoma

(18) CD5

- Thymic carcinoma

8. Female genital tract

1) Endocervical adenocarcinoma

- Strong diffuse p16+
- CEA+
- Vimentin-, ER-

2) Uterus

(1) 유용한 항체들

Cytokeratin

EMA

Vimentin

p53 - tumor suppressor protein

β-catenin

- Cell adhesion, component of the Wnt signal transduction pathway
- Nuclear expression
- 50% of endometrioid adenocarcinoma

PTEN

- Tumor suppressor gene
- 40 to 70% endometrioid adenoca에서 loss

Muscle markers - actin, desmin, h-caldesmon

CD10

WT-1

(2) Endometrial carcinoma

표 17-8 대표적인 자궁내막암종의 면역염색 패턴

	면역염색 패턴
자궁내막모양샘암종	CK7+, CA125+, ER+, PR+, vimentin+, CEA-, CK20-, β-catenin+, PTEN-
장액샘암종	CK7+, CA125+, vimentin+, CEA-, CK20-, ER & PR seldom, high p53, p16, Ki-67
투명세포샘암종	CK7+, CA125+, vimentin+, CEA-, CK20-, ER & PR seldom, p53 & p16 rare

(3) 감별진단

표 17-9 대표적인 부인과 종양의 감별

	ER/PR	WT1	CK7	CK20	CEA	vimentin
자궁내막모양샘암종	+++	-	+	-	-	+
자궁내막의 장액샘암종	+	+	+	-	-	+
난소의 장액샘암종	++	+++	+	-	-	-
자궁경부샘암종	-	-	+	-	+++	-

(4) Leiomyosarcoma

- Actin, desmin +
- CD10-

(5) Endometrial stromal tumors

- Actin, desmin, h-caldesmon, CD34 -
- CD10, ER, PR+

3) Ovary

(1) 유용한 항체들

Cytokeratin

CK7

CK20

CD15

mCEA - mucinous ca

B72.3

MOC31

CA125 - non-mucinous ovarian cancer

Inhibin - sex cord stromal tumors

Calretinin - sex cord stromal tumors

WT1 - serous carcinoma

Placental alkaline phosphatase(PLAP) - malignant germ cell tumors

CD117- dysgerminoma

Oct-4 - Nuclear transcription factor

- Dysgerminoma, embryonal carcinoma

Alpha-fetoprotein(AFP) - yolk sac tumor

Human chorionic gonadotrophin

- Choriocarcinoma, dysgerminoma, embryonal carcinoma

S-100 protein - sex cord stromal tumors

CD45

Markers for neuroendocrine differentiation

(2) 대표적인 Ovarian tumors

표 17-10 대표적인 표면상피세포종양과 성끈기질종양의 감별

	CK	CK7	CK20	WT1	EMA	Inhibin	Calretinin
장액샘종/샘암종	+	+	-	+	+	-	-
점액샘종/샘암종	+	+	+	-	+	-	-
자궁내막모양샘암종	+	+	-	-	+	-	-
투명세포샘암종	+	+	-	-	+	-	-
브레너종양	+	+	+/-	+	+	-	-
과립막세포종양	-/+	-	-	-	-	+	+

표 17-11 대표적인 종자세포종양

	PLAP	CD117	Oct-4	CK	CD30	AFP
난소고환종	+	+	+	-	-	-
배아암종	+	-	+	+	+	-
난황종양	+	-	-	+	-	+

9. Urinary and male genital system

1) Prostate

표 17-12 전립선에서 정상샘과 암종조직의 구별

	PSA	AMACR	CK34bE12	p63	CK5/6
정상샘	+	-	+	+	+
전립선암종	+	+	-	-	-

Prostate에 유용한 항체들

PSA

PSMA

PSAP

Prostein(P501S)

- Golgi complex에 존재
- Benign과 neoplasm 모두에 발현

AMACR

- Prostatic ca와 high grade PIN에 발현

High molecular weight cytokeratin(HMWCK, 34bE12)

- Atypical gland에서 basal cell 유무 확인

CK5/6

- Atypical gland에서 basal cell 유무 확인

p63

- Atypical gland에서 basal cell 유무 확인

2) Urothelial carcinoma

CK7+/CK20+(같은 표현형을 보이는 종양과의 감별에 대해서는 metastatic ca 항목 참조)

Uroplakin +

Thrombomodulin +

p63 – 정상 및 malignant urothelial cell 모두에서 핵에 염색

HMWCK – sensitive marker for urothelial differentiation

p53

표 17-13 전립선암종과 요로상피세포암종의 구별

	CK7	CK20	HMWCK	p63	thrombomodulin	PSA
전립선암종	-/+	-/+	-	-	-	+
요로상피세포암종	+	+	+	+	+	-

3) Kidney

대표적인 종양의 immunophenotypes

표 17-14 신장에서 생기는 대표적인 종양의 면역염색 패턴

	CK	CD117	CD10	vim	CK7	RCC	p63	EMA	HMWCK	UP	HMB-45	Melan-A
호산과립세포종	+	-	+/-	-	-	-	-	-	-	-	-	-
혐색소성 신세포암종	+	+	-/+	-	+	-	-	+	-	-	-	-
유두신세포암종	+	-	+	+	+	+	-	+	-	-	-	-
투명세포 신세포암종	+	-	+	+	-	+	-	+	-	-	-	-
집합관암종	+	-	-	-	-	-	-	+	+	-	-	-
요로상피 세포암종	+	-	-	-	+	-	+	+	+	+	-	-
혈관근지방종	-	-	-	+	-	-	-	-	-	-	+	+

4) Testis

대표적인 종양의 immunophenotypes

표 17-15 고환에서 생기는 대표적인 종양의 면역염색 패턴

	PLAP	Oct4	CD117	CK	AFP	Inhibin	EMA	CD30	CEA	Vim	S100p
고환종	+	+	+	-	-	-	-	-	-	-	-
정모세포고환종	+/-	-	+/-	-	-	-	-	-	-	-	-
배아암종	+	+	+/-	+	+/-	-	-	+	-	-	-
난황종양	+/-	-	+/-	+	+	-	-	-	-	-	-
융모막암종	+	-	-	+	-	+	+	-	+	-	-
라이디히세포종양	-	-	-	-	-	+	-	-	-	+	+
세르톨리세포종양	-	-	-	-	-	+	-	-	-	+	+

10. Breast

1) Myoepithelial cells
2) Lesions showing stromal invasion
3) Papillary lesions

4) Proliferative ductal epithelial lesions
5) Ductal vs lobular carcinoma
6) Metastatic breast cancer의 immunoprofile
   - CK7+, GCDFP15+, mammoglobin +, ER+, CK20-, TTF-1-, WT1-
   - GCDFP15는 가장 specific 하지만 염색이 약해서 진단에 도움을 받기 어렵다.

표 17-16 근상피세포 확인을 위한 면역조직화학염색

	염색부위	근상피세포	유방암종
S-100	세포질	+	-
SMA	세포질	+	-
Calponin	세포질	+	-
SMMHC	세포질	+	-
P63	핵	+	-

표 17-17 기질을 침윤하는 병변에서 근상피세포의 발현 형태

	근상피세포
관암종	-
미세샘 샘증	-
관샘증	+
경화성선증	+

표 17-18 유방의 유두성 종양들

	근상피세포	
	관 내부	관 주변
유두종	+	+
ADH/DCIS가 동반된 유두종	감소/-	+
유두성 관내상피암종	감소/-	+
피막화 된 유두암종	-	+/-
고형성 유두암종	-	+/-

표 17-19 관상피 증식성 병변의 감별

	CK34bE12	CK5/6
개화성 관상피증식	+	+
관상피이상증식	-	-
관내상피암종	-	-

표 17-20 관암종 및 소엽암종의 감별

	E-cadherin	p20 (catenin)
관암종	세포막에 염색	세포막에 염색
소엽암종	음성	세포질에 염색

7) Theranostic applications

- HER2/neu

Interpretation

0 (음성)	염색이 전혀 안되거나 10% 미만의 종양세포에서 세포막 염색을 보이는 경우이다.
1+ (음성)	종양 세포의 10% 이상에서 희미한 정도의 염색이 보이는 경우이다. 이때 일부에서는 세포막 염색을 보인다.
2+ (모호함)	10% 이상의 종양세포에서 약하거나 중등도 정도로 완전한 세포막 염색이 관찰된다. 이 경우 HER2 FISH를 추가로 검사해야 한다.
3+ (양성)	30% 이상의 종양세포에서 강하고 완전한 세포막 염색이 관찰된다.

- ER/PR

Allred scoring guidelines

Proportion score(PS)	PS observation
0	None
1	〉0 to 1/100
2	〉1/100 to 1/10
3	〉1/10 to 1/3
4	〉1/3 to 2/3
5	〉2/3 to 1

Intensity score(IS)	IS observation
0	None
1	Weak
2	Intermediate
3	strong

Total score = PS + IS

0, 2	Negative
≥ 3	positive

Total score(TS)Interpretation

11. Lung

표 17-21 대표적인 폐종양에서 보이는 면역염색 패턴 및 양성 백분율(%)

	CK	CK7	CK20	TTF-1	p63	34bE12	CEA	NSE	Synap	Chrom
샘암종	+	100	10	91	30	45	100	+	-	-
전형적 유암종	+	22	0	57	2	70	-	+	+	+
비전형적 유암종	+	22	0	50	30	70	-	+	+	+
큰세포 신경내분비암종	+	56	0	46	50	70	-	+	+	+
큰세포암종	+	50	0	20	37	20	40	+	-	-
소세포암종	+	43	0	88	77	10	-	+	+	20
편평세포암종	+	0	0	7	97	95	50	+	-	-

12. Gastrointestinal tract

1) 유용한 항체들

Cytokeratin

Beta-catenin - Member of the Wnt signaling cascade

CK7

CK20

CDX2 - Homeobox gene
- Intestinal cell proliferation and differentiation

Chromogranin A

COX2 - Enzyme involve in prostaglandin metabolism
- Colorectal, gastric and pancreatic ca

CD117(C-kit) - Type 3 tyrosine kinase receptor
- GIST

DNA mismatch repair proteins(MLH1, MLH2, MSH6, PMS2)

MOC31 - One of the epithelial adhesion molecule
- Colon, stomach, breast, pancreas, ovary and bile duct cancer

MUC - Mucin core polypeptide
- Backbone molecule of G-I tract mucin
- MUC1 : enterocytes, intestinal goblet cells
- MUC2 : intestinal goblet cells
- MUC5AC : gastric foveolar mucus cells, neoplastic goblet cells
- MUC6 : gastric antral and fundic gland cells

NESP-55 - Member of granin family
- Endocrine cell의 dense core granule에 존재
- Adrenal gland, pituitary gland, brain

p53

p63

synaptophysin

villin - Brush border, microfilament-associated actin binding protein

2) 대표적인 종양의 immunoprofile

(1) Epithelial tumors

(2) Mesenchymal tumors

표 17-22 소화기계의 대표적인 상피성 종양

	CK	CK5/6	P63	CK7	CK20	CEA	AMACR	CDX2	villin	MUC5A	MUC2
식도 샘암종	+	-	-	+	+	+	+	-	-		
식도 편평상피암종	+	+	+	-	-	-	-	-	-		
위 샘암종	+	-	-	+/-	+/-	+	+	-	-/+		
소장 샘암종	+	-	-	+	+	+	-	+/-	+/-		
충수돌기 점액종양	+	-	-	+/-	+	+	-	+	+	+	+
대장 샘암종	+	-	-	-	+	+	+	+	+	-/+	+

표 17-23 소화기계의 대표적인 기질 종양

	CD117	S100p	actin	desmin	CD34	β-catenin
GIST	+	+/-	+/-	+/-	+	-
신경집종	-	+	-	-	-	-
평활근종	-	-	+	+	-	-
SFT	-	-	-	-	+	+/-
섬유종증	-	-	+/-	+/-	-	+

13. Hepatobiliary system and pancreas

1) pancreas

선암종에서 양성인 표지자들

CK7

CK20 - 1/3에서

CDX2 - 1/3에서

CEA

CA125

MUC1

MUC5AC

* MUC2는 일반적으로 음성
* DPC4(Deleted in Pancreatic Carcinoma locus 4) – DA의 55%에서 소실, 양성에서는 항상 발현
* Metastatic lesion에서

표 17-24 간의 전이병변 감별

	CK7	CK20	CDX2	MUC1	MUC5AC	MUC2	TTF-1	WT1
관샘암종	+	+/-	+/-	+	+	-	-	-
대장암종	-	+	+	-	-	+	-	-
폐암종	+	-	-	-	-	-	+	-
여성생식기계암종	+	+/-	-	-	-	-	-	+

2) Gallbladder, extra and intrahepatic bile ducts

표 17-25 간담도계 종양의 감별

	CK7	CK20	CEA	MUC1	MUC5AC	p53	MOC31
담낭 및 간외담독계							
샘종	+	+/-	+	+	+/-	-	
샘암종	+	+/-	+	+	+	+	
담관암종	+	-	+	+	+	+	+

3) Ampullary adenocarcinoma

표 17-26 팽대부 샘암종의 형태

	CDX2	MUC1	MUC5AC	MUC2	CK7	CK20
췌장-담도계 형	-	+	+	-	+	+/-
장형	+	-	-	+	+/-	+

4) Liver

HCC에 양성인 marker들

CK8, CK18

Hep par-1

Glypican-3

pCEA – canalicular staining

CD10 – canalicular staining

CD34 – complete sinusoidal vasculature

	Glypican-3	CD34
간세포암종	+	Incomplete – portal/ periportal 일부에 염색
양성	-	Complete – 병변 전체에 염색

	CK7	CK19	Hep par-1
간세포암종	-	-	+
담관암종	+	+	-

14. Central nervous system

표 11-27 대표적인 중추신경계 종양의 면역염색 패턴

	GFAP	S100	synap	NF	EMA	vim	CD34
털모양별아교세포종	+	+					
별아교세포종	+	+				+	
역형성 별아교세포종	+	+				+	
아교모세포종	+	+					
아교육종	+						
희소돌기아교세포종	-/+	+					
역형성 희소돌기아교세포종	-/+	+					
희소돌기별아교세포종	+	+					
역형성 희소돌기별아교세포종	+	+/-					
다형황색별세포종	+	+	+				+
뇌실막종	+	+			+	+	
점액유두뇌실막종	+	+				+	
뇌실막밑세포종	+						
역형성 뇌실막종	+/-	+			+	+	
혈관중심성 신경아교종	+	+				+	
신경절세포 종양			+	+			+
중심신경세포종			+	+/-			
솔방울세포종			+	+/-			
속질모세포종	+		+	+/-		+	
비정형기형/횡문근종양	+		+		+	+	
수막종		+			+	+	
혈관모세포종		+ (기질)				+	+ (내피세포)

참고문헌

1. DJ Dabbs, et al. Diagnostic immunohistochemistry, therapeutic and genomic applications. 3rd ed. Philadelphia : Saunders, 2010.
2. PA Humphrey, et al. The Washington manual of surgical pathology. Philadelphia : Lippincott William & Wilkins, 2008.
3. M Key, et al. Immunohistochemical staining methods, education guide. 4thed. DAKO, 2006.
4. J Rosai, et al. Rosai and Ackerman' s surgical pathology. 9th ed. Edinburgh : Mosby, 2004.
5. SH Swerdlow, et al. WHO classification of tumours of hematopoietic and lymphoid tissue. 4thed. Lyon : IARC, 2008.
6. Gown AM. Current issues in ER and HER2 testing by IHC in breast cancer. Mod Pathol 2008; 21 Suppl 2 : S8-S15.
7. ER/PR pharmDxTMInterpretation Manule. DAKO, Denmark.
8. Jennet M. Harvey, Gary M. Clark, C. Kent Osborne, D. Craig Allred. Estrogen receptor status by immunohistochemistry is superior to the ligand-binding assay for predicting response to adjuvant endocrine therapy in breast cancer. J Clin Oncol 1999:17; 1474-1481.
9. DN Louis, et al. WHO classification of tumours of the central nervous system. 4th ed. Lyon : IARC, 2007.

Catholic University of Korea 임상진료지침

18 분자 병리

Pathology

1. PCR-based method

1) 서론

PCR(Polymerase Chain Reaction)은 특정 DNA단편을 증폭하기 위한 일련의 과정으로 간편하고 정확하게 유전자 분석을 시행한다. 현재 PCR 방법은 clinical genetic testing의 핵심기술로서의 역할을 한다.

2) PCR원리

DNA polymerase는 template DNA를 이용하여 5'→ 3' 방향으로 상보적인 가닥을 합성하는데, 이때 반응 개시에는 primer가 필요하다. 초기 합성은 다른쪽 프라이머에 상보적인 서열을 지나치며 일어나지만 온도의 증감이 반복되면서 양쪽 프라이머에 의해 합성된 DNA양이 대략 지수적(2n)으로 증가한다.

온도에 따라 DNA denaturation, Primer annealing, DNA extension 과정을 하나의 cylce로 이루어 반복된다.

** Template DNA + dNTP + Primer $\xrightarrow{Mg^{2+}, \text{TaqDNApolymerase}}$ new DNA

(이론적으로 20회 증폭하면 약 100만 배 증폭예상, 실제로는 20~30 만 배 증폭)

** DNA denaturation(90~96도, 30~60초) → Primer annealing(20~65도, 30~60초) → DNA extraction(70~74도, 1분/Kb)

3) PCR 반응조건

(1) 반응 요소

가. DNA polymerase
- Taq DNA polymerase 가장 많이 사용
- 최적온도 : 74도, 최적pH : 8.2~9.0
- 과량을 사용하면 비특이적 DNA합성

나. template DNA
- 증폭될 DNA 길이가 완전해야 하며, 불순물이 섞이지 않게 정제하여 사용
- 양이 너무 많으면 불완전하게 합성된 사슬의 수가 많아져 전기영동시 끌림현상(smear) 유발
- 양이 너무 적으면 부정확하게 복제된 사슬이 많아짐

다. primer 농도
- 반응초기 template DNA의 약 10^7배 정도
- 30회 반응 후에도 1~5%정도만 소모
- 대부분의 PCR에서는 동일한 한 쌍의 primer(forward, reverse) 농도로 사용
- 일반적인 primer의 농도 : 0.1uM~0.5uM
- 과량일 경우, dimer 형성, 비특이 산물 생성

라. dNTP 농도
- 일반적으로 200uM로 사용
- 반응 완료 시 열에 의하며 50% 파괴
- 최종 template의 약 10000배정도 분자비율이 유지되도록 초기농도 결정
- 네가지 nucleotide 농도가 모두 같아야 한다.

마. Reaction buffer

- Mg^{2+}농도 높을 때 : DNA 이중사슬 안정화되어 열변성 방해하여 증폭산물 생산성 감소 Primer의 비특이적 결합으로 특이도 감소
- Mg^{2+}농도 낮을 때 : DNA polymerase의 cofactor로 작용 못해 PCR이 잘 안됨
- 이온환경 : KCl가장 많이 사용
- pH : 대부분 10~15 mM Tris-HCl 사용 pH8.3, 20도
- 효소안정제(stabilizer) : 열변성화 중에 효소 활성 안정화 위해 gelatin 또는 Triton X-100 사용

(2) 반응시간과 온도

가능한 짧게 유지 : 비특이적인 증폭 최소화, 반응시간 단축

가. Denaturation 시간, 온도

- 높을수록 분리 잘 되지만 Taq DNA polymerase 활성 때문에 94~95도/60초
- 첫 cycle에선 확실한 변성을 위해 약 5분간 반응
- DNA가 1Kb 이상일 경우, 초과하는 Kb당 1분 정도 시간 늘려줌

나. Primer annealing 시간, 온도

- template DNA 단편의 양쪽 끝에서 안쪽으로 약 20bps내외의 염기서열에 대응하는 oligonucleotide
- PCR의 최종적인 민감도와 특이도를 결정하는 중요한 과정
- Primer length, GC함량, pH, 이온농도 등의 영향
- Tm = 4(G+C) + 2(A+T)로 계산

다. DNA extension 시간, 온도

- Taq polymerase는 보통 1분에 2000~4000 nucleotide합성, 원하는 PCR 산물 크기 1kb마다 1분 정도 반응
- Optimal temp.는 74도, 온도 높으면 primer 결합 저해해 suboptimal temp.(72도)로 시행
- 마지막회는 시간을 충분히 연장하여 충분한 합성이 되도록 함

라. PCR cycle

- 보통 20~30회
- Primer : template DNA=1 : 10^6~10^7이면 30회 적당
- 증폭산물의 포화가 일어나고, 적절한 양의 산물 얻음
- 증폭산물 양이 많고, 비특이적 산물 많으면 횟수 감소
- Template DNA 농도 낮으면 횟수 증가 시켜준다.

(3) Primer 합성

- 일반적으로 15bps 이상, 목적하는 생물 전체 DNA내 독특한 염기 서열이여야 한다.
- 길이는 20~30bps가 적당
- G+C%가 50~60%로 구성, purine, pyrimidine염기의 연속적인 배열 피한다.

(4) PCR 반응조건 최적화(표 18-1)

표 18-1 PCR시 발생할 수 있는 문제점 및 해결방법

문제 현상	가능한 원인	대책
증폭산물 없음	· 주형 DNA 농도가 너무 낮거나 오염 · primer 설계오류 · Mg^{2+}이온농도 낮음 · Taq polymerase 불활성 · 주형 DNA의 높은 CG%로 열변성 오류	· DNA 농도 재확인, 핵산 재추출 · primer 염기서열 확인, 재설계 · PCR 최적화 실시 · 양성대조 결과 확인, 새 효소로 재검 · 열변성 온도 및 시간 연장
많은 band 출현	· Primer의 비특이적 결합 · 고농도 primer · buffer pH 오류, Mg++농도 높음	· Ta를 2도씩 올려 재검, primer 재설계 · primer 농도 낮춤 · PCR 최적화 실시
Primer dimer 많음	· primer의 머리핀 구조생성 · Mg++, primer 농도 오류	· primer 재설계 · PCR 최적화 실시
도말된 것처럼 나타나는 산물	· 주형 DNA의 높은 농도 · 많은 반응 회수 · primer농도 높음 · 과량의 Taq polymerase · 반응 시간 길다	· DNA 농도 재확인, 희석 후 재검 · 반응 회수 축소 · PCR 최적화 실시 · 혼합량 줄여 재검 · 결합, 중합반응 시간 축소

4) PCR의 응용기법

(1) Reverse transcription PCR

- RNA의 특정부위만을 선택적으로 증폭할 수 있도록 하는 방법
- RNA ------------------------------〉 cDNA(complementary DNA) → PCR 수행
  Reverse transcriptase
- 불안정한 RNA를 안정한 DNA로 전사하여 사용, 미량의 RNA도 감지

(2) Nested PCR

- PCR 증폭의 특이성과 감도를 증가시킬 수 있는 기법
- 목적 유전자의 outer primer를 이용하여 1st PCR수행
- 그 산물의 안쪽에 위치한 inner primier를 이용해 2nd PCR수행

(3) Real-time PCR

- PCR산물의 증폭과정을 실시간으로 모니터링하여 target DNA 양을 분석하는 방법
- thermal cycler와 분광형광광도계가 합쳐진 장비 이용
- log phase로 증가하는 영역에서 증폭된 산물을 비교분석
- PCR산물을 정확하고 신속하게 정량

(4) Asymmetric PCR

- single strand DNA를 획득할 수 있는 방법
- 두 primer의 농도를 대략 50:1~100:1비율로 달리하여 사용
- PCR 초기에 한쪽의 primer가 소비되면 다른 과잉의 primer에 의해 single strand DNA가 생성되는 원리

5) 검사시 주의 사항

- PCR용 파이펫과 DNA를사용하는 파이펫은 구분하여 사용한다.
- PCR작업은 clean bench안에서 시행한다.

참고문헌

(1) The Washington Manual of Surgical Pathology, Department of Pathology and Immunology, Washington University School of Medicine, St. Louis, MO Softboundb; Peter A. Humphrey Louis P. Dehner John D. Pfeifer; Lippincott Williams & Wilkins; 2008

(2) Human molecular genetics, 3rded.London;StrachanT,ReadAP.;GarlandScience;2004

(3) 분자생물학 4판; 최준호; 라이프사이언스; 2008

2. FISH(Fluorescence in situ hybridization)

1) 서론

FISH(Fluorescence in situ hybridization)란 chromosome-specific DNA sequence에 형광물질을 붙여 검사하고자 하는 표본과 반응시킨 후 특정부위 유전자나 염색체의 deletion, amplification, rearrangement를 형광현미경을 통하여 관찰하는 방법이다.

2) 원리

검사하고자 하는 세포의 DNA를 변성(denaturation)시켜 single strand로 만든 후 표지 물질을 부착시킨 DNA probe를 반응시키면 probe와 표적 염색체는 서로 반응하게 된다. 세척 후, 표지 물질과 결합할 수 있는 형광 물질을 첨부하면 probe가 접합된 부위에서 형광을 나타내므로 이를 형광 현미경으로 판독하게 된다.

3) FISH, *HER-2/neu(c-erbB-2)*

HER-2/neu(c-erbB-2) 암유전자는 185 kDa의 transmembrane receptor tyrosine kinase로 세포의 성장을 자극한다. 유방암종에서 HER-2/neu 발현율은20-30%로 환자의 예후 예측뿐 아니라 치료방침을 결정함에 있어 중요한 역할을 하고, 최근 HER-2/neu 단백질과 결합하는 단크론항체 치료제인 trastuzumab(HERCEPTIN®)의 개발로 HER-2/neu 상태검사는 유

방암종 환자 치료에 필수적 과정이다.

(1) HER2 FISH 분석을 위해 사용하는 좌(control loci - internal or external)

** Locus Specific Identifier(LSI) HER2/neu DNA probe
- 190Kb SpectrumOrange directly labeled fluorescent DNA probe
- Specific for the HER2/neu gene locus(17q11.2-q12)

** Chromosome Enumeration Probe(CEP) 17 DNA probe
- 5.4Kb SpectrumGreen directly labeled fluorescent DNA probe
- Specific for the alpha satellite DNA sequence
- at the centromeric region of chromosome 17(17p11.1-q11.1)

(2) 검사의 적정성 유지

가. 검체의 포르말린 고정 시간은 최소 6시간 최대 48시간을 유지한다.

나. 검사할 부위는 병리의사가 H&E 재검을 통하여 표시한다.

다. 특별한 사유가 없는 한 6주 이상 보관된 조직절편은 FISH검사에 사용하지 않는다.

라. 다음 중 하나 이상에 해당할 경우 FISH 염색결과가 판정에 부적절하므로 재시행 하도록 한다.
- 대조군(CEP17) 염색상이 예상과 다를 때
- 적어도 2 부위 이상의 침윤암 병터를 찾을 수 없거나 형광신호 판독이 불가능 할 때
- 25% 이상에서 형광신호가 약해 점수화가 어려울 때
- 10% 이상에서 세포질에서 형광신호가 나올 때
- 핵이 명확히 구별되지 않을 때
- Autofluorescence가 강할 때

(3) 검체의 적정성 유지

가. 생검/절제된 조직은 가능한 빨리 포르말린에 고정한다.

나. neutral buffered formalin을 고정액으로 사용하며 6-48시간 고정을 유지한다.

다. 절제 검체는 신선 육안 검색 및 절제연 표시 후 5~10 mm 간격

으로 잘라 충분한 포르말린에 담가 둔다.

(4) **형광신호 인식 방법**

가. 형광신호는 밝고 뚜렷하게 구별되어야 하며 배경은 비특이형광신호없이 어둡게 관찰되어야 한다.

나. 비종양 부위 상피세포 또는 주변 염증세포 핵의 HER2/CEP17 ratio가 1.8 미만으로 나오는 것을 확인하여 음성대조군으로 사용한다.

다. 필요시에는 H&E 슬라이드 재검을 통하여 침윤암 부위를 확인한다.

라. DAPI filter를 이용하여 괴사가 심한 부위나 핵들이 겹치는 부위는 피하도록 한다.

마. 형광신호 판정이 주관적인 부위나 핵의 경계가 불명확한 부위, 형광신호가 약하거나 비특이 신호가 많은 부위에서는 형광신호를 세지 않는다.

바. 400배에서 침윤암 전체 부위 신호를 확인하여 tumor heterogeneity가 없는지 확인한다(heterogeneity가 있을 경우 각각의 부위에서 20개의 종양세포 형광신호를 센 후 전부 합하여 평균값을 구한다).

사. 종양세포 핵 중 HER2 및 CEP17신호가 모두 확인되는 경우만 포함하여 세도록 한다(양쪽 신호가 모두 관찰 되지 않거나 한쪽 신호만 보이는 경우 세지 않는다).

아. HER2 형광신호는 Rhodamine filter, CEP17 형광신호는 FITC filter를 이용한다.

자. 형광신호 세는 법은 아래 그림 18-1을 숙지한다.

(5) **판독방법**

가. 침윤암 부위에서 20개 이상의 종양 세포를 관찰한다.

나. 다음 알고리즘에 준하여 판독한다.

A. 아래 sheet를 이용하여 종양세포 핵의 HER2, CEP17 신호강도를 기록한다.

B. 20개의 세포핵에서 모든 LSI HER-2 및 CEP17 형광신호를 각

○ 녹색표지자
◎ 오렌지색 표지자

1	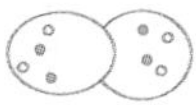	핵이 일부 겹쳐 있으나 시그날은 겹치지 않은 핵 부위에서 관찰된다. 각각의 핵에 녹색 시그날 2개, 오렌지색 시그날 2개로 센다.
2	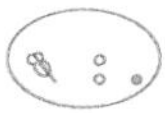	오렌지색 시그날 2개 녹색 시그날 2개로 센다. 하나의 오렌지색 시그날은 미만성이다.
3	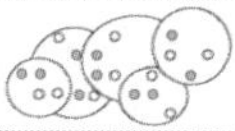	세지 않는다. 핵이 겹쳐 있으며 일부 시그날이 겹쳐진 핵에 존재한다.
4	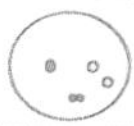	오렌지색 시그날 2개 녹색 시그날 2개로 센다. 하나의 오렌지색 시그날은 나뉘어져 있다.
5	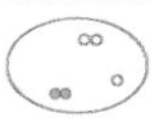	오렌지색 시그날 1개, 녹색 시그날 2개로 센다. 하나의 오렌지색 시그날과 하나의 녹색 시그날은 나뉘어져 있다.
6	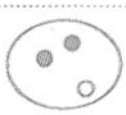	오렌지색 시그날 2개 녹색 시그날 1개로 센다.
7	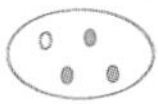	오렌지색 시그날 3개, 녹색 시그날 1개로 센다.
8	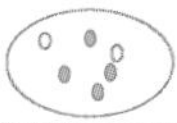	오렌지색 시그날 4개 녹색시그날 2개로 센다.

그림 18-1 형광 신호 세는 법

각 더한 값을 구한다.

C. HER2/CEP17 비를 구하여 아래 기준에 의하여 판정한다.

**HER2/CEP17 ratio

〈1.8 : negative for HER2 amplification

1.8-2.2 : 다른 부위 재판독 후에도 ratio가 동일 범위에 있으면 equivocal로 판정

〉2.2 : positive for HER2 amplification

4) FISH, 1P&19Q

악성 신경교종은 일차 뇌종양의 가장 일반적 유형이다. 조직학적으로 성상세포종, 핍지교증, 혼합성 신경교종으로 분류되며, 핍지교증의 분리는 예후 및 치료법의 중요성, 재발률과 관계가 있다. 핍지교증의 특징은

염색체의 1p와 19q의 손실을 보여주고, 더욱이, 1p의 손실은 역행성 핍지교증의 아형을 포함하는 민감한 악성신경교종의 치료를 확인할 수 있다. 그리고 결손을 가진 환자는 그렇지 않은 환자보다 더 나은 예후를 가진다.

(1) 1p FISH

Target probe는 CDC2L1부분의 유전자(염색체 1p36을 지정)를 동정하는 digoxigenin이 표시된 p53 clk-1 DNA probe이고 이 probe는 형광적으로 표시된 anti-digoxigenin antibody를 이용해 가시화 된다. 이 reference probe는 1번 염색체동원체 주면지역(1q12)을 교잡화하는 오렌지 스펙트럼으로 표시된 CEP 1 probe이다.

(2) 19q FISH

Target probe는 오렌지 스펙트럼으로 표시된 TelVysion 19q probe (Vysis)이고, reference probe는 녹색 스펙트럼으로 표시된 TelVysion 19q probe(Vysis)이다. 각 염색체 약 300kb내의 부분을 인지한다.

(3) **보고방법**

target과 reference probe로 교잡 반응을 시켜, 최소 2개의 reference probe신호를 가지는 40개 세포를 세어 target과 reference probe 신호의 평균비율을 계산한다.

가. target/reference probe의 비율이 0.7보다 적으면 target 유전자의 결손을 의미 : Positive

나. target/reference probe의 비율이 0.8보다 크면 target 유전자의 결손이 없음을 의미 : Negative

다. target/reference probe의 비율이 0.7과 0.8 사이 : 재검

라. 보고서 예문

검사방법 ; Interphase fluorescent in situ hybridization

Probe ; LSI 1p36/LSI 1q25 dual color probe
LSI 19p13/LSI 19q13 dual color probe

검사결과

1) ISCN 결과
nuc ish(1p36, 1q25) x 2[400]

---

nuc ish(19p13, 19q13) x 2[400]
nuc ish(1p36 x 1, 1q25 x 2) [/400]
nuc ish(19p13 x 2, 19q13 x 1) [/400]

2) Comment

□ 1p36 deletion이 관찰되지 않습니다.
□ 19q13 deletion이 관찰되지 않습니다.
□ 1p36 deletion이 [%] 관찰됩니다.
□ 19q13 deletion이 [%] 관찰됩니다.

5) FISH for hematologic malignancy

(1) FISH MALT1

검사방법 ; Interphase fluorescent in situ hybridization
Probe ; LSI MALT1 dual color break apart rearrangement probe

검사결과

1) ISCN 결과
2) □ nuc ish(MALT1 x 2) [400]
   □ nuc ish(MALT1 x 2) (5'MALT1 sep 3'MALT1 x 2)[/400]
3) Comment
   □ MALT1 rearrangement가 관찰되지 않습니다.
   □ MALT1 rearrangement가 [%] 관찰됩니다.

(2) FISH ALK t(2;5)

검사방법 ; Interphase fluorescent in situ hybridization
Probe ; LSI ALK dual color break apart rearrangement probe

검사결과

1) ISCN 결과
   □ nuc ish(ALK x 2) [400]
   □ nuc ish(ALK x 2) (5'ALK sep 3'ALK x 2) [/400]
2) Comment
   □ ALK t(2;5) translocation이 관찰되지 않습니다.
   □ ALK t(2;5) translocation이 [%] 관찰됩니다.

(3) FISH API2/MALT1

검사방법 ; Interphase fluorescent in situ hybridization
Probe ; LSI API2/MALT1 dual fusion translocation probe

검사결과
1) ISCN 결과
  □ nuc ish(API2, MALT1) x 2[400]
  □ nuc ish(API2 x 3), (MALT1 x 3) (API2 con MALT1 x 2) [/400]
2) Comment
  □ API2/MALT1 t(11;18) translocation이 관찰되지 않습니다.
  □ API2/MALT1 t(11;18) translocation이 [%] 관찰됩니다.

(4) FISH MCL t(11;14)

검사방법 ; Interphase fluorescent in situ hybridization
Probe ; LSI CCND1/IGH dual fusion translocation probe

검사결과
1) ISCN 결과
  □ nuc ish(CCND1, IGH) x 2[400]
  □ nuc ish(CCND1 x 3), (IGH x 3) (CCND1 con IGH x 2) [/400]
2) Comment
  □ CCND1/IGH t(11;14) translocation이 관찰되지 않습니다.
  □ CCND1/IGH t(11;14) translocation이 [%] 관찰됩니다.

(5) FISH FL t(14;18)

검사방법 ; Interphase fluorescent in situ hybridization
Probe ; LSI IGH/BCL2 dual fusion translocation probe

검사결과
1) ISCN 결과
  □ nuc ish(IGH, BCL2) x 2[ ]
  □ nuc ish(IGH x 3), (BCL2 x 3) (IGH con BCL2 x 2) [/]
2) Comment
  □ IGH/BCL2 t(14;18) translocation이 관찰되지 않습니다.
  □ IGH/BCL2 t(14;18) translocation이 [%] 관찰됩니다.

(6) FISH MYC t(8;14)

검사방법 ; Interphase fluorescent in situ hybridization
Probe ; LSI IGH/MYC, CEP8 three color, dual fusion translocation probe

검사결과
1) ISCN 결과
- □ nuc ish(MYC, IGH) x 2[400]
- □ nuc ish(MYC x 3), (IGH x 3)(MYC con IGH x 2) [/]

2) Comment
- □ IGH/MYC t(8;14) translocation이 관찰되지 않습니다.
- □ IGH/MYC t(8;14) translocation이 [%] 관찰됩니다.

참고문헌

1) Hopman AHN, Poddighe P, Moesker O, et al. Interphase cytogenetics : an approach to the detection of genetic aberrations in tumors. Vol.2 of Dignostic molecular pathology : a practical approach. Edited by McGee, Herrington. England : Oxford University Press, 1992.
2) 박경미, 김정연, 임성직 : 유방암종의 HER2/neu 형광제자리부합화와 면역조직화학 염색법의 비교. 대한병리학회지, 2002;36 : 243-8.
3) Journal of Clinical Oncology 2007; 25 : 118-145.

3. Hybrid Capture II System HPV DNA Test

1) HPV Introduction

자궁경부암은 대부분 발생초기에 자궁경부 상피세포에 dysplastic change가 선행되어 서서히 진행되며 이러한 변화를 유발하는 직접적인 인자는 HPV로 규명되었다. 이런 HPV DNA를 직접 검출하는 Hybrid Capture II HPV Test는 HPV의 감염 여부와 Viral Load Value를 제공하며, 높은 민감도와 양성 예측율을 나타낸다.

2) Hybrid Capture II system 원리

검체 내 DNA와 RNA probe 의 Hybrid에 대한 1차 면역 항체로 microplate에 부착시킨 후 hybrid에 대한 2차 항체를 부착시켜 나타나는 양성반응을 화학발광법을 이용하여 상대적인 양으로 표시하는 ELISA(enzyme-linked immunosorbent assay)방법으로 고위험군 13종의 HPV를 검출할 수 있다. 인유두종 바이러스감염을 반정량적으로 측정할 수 있는 장점이 있는 반면 교차반응으로 인한 고위험 바이러스 검출의 위양성이 보고 되고 있으며 위음성율은 1.1~7.5%로 보고되고 있다.

3) Hybrid Capture II system 단계별 검사방법

단계 1 Release and denature DNA

단계 2 Hybridize RNA probe with target DNA

단계 3 Capture RNA-DNA hybrids
RNA-DNA 교잡물이 specific Ab와 결합하여 capture microplate에 부착
Capture microplate 상엔 RNA-DNA hybrids와 특이적으로 결합하는 antibody가 코팅

단계 4 React captured hybrids with Ab conjugates
Alkaline phosphatase가 부착된 antibody와 captured RNA-DNA hybrids가 결합

단계5 Detect chemiluminescent signal
화학 발광물질을 사용하여 sample에 존재하는 HPV DNA 양 측정

단계 6 Read the Result

3) 판독법

Control 만족기준

Negative control % CV $\leq$ 25

Positive control % CV $\leq$ 25

Max negative average = 250

2.0 ≤ Signal noise ≤ 15.0

Cut off(1pg/ml) : positive calibrator의 평균값

결과 값 = sample's RLU/ Cutoff

양성 : 결과 값이 1.0 이상인 경우

음성 : 결과 값이 1.0 미만인 경우

**High/intermediate risk : 16, 18, 31, 33, 35, 39, 45, 51, 52, 56, 58, 59, 68(13종)

**HC2 HR-HPV DNA Test의 cut-off값 1 pg/ml은 100,000 HPV copies/ml혹은 한 시험 당 5,000 HPV copies와 동일한 의미를 갖는다.

**검체의 RLU/Cutoff값이 0.9-2.9 사이라면 gray zone 결과로 세포진단 참조 등 결과 해석에 유의를 요한다.

4) 검체 종류

Cervical Brushes and Swabs

- Digene Cervical Sampler™ (DigeneCervicalBrushandSpecimenTransportMedium)
- Digene Female Swab Specimen Collection Kit (2 Swab and Specimen Transport Medium)
- 1주일 이내에 검사할 검체는 2~8℃에서 보관하고, 1주일을 넘길 경우 -20℃에서 보관한다.

4. Human Papilloma Virus(HPV) DNA chip Typing Test

1) 서론

Nucleic acid microarrays는 cDNA, genomic DNA, plasmid library로부터 나온 여러 DNA 조각을 solid surface 유리표면위에 아주 작은 점으로 spotting한 것을 말한다. chip에는 수백개에서 수 만개의 DNA 종

류가 spotting될 수 있으며, 형광 물질로 표시된 DNA나 RNA를 hybridization시킨다. 이 방법은 기존의 Southern blot, Northern Blot과 비슷하지만, 하나의 chip에 여러 종류의 DNA가 부착되어 있어 많은 수의 유전자를 동시에 분석할 수 있고, 극히 소량의 DNA를 필요로 하는 장점이 있다.

2) microarray종류 및 제작 방법

(1) Oligonucleotide microarray

- 15~25개의 염기들로 이루어진 nucleotide가 microarray로 구성
- Affymatrix - photosynthesis를 통해 DNA microarray substrate 위에 직접 oligonucleotide합성
- Nanogen - oligonucleotide 합성한 후, 전기장을 이용, microarray 위의 특정 위치에 배열
- Oligo-DNA chip은 oligonucleotide(20~25mer)를 유리판 위에서 in situ 합성하는 형태로 해당유전자 probe들을 고밀도로 집적해놓는 방법으로 이는 affymetrix사에서 개발한 후 GeneChip이라는 이름으로 상품화되고 있다.

(2) cDNA microarray

cDNA길이가 500bp 이상되는 유전자들이 glass에 붙여진 array를 말하며, pin spotting방법과 ink-ject 방법이 있다.

3) HPV DNA chip

HPV DNA chip검사는 현재 사용하고 있는 세포 검사를 보완하며 특히 감염된 HPV type을 알 수 있어 유용하다. 검체에서 HPV DNA를 추출한후, 형광물질(Cy5)이 있는 Primer를 이용한 PCR법을 통해 HPV DNA를 증폭시킨 후, 각각의 저위험군(6, 11, 34, 40, 42, 43, 44, 70 등)과 고위험군(16, 18, 31, 33, 35, 39, 45, 51, 52, 53, 54, 56, 58, 59, 66, 68 등)을 포함하는 HPV 특이염기서열이 spotting된 oligonucleotide chip에 Hybridization시킨 후 HPV의 Type을 확인할 수 있다.

[국문]

ㄱ

ㅇ

ㅈ

[영문]

A

F

T